Sports Physical Therapy Seminar Series ④

筋・筋膜性腰痛
のメカニズムと
リハビリテーション

監修
早稲田大学スポーツ科学学術院教授　福林　徹
広島国際大学保健医療学部准教授　蒲田和芳

編集
昭和大学保健医療学部　加賀谷善教
北翔大学生涯スポーツ学部　吉田　真
からだmillゴルフパフォーマンス　山本　大造
横浜市スポーツ医科学センター整形診療科　鈴川　仁人

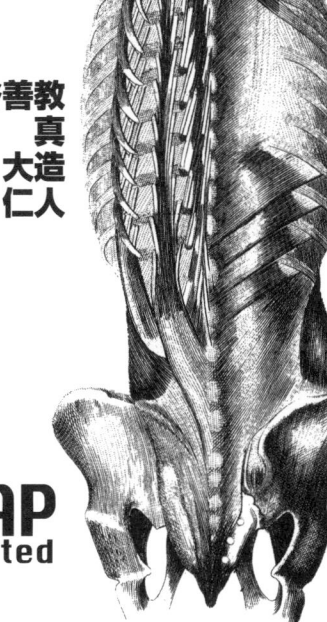

NAP Limited

監 修：	福林　徹	早稲田大学スポーツ科学学術院
	蒲田　和芳	広島国際大学保健医療学部理学療法学科
編 集：	加賀谷善教	昭和大学保健医療学部理学療法学科
	吉田　真	北翔大学生涯スポーツ学部スポーツ教育学科
	山本　大造	からだmillゴルフパフォーマンス・やなが整形外科クリニック
	鈴川　仁人	横浜市スポーツ医科学センター整形診療科
	蒲田　和芳	広島国際大学保健医療学部理学療法学科
執筆者：	佐藤　孝二	福岡和仁会病院・久留米大学大学院医学研究科
	佐藤　正裕	相模原協同病院・昭和大学大学院保健医療学研究科
	杉野　伸治	貞松病院リハビリテーション科
	菅原　一博	札幌医科大学大学院保健医療学研究科
	大岩正太郎	札幌医科大学大学院保健医療学研究科
		NTT東日本札幌病院リハビリテーションセンター
	佐保　泰明	早稲田大学大学院スポーツ科学研究科
	玉置　龍也	横浜市スポーツ医科学センター整形診療科
	山内　弘喜	広島国際大学大学院医療・福祉科学研究科
	河端　将司	相模原協同病院・鹿屋体育大学大学院体育学研究科
	木村　佑	横浜市スポーツ医科学センター整形診療科
	永野　康治	早稲田大学大学院スポーツ科学学術院
	小笠原雅子	石井整形外科
	小林　匠	横浜市スポーツ医科学センター整形診療科
		広島国際大学大学院医療・福祉科学研究科
	河合　誠	町立長沼病院リハビリテーション科
	安井淳一郎	横浜市スポーツ医科学センター整形診療科
	坂田　淳	横浜市スポーツ医科学センター整形診療科
	小柳　磨毅	大阪電気通信大学医療福祉工学部理学療法学科
	蒲田　和芳	広島国際大学保健医療学部理学療法学科
	鈴川　仁人	横浜市スポーツ医科学センター整形診療科

重要な注意：すべての学問と同様，医学も絶え間なく進歩しています．研究や臨床的経験によってわれわれの知識が広がるに従い，方法などについて修正が必要となります．ここで扱われているテーマに関しても同じことがいえます．本書では，発刊された時点での知識水準に対応するよう著者，出版者，出版社は十分な注意をはらいましたが，過誤および医学上の変更の可能性を考慮し，著者，出版者，および本書の出版にかかわったすべての者が，本書の情報がすべての面で正確，あるいは完全であることを保証できませんし，本書の情報を使用したいかなる結果，過誤および遺漏の責任も負えません．この本を利用する人は，注意深く試してみて，場合によっては専門家の指導によって，本書に書かれているすすめや禁忌が，指示と異なっていないかどうか十分に注意してください．また，実施する際にも十分な注意をはらって行うようにお願いします．なお，読者が何か不確かさや誤りに気づかれたら出版社にご一報くださいますようお願いいたします．

「筋・筋膜性腰痛のメカニズムと
リハビリテーション」によせて

　SPTSシリーズ第4巻「筋・筋膜性腰痛のメカニズムとリハビリテーション」はいままであまり科学的根拠が少なかった腰痛という漠然とした領域を，多方面からみた価値あるものになったと思われます．

　本書は1～5章に分かれており，それぞれ特徴をもっております．第1章では運動療法や物理療法，さらにはコルセット，サポーターの有用性について言及していますが，物理療法はじめ，市販されているコルセット類に有用性が必ずしも認められていないのは意外であり，運動療法の有用性も必ずしも高くないことも，逆に新しい知見といえます．

　第2章は脊椎のバイオメカニクスを骨のアライメントと筋の関係，さらには可動域との関係でまとめています．全体としては in vitro の研究成果が中心で，in vivo での新しい成果は今後に期待される状態にあるようです．

　第3章は運動機能と称し，腰椎と股関節の運動時の共同性，腹横筋を中心とするインナーユニットの機能，腹圧の意義の3種の異なる文献について述べられていますが，全体としてのまとまりに欠ける面もあります．ただ，最近注目されている腹横筋の機能を明確にしているところに意義があると思われます．

　第4章は腰椎の屈曲，伸展，回旋運動に注目し，過度な運動がどのような腰痛を引き起こすかをスポーツ種目別に検討を加えています．また，単に腰椎の動きのみでなく，回旋系のスポーツでは骨盤・股関節の動きとの連動が重要視されているところが注目されます．

　第5章はSPTSシリーズとしてはきわめてユニークですが，「私の腰痛治療プログラム」と称し，この本を監修されている蒲田先生をはじめ，小柳，玉置，鈴川ら諸先生方ご自身の治療プログラムが紹介されています．文献の紹介とは異なり，諸先生方の生きた言葉で執筆されているので，わかりやすく，また大変読み応えある章になっています．本章は今後のSPTSシリーズの向かうべき方向を示唆するものであり，今後発刊されるSPTSシリーズには必ずこのような章を加えていくことが望まれます．

　最後に忙しい業務を割いて編集，御執筆いただいた皆様に深謝いたします．

2010年2月

早稲田大学スポーツ科学学術院　教授　福林　徹

スポーツ理学療法セミナーシリーズ
第4巻発刊によせて

　SPTSはその名の通り"Sports Physical Therapy"を深く勉強することを目的とし，2004年12月から企画が開始された勉強会です。横浜市スポーツ医科学センターのスタッフが事務局を担当し，2005年3月の第1回SPTSから現在までに4回のセミナーが開催されました。これまでSPTSの運営にご協力くださいました関係各位に心より御礼申し上げます。

　本書は2008年3月に開催された第4回SPTS「筋・筋膜性腰痛のメカニズムとリハビリテーション」を集約した内容となっています。文献検索は，発表準備時期である2008年1月前後であり，その後本書の原稿執筆準備が行われた2008年前半に追加検索が行われました。したがって，2008年初頭までの文献レビューが本書に記載されています。このレビューは，スポーツ選手の腰痛の予防およびリハビリテーションについての研究を開始する方，論文執筆中の方，研究結果から臨床的なアイデアの裏づけを得たい方，そしてこれからスポーツ理学療法の専門家として歩みだそうとする学生や新人理学療法士など，多数の方々のお役に立つものと考えております。本書が幅広い目的で，多くの方々にご活用いただけることを念願いたします。

　SPTSは何のためにあるのか？　SPTSのような個人的な勉強会において，出発点を見失うことは存在意義そのものを見失うことにつながります。それを防ぐためにも，敢えて出発点にこだわりたいと思います。その質問への私なりの短い回答は「Sports Physical Therapyを実践する治療者に，専門分野のグローバルスタンダードを理解するための勉強の場を提供する」ということになるでしょうか。これを誤解がないように少し詳しく述べると次のようになります。
　日本国内にも優れた研究や臨床は多数存在しますし，SPTSはそれを否定するものではありません。しかし，"井の中の蛙"にならないためには世界のPTと専門分野の知識や歴史観を共有する必要があります。残念なことに"グローバルスタンダード"という言葉は，地域や国家あるいは民族の独自性を否定するものと理解される場合があります。これは誰かが1つの価値観を世界に押し付けている場合には正しい見方かもしれませんが，世界が求めるスタンダードな知識（またはあらゆる価値）が存在して世界がそれを求めている場合には誤った見方といわざるをえません。私たちのSPTSは，日本にいながら世界から集められた知識に手を伸ばし，そこから偏りなく情報を収集し，その歴史や現状を正しく理解し，世界の同業者と同じ知識を共有することを目的としています。

　世界の医科学の動向を把握するにはインターネット上での文献検索が最も有効かつ効果的です。また情報を世界に発信するためには，世界中の研究者がアクセスできる情報を基盤とした議論を展開しなけ

ればなりません．そのためには，Medlineなどの国際論文を対象とした検索エンジンを用いた文献検索を行います．MedlineがアメリカのNIHから提供される以上，そこには地理的・言語的な偏りがすでに存在しますが，これが知識のバイアスとならないよう読者であるわれわれ自身に配慮が必要となります．

では，SPTSは誰のためにあるのか？　その回答は，「Sports Physical Therapyの恩恵を受けるすべての患者様（スポーツ選手，スポーツ愛好者など）」であることは明白です．したがって，SPTSへの対象（参加者）はこれらの患者様の治療にかかわるすべての治療者ということになります．このため，SPTSは資格や専門領域の制限を設けず，科学を基盤としてスポーツ理学療法の最新の知識を積極的に得たいという意思のある方すべてを対象としております．その際，職種の枠を越えた知識の共通化を果たすうえで，職種別の職域や技術にとらわれず，"サイエンス"を1つの共通語と位置づけたコミュニケーションが必要となります．

最後に，"今後SPTSは何をすべきか"について考えたいと思います．当面，年1回のセミナー開催を基本とし，できる限り自発的な意思を尊重してセミナーの内容や発表者を決めていく形で続けていけたらと考えております．また，スポーツ理学療法に関するアイデアや臨床例を通じて，すぐに臨床に役立つ知識や技術を共有する場として，「クリニカルスポーツ理学療法（CSPT）」を開催しております．そして，SPTSの本質的な目標として，外傷やその後遺症に苦しむアスリートの再生が，全国的にシステマティックに進められるような情報交換のシステムづくりを進めて参りたいと考えています．今後，SPTSに関する情報はウェブサイト（http://SPTS.ortho-pt.com）にて公開いたします．本書を手にされた皆様にも積極的にご閲覧・ご参加いただけることを強く願っております．

末尾になりますが，SPTSの参加者，発表者，座長そして本書の執筆者および編者の方々，事務局を担当してくださいました横浜市スポーツ医科学センタースタッフに深く感謝の意を表します．

2010年2月

広島国際大学保健医療学部理学療法学科　蒲田　和芳

もくじ

第1章 腰痛と運動療法（編集：加賀谷善教）

1. 疫学・リスクファクター・病因 ……………………（佐藤　孝二）……… 3
2. 腰痛の保存療法と除痛メカニズム ………………（佐藤　正裕）……… 9
3. 運動療法の効果と限界 ……………………………（杉野　伸治）……… 21

第2章 バイオメカニクス（編集：吉田　真）

4. 脊柱のバイオメカニクス …………………………（菅原　一博）……… 29
5. 胸椎・胸郭のバイオメカニクス …………………（大岩正太郎）……… 36
6. 骨盤のバイオメカニクス …………………………（佐保　泰明）……… 43

第3章 運動機能（編集：山本　大造）

7. 脊柱・骨盤帯の姿勢と運動 ………………………（玉置　龍也）……… 53
8. インナーユニット …………………………………（山内　弘喜）……… 66
9. 腹腔内圧のバイオメカニクス ……………………（河端　将司）……… 72

第4章 スポーツ動作と腰痛の機械的機序（編集：鈴川　仁人）

10. 屈曲パターン ……………………………………（木村　佑 他）…… 87
11. 伸展パターン ……………………………………（小林　匠 他）…… 95
12. 回旋パターン ……………………………………（坂田　淳）……… 102

第5章 私の腰痛治療プログラム（編集：蒲田　和芳）

13. 私の腰痛治療プログラム ………………………（小柳　磨毅）……… 117
14. 骨盤・胸郭のリアライメントによる腰痛・骨盤痛の治療（蒲田　和芳）……… 123
15. 荷重機能からみた腰痛治療 ……………………（玉置　龍也 他）…… 133
16. 全身運動のバイオメカニクスからみた腰痛治療 ……（鈴川　仁人 他）…… 141

第1章
腰痛と運動療法

　腰痛はスポーツ選手だけでなく一般成人にもみられる疾患で，人口の70％以上が一生に1回以上の腰痛を経験している。また，手術を要する状態は2％で，保存療法の重要性が指摘されている。第1章では，腰痛の病態理解と保存療法の科学的基礎に関して，①疫学・リスクファクター，②腰痛の保存療法と除痛メカニズム，③運動療法の効果と限界の3つのカテゴリーに分類し，国際的な文献を整理した。

　腰痛のリスクファクターに関しては，男性の腰痛発生には体重増加が大きく関与しており，女性では腰椎伸展可動性が小さいものほど腰痛が発生している。一方，スポーツ選手のなかでも競技特性を考慮すると，ノンコンタクトスポーツでは，器械体操のように大きな体幹可動性を要求される競技で腰痛の発生率が高くなる。また，腰痛の既往がある人の腰痛発生率は，腰痛がない人に比べて2～3倍といわれ，腰痛の再発率が高いことから，予防の重要性が示唆される。

　腰痛の保存療法に関しては，安静臥床よりは活動の継続を推奨することに強いエビデンスが認められるが，腰部サポーターによる固定は腰痛治療や予防との因果関係が不明瞭で，その効果のエビデンスは得られていない。また，低温ヒートラップ療法の短期効果については中等度のエビデンスが認められるものの，温熱療法や牽引療法，電気治療といった物理療法の効果については，その方法論が統一されていないなどの問題から，現在のところエビデンスが認められていない。

　運動療法の効果に関しては，複合的運動プログラムの実施がホームエクササイズや安静および投薬治療に比べ優れているという報告は多い。しかし，各評価尺度の一部に効果を認めた場合でも運動療法の有効性を結論づけており，必ずしも痛みに対する効果ではなく，包括的治療効果としてとらえる必要がある。近年では，深部筋の安定化を目的としたスタビリティエクササイズについての報告も散見されるが，その効果に関してもばらつきがみられる。

　腰痛は多様な臨床所見を有するものが混在しているため，その診断と研究対象の抽出が難しいのが現状で，高いエビデンスが得られにくいと考えられる。しかし，臨床場面では，科学的根拠が乏しいなかでも腰部サポーターの利用や物理療法，運動療法が積極的に行われており，今後さらに検討が必要である。

第1章編集担当：加賀谷善教

1. 疫学・リスクファクター・病因

はじめに

筋・筋膜性腰痛という用語を医学辞典でmyofascial syndromeという言葉で検索すると「背部と頸部の筋と筋膜が刺激され，神経学的異常や骨異常を伴わない急性および慢性の疼痛を起こす症候群。筋および筋膜自身のよく理解されていない変化が主な原因と思われる」と記されている。また，PubMedにてmyofascial syndromeという言葉で検索をすると，内容的にはchronic low back painやlumbago, firositisなどが検出された。

筋・筋膜性腰痛の病態としてはリウマチ説や組織結合織炎，筋循環不全説などさまざまなものがあげられており，明確な病態を示すことはできない。さらに，①筋・筋膜性腰痛とは診断名ではなく症状である，②多くは構造的な異常と関連しない，③疼痛が自制範囲内であることが多い，④腰椎分離症や腰椎椎間板ヘルニアなど他の疾患による二次的な腰痛も含まれる[1]などから，疫学やリスクファクターに関する厳密な調査が実施しづらい。腰痛発生については数多くの調査報告がみられるが，いずれも特定集団にかぎられた調査であり，大規模調査を行ったものはみられない。腰痛の定義もそれぞれ異なっており，それぞれの報告を単純に比較することは難しい。ここではそのことを念頭に置き，可能な範囲で比較検討を行い，現在までに報告されている内容をまとめる。

A. 文献検索方法

筋・筋膜性腰痛に絞っての文献検索は非常に難しく，「myofascial syndrome」「low back pain」「lumbago」というキーワードを用いて検索し，さらに最近のレビュー文献[2〜7]を参考にし，現在の主流と思われる考え方を調査してまとめた。

B. 疫学

1. スポーツ選手と一般人の比較

腰痛は一般成人にも多くみられ，その腰痛発生率は85〜95％ともいわれる[8]。それに比較してスポーツ選手の腰痛発生率はどうであろうか。

引退したレスリング・ウエイトリフティング選手と一般成人の腰痛発生率を比較した報告[9]では，一般成人の腰痛発生率31％に対し，レスリング選手59％，ウエイトリフティング選手23％と，一般成人と比較しレスリング選手の腰痛発生率が高かった。大学アメリカンフットボール選手を対象にした腰痛発生率の調査[10]では，一般成人15.2％に対し，アメリカンフットボール選手21.3％であり，やや高い傾向を示した。広く若年層のスポーツ選手と同年代の一般青年の腰痛発生率を比較した3年間の縦断的研究[11]では，一般青年18％に対し，若年層のスポーツ選手45％とかなり高かった。同様にスウェーデンのトップ体操選手との比較[12]では，一般男性38％に比べ，体操選手では70％と発生率が非常に高かった。ナショナルチームに所属するスポーツ選手2,675名を対象にした比較的大規模な調査[13]では，一般成人の腰痛発生率が44.0％であったのに対し，エリートスポーツ選手は29.3％

第1章 腰痛と運動療法

表1-1 ノンコンタクトスポーツの腰痛発生率

競 技	腰痛発生率（％）
体操 女子	65.4
体操	12.2〜84.6
テニス 男子	38.0〜50.0
ゴルフ	29〜38
ボート 男子	25
ウエイトリフティング	23
ボート 女子	15
テニス ジュニア	9.3
テニス 女子	3.8
ランニング	1.1

表1-2 コンタクトスポーツの腰痛発生率

競 技	腰痛発生率（％）
レスリング	59〜69.0
レスリング 男子	69.0
サッカー 男子	58.1
アメリカンフットボール	21.3〜26.6

であり，エリートスポーツ選手のほうが低かった。このようにスポーツ選手の腰痛発生率は文献によって異なり，一致した見解が得られていない。

2. 競技特性と男女差

前述したレスリング選手32名，ウエイトリフティング選手13名を対象にした調査[9]では，レスリング選手の59％，ウエイトリフティング選手の23％に腰痛発生がみられた。オーストラリア国立スポーツセンターのボート選手を対象にした10年間の後ろ向き研究[15]では，男性の25％，女性の15％に腰痛発生がみられた。プロゴルファーを対象にした調査[16]では，腰痛の既往のある者が29％と報告された。一般の中年ランナー120名を対象にした腰痛発生率の調査[17]では9％と低く，全年齢層を対象にした調査[7]では1.1％とさらに低かった。ラケットスポーツでは

表1-3 疫学研究の一覧

報 告	研究デザイン	設 定	対 象	種 目	腰痛発生率（％） 男性	女性
Granhed (1988)	調査	スウェーデン		レスリング	59	−
				ウエイトリフティング	23	−
Sward (1991)	調査	スウェーデン	トップアスリート	体操	70	−
McCarroll (1986)	前向き研究	アメリカ	大学生	アメリカンフットボール	21.3	−
Kujala (1996)	調査 縦断的研究	フィンランド	若年層	アイスホッケー サッカー	47.1	
				体操 フィギュアスケート	−	54.8
Kujala (1996)	調査	フィンランド	若年層	アスリート一般	44	45
Videman (1995)	調査	フィンランド	ナショナルチーム	−	29.3	
Hickey (1997)	後ろ向き研究	オーストラリア	ナショナルチーム	ボート	25	15
Spencer (1983)	調査	アメリカ	プロ	ゴルフ	29	−
Glick (1970)	調査	アメリカ	中年	ランナー	9	
Tall (1993)	調査	アメリカ		ランナー	1.1	
Tall (1993)	調査	アメリカ	プロ	テニス	−	3.8
Marks (1988)	調査	アメリカ	プロ	テニス	38	−
Semon (1981)	前向き研究	アメリカ	大学生	アメリカンフットボール	26.6	−
Sward (1990)	調査	スウェーデン	トップ	レスリング	69.0	−
				体操	84.6	65.4
				サッカー	58.1	
				テニス	50.0	

テニスを対象にした調査が多く，女性プロテニスプレーヤー 148 名の調査[7] で腰痛のために試合を欠場したことがある者は 3.8％，男性テニスプレーヤー 143 名を対象にした調査[18] では腰痛のために試合に出られなかった割合は 38％であった。アメリカンフットボール選手を対象にした比較的大規模な調査[19] では，腰痛発生率は 26.6％であった。スウェーデンのトップアスリートを対象にした調査[20, 21] での腰痛発生率は，男性体操競技（84.6％），男性レスリング（69.0％），サッカー（58.1％），テニス（50.0％）という順で，男女を分類すると，男性 64.7％，女性 64.8％であった。

調査の方法も異なり，一概に比較することはできないが，ノンコンタクトスポーツでは体操，テニス，ゴルフの順に腰痛の発生率が高く（**表 1-1**），体幹の可動域を大きく要求される種目にみられる結果であった。一方，コンタクトスポーツでは，レスリング，サッカー，アメリカンフットボールの順であった（**表 1-2**）。**表 1-3** に疫学研究の一覧を示すが，前述したように，多競技にわたる大規模な集団を対象にしたものや年齢層ごとに分類したような調査はみられず，また長期にわたる研究もみられない。

表 1-4　腰椎柔軟性と腰痛の関係

		男性			女性		
		腰痛		p 値	腰痛		p 値
		なし (n = 33)	あり (n = 17)		なし (n = 30)	あり (n = 18)	
身長	初期評価	149.0 (6.4)	150.4 (5.6)	0.27	146.9 (7.9)	151.2 (7.9)	0.087
	最終評価	170.0 (7.1)	172.1 (5.9)	0.31	161.0 (6.9)	164.1 (7.3)	0.11
	増加	21.0 (3.6)	21.7 (3.5)	0.52	14.1 (4.5)	13.0 (5.0)	0.41
体重	初期評価	38.0 (5.2)	40.4 (5.1)	0.13	37.1 (6.5)	39.9 (8.4)	0.19
	最終評価	55.4 (8.7)	60.8 (6.7)	0.029	52.3 (7.0)	55.0 (7.6)	0.23
	増加	17.4 (4.5)	20.4 (4.3)	0.025	15.3 (4.1)	15.0 (4.2)	0.85
BMI	初期評価	17.1 (2.0)	17.8 (1.5)	0.21	17.1 (1.8)	17.3 (2.3)	0.64
	最終評価	19.1 (2.1)	20.5 (1.4)	0.018	20.1 (2.2)	20.4 (2.3)	0.72
	増加	2.0 (1.2)	2.7 (1.3)	0.061	3.1 (1.5)	3.0 (1.4)	0.93
腰椎伸展角度	初期評価	62 (11)	66 (11)	0.20	76 (12)	66 (14)	0.021
	最終評価	61 (14)	64 (12)	0.46	80 (15)	74 (16)	0.16
	増加	0 (13)	−1 (9)	0.87	5 (16)	7 (13)	0.58
腰椎屈曲角度	初期評価	39 (6)	36 (6)	0.058	37 (9)	34 (6)	0.15
	最終評価	41 (7)	37 (9)	0.10	38 (9)	32 (6)	0.039
	増加	2 (5)	1 (7)	0.51	1 (8)	−1 (7)	0.36
腰椎可動域	初期評価	101 (11)	102 (11)	0.78	113 (13)	100 (15)	0.0056
	最終評価	102 (14)	101 (13)	0.79	118 (17)	106 (18)	0.028
	増加	2 (14)	0 (11)	0.65	5 (16)	6 (17)	0.94
上部腰椎可動域	初期評価	59 (11)	58 (11)	0.68	70 (14)	67 (16)	0.44
	最終評価	57 (12)	53 (11)	0.27	64 (16)	59 (12)	0.27
	増加	−2 (13)	−5 (8)	0.37	−6 (18)	−8 (13)	0.76
下部腰椎可動域	初期評価	41 (8)	44 (7)	0.31	43 (10)	34 (8)	0.0045
	最終評価	45 (9)	48 (11)	0.38	54 (14)	47 (11)	0.077
	増加	4 (14)	5 (11)	0.86	12 (15)	14 (14)	0.68

第1章 腰痛と運動療法

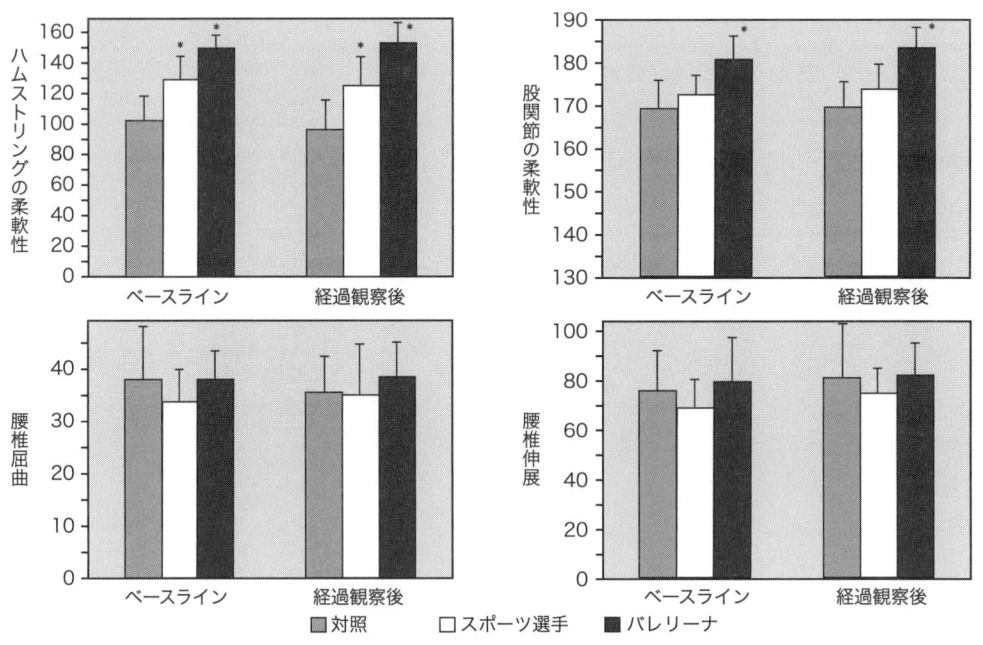

図1-1 運動が股関節周囲・腰椎可動性に与える影響

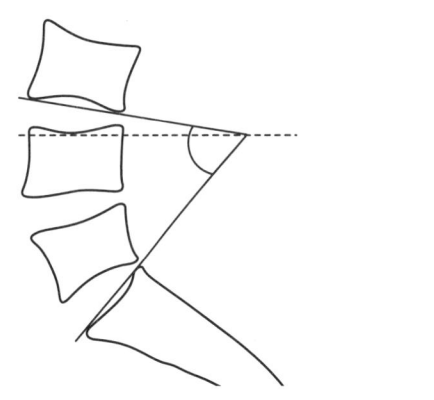

図1-2 腰椎と仙骨のなす角度

C. リスクファクター

1. 柔軟性

　腰椎の柔軟性と腰痛の関係について，腰椎の屈曲・伸展可動域，立位姿勢および上部腰椎・下部腰椎の可動域と腰痛の関係を調査した3年間の縦断的な研究[22)]で，男性スポーツ選手（アイスホッケー・サッカー），女性スポーツ選手（フィギュアスケート・体操）と一般青年の比較では，男性の腰痛発生には体重・BMIの増加が大きく関与しており，女性で腰痛を発生した者は調査開始時の腰部全体および下部腰椎の伸展可動域が小さかった。つまり，男性では体重の増加が腰痛発生に関与し，女性では腰椎の伸展可動域がもともと小さい者が腰痛を発生しているという結果であった（**表1-4**）。運動による腰椎の可動域の変化と腰痛について，女性バレリーナ・スポーツ選手（体操・フィギュアスケート）と健常人の調査開始前後の股関節屈曲可動域・ハムストリングスの柔軟性・腰椎の屈曲・伸展可動域を調査した3年間の縦断的研究で，股関節の屈曲可動域とハムストリングスの伸張性はバレリーナで有意に増加がみられたが，腰椎の伸展可動域には変化がみられなかった（**図1-1**）。この結果から著者らは腰椎の柔軟性が変化しづらいものに対し過度の伸展強制を行うことによって腰椎の構造に負荷を与えることになる可能性があることを示唆した[23)]。

　股関節・腰椎の柔軟性と腰痛について，男性トップスポーツ選手を対象に骨盤傾斜角・股関節の屈曲角度と腰椎の可動域をX線で調査し腰痛との関係を研究した報告では，腰痛を示した者は腰椎と仙骨のなす角度（**図1-2**）が小さかった[21)]。

すなわち，矢状面上にて仙骨が立っている者ほど腰痛が起こっているという結果であった。

2. 下肢機能

大学生を対象に，下肢の柔軟性・可動域や膝・足関節の靱帯機能などと腰痛の発生を調査した研究[24]では，下肢の機能異常を認めた者のうち24.0％に腰痛を認めており，下肢機能異常が腰痛発生に関与している可能性を示した（**表1-5**）。

3. 既往歴

過去に腰痛の既往がある者の腰痛発生率を調査した研究はいくつかみられる。大学生のスポーツ選手を対象にした1年間の前向き研究[25]では，過去5年以内に腰痛の既往がある者は，ない者に比べて約3倍のリスクがみられた（**表1-6**）。ボート選手を対象にした調査[26]では，既往がない者の腰痛発生率が36.6％であるのに対し，既往がある者は57.1％と高い結果を示した（**表1-7**）。このように腰痛の既往がある者の腰痛発生率は高いという結果でほぼ一致している。

4. 用具

用具と腰痛の関係についての研究では，傍脊柱筋の筋電図学的検討を行った研究がある。裸足のときとインソール入りのシューズ着用のときの，ジョギングの際の筋電図学的検討を行った結果，インソール入りのシューズ使用の際，最大収縮が小さくなる傾向がみられた[27]。またインソール入りのシューズ着用で外部からの力と筋機能発揮の

表1-5 下肢機能異常と腰痛発生の関係

疾患名	対象	腰痛
アキレス腱痛	1	1
膝前十字靱帯損傷（手術）	7	1
膝前十字靱帯損傷（保存）	3	
足関節捻挫（陳旧性）	12	4
ハムストリングス損傷	1	
膝外側側副靱帯損傷	1	
膝内側側副靱帯損傷	3	
半月板修復術後	2	
半月板（関節痛）	4	
膝蓋大腿関節痛	9	5
膝蓋骨脱臼	1	
膝蓋腱痛	13	2
疲労骨折	2	
後脛骨筋痛	1	1
合計	60	14

タイミングが同期しており，腰椎の安定性が増加する可能性を示唆していた。

以上のように，腰椎の可動域やアライメント，既往歴，用具の影響が腰痛に関与している可能性がある。また，臨床で多くみられるのではないかと思われた股関節の可動域と腰痛の関係については明らかにされていない。

D. 今後の課題と展望

多くの集団を対象とした大規模な研究はみられず，また長期にわたる疫学的な研究も行われていないのが現状であり，今後の課題となる。

表1-6 ロジスティック回帰分析によるアスリートの腰痛に起因する予測因子分析

項目	予測因子の危険率	相対危険度		
		すべてのスポーツ	コンタクトスポーツ	ノンコンタクトスポーツ
腰痛の家族歴	0.091	1.7	2.5	1.1
5年以内の腰痛発生	0.000	3.1	3.5	2.7
5年以内の家族の腰痛発生	0.000	4.1	7.1	2.6
最近の腰痛発生	0.000	6.5	5.6	6.5

第1章 腰痛と運動療法

表1-7 大学ボート選手の腰痛既往の影響

既往	腰痛 あり 対象数（％）	腰痛 なし 対象数（％）	合計
あり	1,060 (63.4)	613 (36.6)	1,673
なし	67 (42.9)	89 (57.1)	156
合計	1,127 (61.6)	702 (38.4)	1,829

E. まとめ

- スポーツ選手と一般人との腰痛発生について，どちらが発生率が高いか明確にはなっていない。
- 競技種目別にみると，体幹の可動性を大きく必用とされる競技に腰痛発生が多くみられた。
- 腰痛のリスクについては腰椎の可動性，既往歴，アライメント不良があげられるが，股関節の柔軟性と腰痛に関しては明確ではない。
- 腰痛の定義が明確ではなく，大規模な調査・研究が今後の課題である。

文献

1. Nachemson AL. Newest knowledge of low back pain. A critical look. *Clin Orthop Relat Res*. 1992; (279): 8-20.
2. Fast A. Low back disorders: conservative management. *Arch Phys Med Rehabil*. 1988; 69: 880-91.
3. Hainline B. Low back injury. *Clin Sports Med*. 1995; 14: 241-65.
4. Bono CM. Low-back pain in athletes. *J Bone Joint Surg Am*. 2004; 86: 382-96.
5. Andersson GB. Epidemiological features of chronic low-back pain. *Lancet*. 1999; 354 (9178): 581-5.
6. Pincus T, Burton AK, Vogel S, Field AP. A systematic review of psychological factors as predictors of chronicity/disability in prospective cohorts of low back pain. *Spine*. 2002; 27: E109-20.
7. Tall RL, DeVault W. Spinal injury in sport: epidemiologic considerations. *Clin Sports Med*. 1993; 12: 441-8.
8. Trainor TJ, Wiesel SW. Epidemiology of back pain in the athlete. *Clin Sports Med*. 2002; 21: 93-103.
9. Granhed H, Morelli B. Low back pain among retired wrestlers and heavyweight lifters. *Am J Sports Med*. 1988; 16: 530-3.
10. McCarroll JR, Miller JM, Ritter MA. Lumbar spondylolysis and spondylolisthesis in college football players: a prospective study. *Am J Sports Med*. 1986; 14: 404-6.
11. Kujala UM, Taimela S, Erkintalo M, Salminen JJ, Kaprio J. Low-back pain in adolescent athletes. *Med Sci Sports Exerc*. 1996; 28: 165-70.
12. Sward L, Hellstrom M, Jacobsson B, Nyman R, Peterson L. Disc degeneration and associated abnormalities of the spine in elite gymnasts. A magnetic resonance imaging study. *Spine*. 1991; 16: 437-43.
13. Videman T, Sarna S, Battie MC, Koskinen S, Gill K, Paananen H, Gibbons L. The long-term effects of physical loading and exercise lifestyles on back-related symptoms, disability, and spinal pathology among men. *Spine*. 1995; 20: 699-709.
14. McHardy A, Pollard H, Luo K. One-year follow-up study on golf injuries in Australian amateur golfers. *Am J Sports Med*. 2007; 35: 1354-60.
15. Hickey GJ, Fricker PA, McDonald WA. Injuries to elite rowers over a 10-yr period. *Med Sci Sports Exerc*. 1997; 29: 1567-72.
16. Spencer CW 3rd, Jackson DW. Back injuries in the athlete. *Clin Sports Med*. 1983; 2: 191-215.
17. Glick JM, Katch VL. Musculoskeletal injuries in jogging. *Arch Phys Med Rehabil*. 1970; 51: 123-6.
18. Marks MR, Haas SS, Wiesel SW. Low back pain in the competitive tennis player. *Clin Sports Med*. 1988; 7: 277-87.
19. Semon RL, Spengler D. Significance of lumbar spondylolysis in college football players. *Spine*. 1981; 6: 172-4.
20. Sward L, Hellstrom M, Jacobsson B, Peterson L. Back pain and radiologic changes in the thoraco-lumbar spine of athletes. *Spine*. 1990; 15: 124-9.
21. Sward L, Eriksson B, Peterson L. Anthropometric characteristics, passive hip flexion, and spinal mobility in relation to back pain in athletes. *Spine*. 1990; 15: 376-82.
22. Kujala UM, Taimela S, Oksanen A, Salminen JJ. Lumbar mobility and low back pain during adolescence: a longitudinal three-year follow-up study in athletes and controls. *Am J Sports Med*. 1997; 25: 363-8.
23. Kujala UM, Oksanen A, Taimela S, Salminen JJ. Training does not increase maximal lumbar extension in healthy adolescents. *Clin Biomech (Bristol, Avon)*. 1997; 12: 181-4.
24. Nadler SF, Wu KD, Galski T, Feinberg JH. Low back pain in college athletes. A prospective study correlating lower extremity overuse or acquired ligamentous laxity with low back pain. *Spine*. 1998; 23: 828-33.
25. Greene HS, Cholewicki J, Galloway MT, Nguyen CV, Radebold A. A history of low back injury is a risk factor for recurrent back injuries in varsity athletes. *Am J Sports Med*. 2001; 29: 795-800.
26. O'Kane JW, Teitz CC, Lind BK. Effect of preexisting back pain on the incidence and severity of back pain in intercollegiate rowers. *Am J Sports Med*. 2003; 31: 80-2.
27. Ogon M, Aleksiev AR, Spratt KF, Pope MH, Saltzman CL. Footwear affects the behavior of low back muscles when jogging. *Int J Sports Med*. 2001; 22: 414-9.

（佐藤　孝二）

2. 腰痛の保存療法と除痛メカニズム

はじめに

腰痛は80％以上の人が生涯のうちに一度は罹患するとされているが，手術を要する状態は約2％といわれ，保存療法の重要性が示唆される[1,2]。一方，腰痛患者の39％が医療機関を受診しており，欧米では腰痛症が保険診療崩壊の一因ともされる。その他にも腰痛による就業困難，欠勤，休業などによる経済的損失も莫大である[3,4]。

1994年に米国で急性腰痛治療ガイドラインが発表[5]されて以来，近年までに日本を含めて12ヵ国以上で腰痛治療ガイドラインが発表されてきた[6]。そこで本項では，世界的なガイドライン策定における系統的レビューおよび無作為化臨床試験（randomized clinical trial：RCT）から，腰痛に対する保存療法のエビデンスについて検証し，また腰痛の除痛メカニズムについて，採用した無作為化臨床試験や系統的レビューから考察した。

A. 文献検索方法

データベースにはPubMedを使用した。キーワードは「low back pain」AND「conservative therapy」に「systematic review」を加えて97件，「randomized clinical trial」を加えて52件が該当した。このほか「bed rest」「lumbar support」「physiotherapy」「thermal therapy」「traction」「TENS」などをキーワードとして検索した。

B. 近年の腰痛治療ガイドラインの変遷

1996年および1999年に英国で，1993年以降の新たな無作為化臨床試験を加味した米国の改訂版というべき急性腰痛治療ガイドラインが発表[7]され，1997年に急性腰痛と慢性腰痛の保存療法のレビューが発表された（**表2-1**）[8]。最近では2007年に米国内科学会（ACP）と米国疼痛学会（APS）から新たな臨床合同ガイドラインが発表された（**表2-2**）[9]。ここではアプローチのエビデンスの強さと効果の強さからグレードA（非常に強い推奨）〜D（推奨しない），I（エビデンスなし）の5段階で評価している。

近年での腰痛治療ガイドライン[5〜9]で，共通して腰痛に効果的であるとしている治療は，①腰痛患者に腰痛に関する教育的な情報を与えること（強い推奨，中等度の質のエビデンス），②急性腰痛時の安静期間の排除，通常活動の継続（強い推奨，中等度の質のエビデンス），③急性腰痛に対する脊柱マニピュレーションの短期効果（弱い推奨，中等度の質のエビデンス），④亜急性から慢性腰痛に対する運動療法（弱い推奨，中等度の質のエビデンス）であった。また，近年に効果的であるとされた治療法は，①急性腰痛に対する長時間の低温ラップ療法（強い推奨，中等度の質のエビデンス）と，②亜急性，慢性腰痛に対するマッサージ，ヨガ，心理療法（認知行動療法，段階的リラクゼーション），集中集学的リハビリテーション（弱い推奨，中等度の質のエビデンス）であった。

第1章 腰痛と運動療法

表2-1 急性腰痛・慢性腰痛の系統的レビューおよびガイドライン（文献7, 8より引用）

介 入	急性腰痛		亜急性・慢性腰痛	
	エビデンス	効 果	エビデンス	効 果
安静臥床の指示	レベル1/★★★	効果なし	−	
通常活動継続の助言	レベル1/★★★	効果あり	−	
腰部サポーター	★	効果なし	レベル4	エビデンス不十分
脊柱マニピュレーション	レベル3	短期効果あり	レベル1	効果あり
運動療法	レベル1/★★★	効果なし	レベル1	効果あり
鍼治療	★	効果なし	レベル4	エビデンス不十分
マッサージ	★	効果なし	−	
認知行動療法	レベル4	エビデンス不十分	レベル3	効果あり
腰痛学級	レベル4/★★	効果なし/一部効果あり	レベル1	効果あり
牽引療法	レベル3/★★★	効果なし	レベル3	効果なし
TENS	レベル4/★★	効果なし	レベル4	効果なし
温熱療法	★	効果なし	−	
バイオフィードバック	★	効果なし	レベル3	効果なし
超音波療法	★	効果なし	−	

レベル1〜4：オランダのガイドライン[8]におけるエビデンスの強さ（レベル1；強い〜レベル4：エビデンスなし），★〜★★★：イギリスのガイドライン[7]におけるエビデンスの強さ（弱い，中等度，強い）。

表2-2 米国内科学会と米国疼痛学会による急性腰痛・慢性腰痛のガイドラインのまとめ（文献9より引用）

介 入	急性腰痛			亜急性・慢性腰痛		
	エビデンス	効果	グレード	エビデンス	効果	グレード
安静臥床の指示	強い	効果なし/悪化	D	−		
通常活動継続の助言	強い	小さい（#）	B（*）	−		
書籍・ハンドアウト	強い	小さい（#）	B（*）	−		
表在低温熱ラップ療法	強い	中等度	B（*）	−		
腰部サポーター	弱い	実証されていない	I	弱い	実証されていない	I
脊柱マニピュレーション	やや強い	弱い/中等度	B/C（**）	強い	中等度	B（**）
運動療法	強い	効果なし	D	強い	中等度	B（**）
鍼治療	弱い	実証されていない	I	やや強い	小さい（#）	B（**）
マッサージ	弱い	実証されていない	I	やや強い	中等度	B（**）
ヨガ	−			やや強い/弱い	中等度	B（**）
認知行動療法	−			強い	中等度	B（**）
段階的リラクゼーション	−			やや強い	小さい	B（**）
集中集学的リハ	−			強い	中等度	B（**）
腰痛学級	弱い	効果が一致しない	I	やや強い	小さい	C
牽引療法	弱い	実証されていない	I	やや強い	効果なし/小さい	C/D
TENS	弱い	実証されていない	I	弱い	実証されていない	I
温熱，寒冷療法	弱い	実証されていない	I	弱い	実証されていない	I
低出力レーザー	弱い	実証されていない	I	弱い	実証されていない	I
短波療法	弱い	実証されていない	I	弱い	実証されていない	I
バイオフィードバック	−			弱い	実証されていない	I
干渉療法	弱い	実証されていない	I	弱い	実証されていない	I
超音波療法	−		I	弱い	実証されていない	I

#：有意な悪化の危険なし，*：強い推奨，**：弱い推奨。

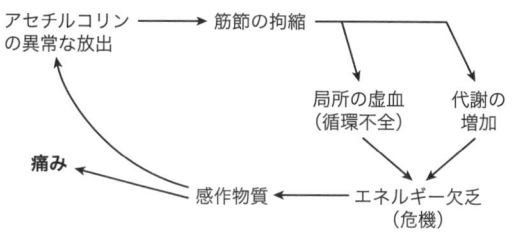

図2-1 筋・筋膜性の疼痛の発生メカニズムと疼痛の悪循環（文献11より引用）

一方，共通して腰痛に効果がない，または根拠が不十分であるとされた治療法は，①急性腰痛に対する脊柱マニピュレーション以外のすべての治療法と，②急性から慢性腰痛に対する牽引療法，経皮的電気刺激療法（以下，TENS），EMGバイオフィードバック療法，腰部サポーター，コールドパック，その他物理療法（超音波，干渉波，低出力レーザーなど），腰痛学級であった。

C. 各治療法におけるエビデンスと除痛メカニズムについての文献的考察

腰痛の85％は非特異的腰痛であり，器質的，構造的，神経学的に障害のない腰痛である[9,10]。その代表としての筋・筋膜性腰痛は，筋活動の異常変化による一次性のものと，靱帯や椎間板の疼痛に対しての反応（反射）としての異常筋活動や局所の循環不全により発生する二次性のものがある[1,10,11]。

各種治療法の効果判定は腰痛自体の除痛効果によるものが多い。除痛メカニズムとしては，温熱療法など局所の循環不全による疼痛の悪循環（図2-1）に対するアプローチ[11]と，TENSなどゲートコントロール理論や下行性疼痛抑制経路，内因性鎮痛物質による抑制機構といった身体の鎮痛作用の賦活をねらったアプローチ[12]がある。

ここでは，ガイドライン作成の際に選ばれた質の高い無作為化臨床試験を取り上げ，エビデンスと除痛メカニズムを考察する。なお，運動療法に

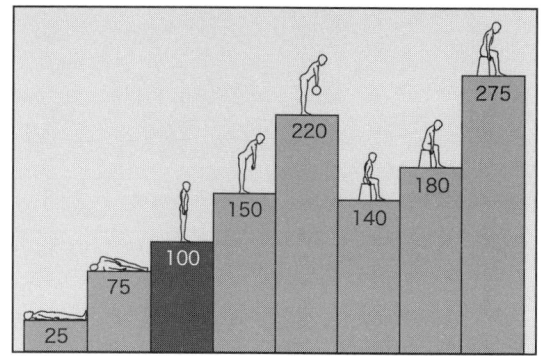
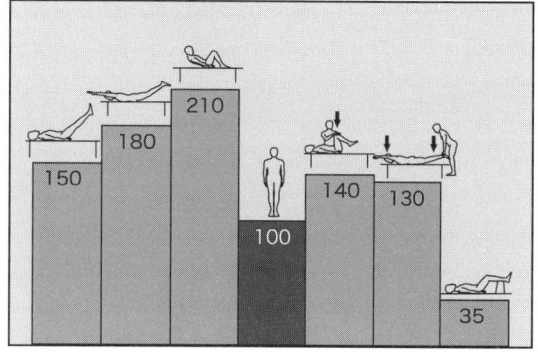

図2-2 第3腰椎椎間板内圧の変化（単位％）（文献13より引用）
静止立位時を100（％）としたときの各姿勢，動作時の内圧の変化を表わしている。

ついては次項で述べられるため，安静臥床についてや臨床で使用する機会の多い腰部サポーター，温熱療法，牽引療法，電気治療（TENS）に絞って記述する。

1. 安静臥床と活動継続

基礎研究として，Nachemson[13]は健常者の第3腰椎椎間板に圧センサーを挿入し，安静立位時を100とした時のさまざまな姿勢，動作時における椎間板内圧の変化を測定した（図2-2）。その結果，臥位で最も内圧が低かったことから，1980年代までは急性腰痛治療の第一選択は安静臥床だった。一方，Kannoら[14]は，健常者の第5腰椎より2～3cm外側の多裂筋の筋内圧を測定した結果（図2-3），前屈以外の姿勢で筋内圧の有意な上昇は認めなかった。

系統的レビュー[15]では，9つの無作為化臨床

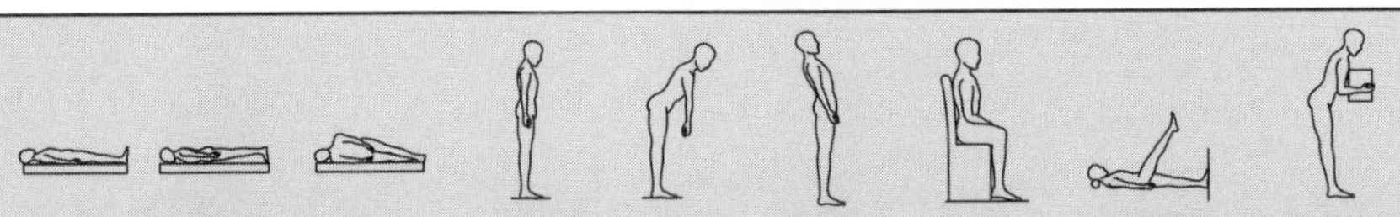

	仰臥位	腹臥位	側臥位	中立位	屈曲位	伸展位	座位	下肢伸展挙上テスト	負荷あり屈曲位
健常群	18	10	16	30	105	26	21	19	115

図2-3 多裂筋内圧の変化（単位：mmHg）（文献14より引用）

試験が採用された。安静臥床期間の長い群と短い群での比較では2文献（質の高いものは2文献）が採用されているが，両群に成績の差はなかった。安静臥床群と通常活動の継続を推奨した群の比較に関しては4文献（質の高いものは2文献）あり，安静群と通常活動群に疼痛の差がなく，身体機能面で安静群のほうが不良であり，急性腰痛に対して安静臥床よりも身体活動の継続を推奨するべきであるとした。

Deyoら[16]は，急性腰痛患者の安静臥床期間2日群と7日群の比較を行い，3週間後，3ヵ月後の疼痛の回復度合いや日常生活への復帰には差がなく，腰痛による欠勤日数は2日群のほうが有意に少なかった（2日群3.1日，7日群5.6日）と報告した。Malmivaaraら[17]は，安静期間2日群と運動療法群，通常活動の継続を助言した群の比較を行った。その結果，3週後と12週後における下肢伸展挙上（straight leg raising：SLR）テストとSchoberテストは3群間に有意差がなく，疼痛，Oswestry disability index（ODI），欠勤日数で通常活動群が有意に良好であり，安静群が最も不良だった（図2-4）。Rozenbergら[18]は，4日間の安静群と通常生活群の比較を行い，1週後，1ヵ月後，3ヵ月後における疼痛，Roland-Morris disability questionnaire（RMDQ），Schoberテストにおいて両群間に有意差を認めなかった。

不用意な安静臥床の継続は，循環不全による疼痛の悪循環[11]，廃用の進行，精神的・心理的因子の助長をまねくため[19]，安静臥床の可及的排除と疼痛増悪のない程度の活動継続が推奨されている。また，急性腰痛に対してのアドバイスとして，最初の1ヵ月では改善の可能性が高く，一般的には良好な改善をたどることを説明すべきであることや[20,21]，書籍や紙面を用いたセルフケア教育の有効性が報告[22]された。

2. 腰部サポーター

腰部サポーターの機能として，変形の矯正，脊柱可動性の制限，脊柱の分節的な安定，機械的負荷の軽減，保温などの効果があげられ[23]，さらに治療目的のほか，一次予防，二次予防にも用いられる[24]。

レビュー[24]では，153文献中基準を満たす13文献が採用され，予防に関する研究が7文献（質の高いものは2文献），治療に関する研究が6文献（質の高いものは2文献）だった。このレビューにおけるエビデンスの強さは，

・レベル1（強いエビデンス）：多数の質の高い無作為化臨床試験により一致している結果
・レベル2（中等度のエビデンス）：1つの質の高い無作為化臨床試験もしくは1つ以上の質の低い無作為化臨床試験により一致している結果
・レベル3（限定された，または矛盾のあるエビデンス）：多数のnonrandomized clinical trialで一致した結果，または多数の一致しない無作為化臨床試験もしくはnonrandomized clinical trialの結果
・レベル4（エビデンスがない）：無作為化臨床試験，nonrandomized clinical trialがないこ

2. 腰痛の保存療法と除痛メカニズム

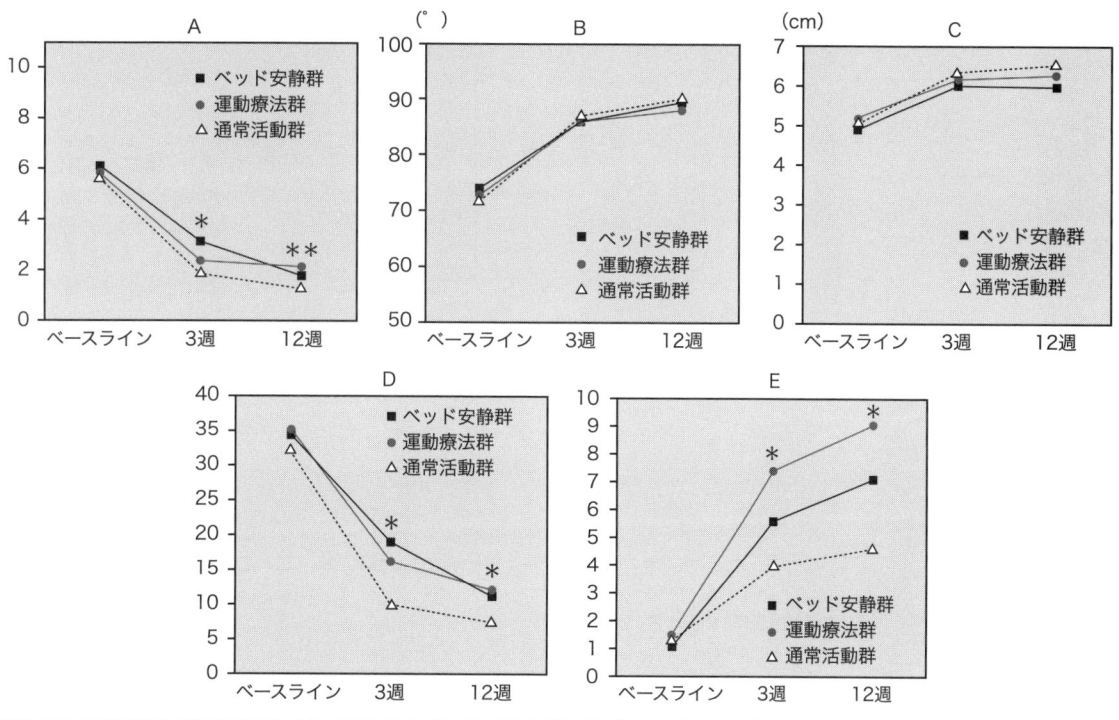

図2-4　ベッド安静群と運動療法群，通常活動群の比較（文献17より引用）
A：疼痛の強さ（0〜11ポイントスケール）。＊3週で通常活動群が運動群と比較して有意差あり（p＜0.05），＊＊12週で通常活動群が安静群と比較して有意差あり（p＜0.05）。B：SLRテスト。いずれも有意差なし。C：Schoberテスト。いずれも有意差なし。D：Oswestry disability index（ODI）。＊3週，12週で通常活動群が運動群，安静群と比較して有意差あり（p＜0.05）。0〜100のスコアで，点数が高いほど腰痛による一般的な日常生活動作の能力が障害されていることを表わす。E：欠勤日数。＊3週，12週で通常活動群が運動群，安静群と比較して有意差あり（p＜0.05）。

とを示している。

予防に関しては，腰部サポーターの装着は介入なしと比較して腰痛の予防効果に差がない（レベル2），その他の予防介入（腰痛学級）と比較しても差がない（レベル2）とされた[24]。

Van Poppelら[25]は，重労働者を対象に，腰部サポーター＋教育群，腰部サポーターのみ群，教育のみ群，対照群の4群で比較を行った。6ヵ月間の調査期間の結果，腰痛発生率はサポーター群36％と非サポーター群34％，欠勤日数はサポーター群0.4日/月と非サポーター群0.4日/月で有意差がなかった。Walshら[26]も教育群と，教育＋腰部サポーター群，対照群の比較を行い，3群に腰痛発生率の有意差を認めなかった。

治療に関しての結果は，腰部サポーターの装着は，介入なしと比較して何らかの効果を示していた（質の低い文献のためレベル3），その他の治療介入（脊柱マニピュレーション，物理療法，薬物治療，運動療法）と比較して効果的であるというエビデンスはない（レベル2）[24]。

Hsiehら[27]は，亜急性から慢性の非特異的腰痛患者に対する4つの治療法（脊柱マニピュレーション，マッサージ，コルセット，電気治療）の比較を行った。初期評価から3週間の介入の結果，疼痛および身体機能の改善度合いに4つの治療間に有意差を認めなかった。

腰部サポーターの機能面でのレビュー[28]において，脊柱可動性の制限に関して腰椎全体としての可動性の制限は可能であるが，分節的な制限は不可能であり，屈曲，伸展，側屈は制限可能であ

第1章 腰痛と運動療法

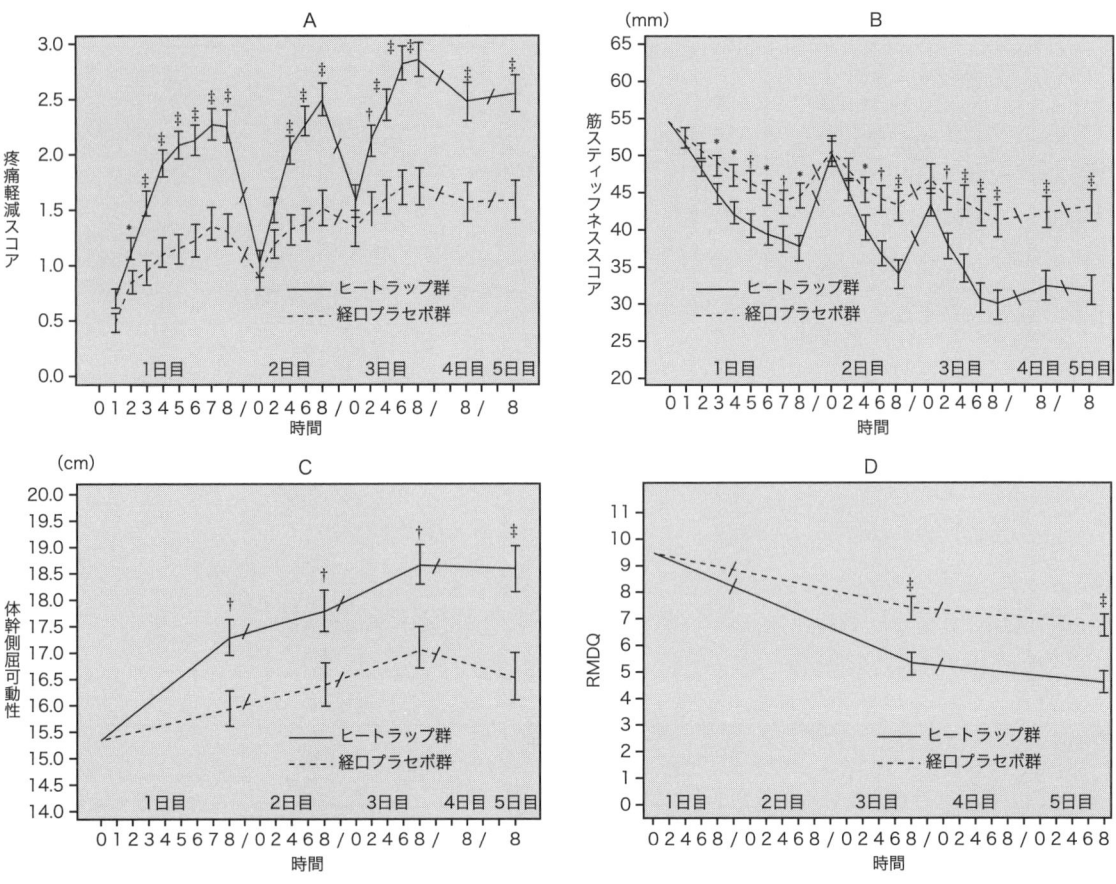

図2-5 ヒートラップ群と経口プラセボ群の比較（治療中（1～3日）と治療後（4，5日）の変化）（文献30より引用）
A：疼痛軽減スコア（0：疼痛軽減なし～5：疼痛完全に改善），B：筋スティッフネススコア（VAS 0～100 mm），C：体幹側屈可動域（cm），D：Roland-Morris disability questionnaire（RMDQ）。0～24のスコアで点数が高いほど腰痛による能力障害が高いことを表わす。* $p < 0.05$，† $p < 0.01$，‡ $p < 0.001$．

るが，回旋は制限が不可能であると報告された。筋活動に関しては，動作時の腹筋群や背筋群の筋活動の減少について結果が一致しておらず，腹腔内圧と背筋の筋活動を測定した4文献ではサポーターによって腹腔内圧の上昇は認めるが，それに伴って背筋筋活動の減少を認めたのは1文献だけだった。したがって，腰部サポーターの身体への影響と腰痛予防・治療との因果関係は不明瞭であり，エビデンスが出にくいものとなっていた。

3．温熱療法

1994年のガイドラインでは[5]，腰痛治療に対する温熱療法の効果にエビデンスはなく，患者自身のセルフケア程度に推奨されるとされた。

近年のレビュー[29]において，1,178文献中9文献（質の高いものは5文献）が採用され，質の高い5文献すべてが急性から亜急性腰痛に対する長時間のヒートラップ療法の無作為化臨床試験であり，薬物療法やプラセボと比較して中等度のエビデンスで腰痛に効果があるとされた。

Nadlerら[30]は，急性腰痛患者に対するヒートラップ療法群と経口プラセボ薬群の比較を行った。介入は3日間で5日間の調査期間の結果，ヒートラップ群ではプラセボ薬群と比較して疼痛軽減スコア，筋スティッフネススコア，体幹側屈角度が有意に改善し，RMDQが有意に減少した

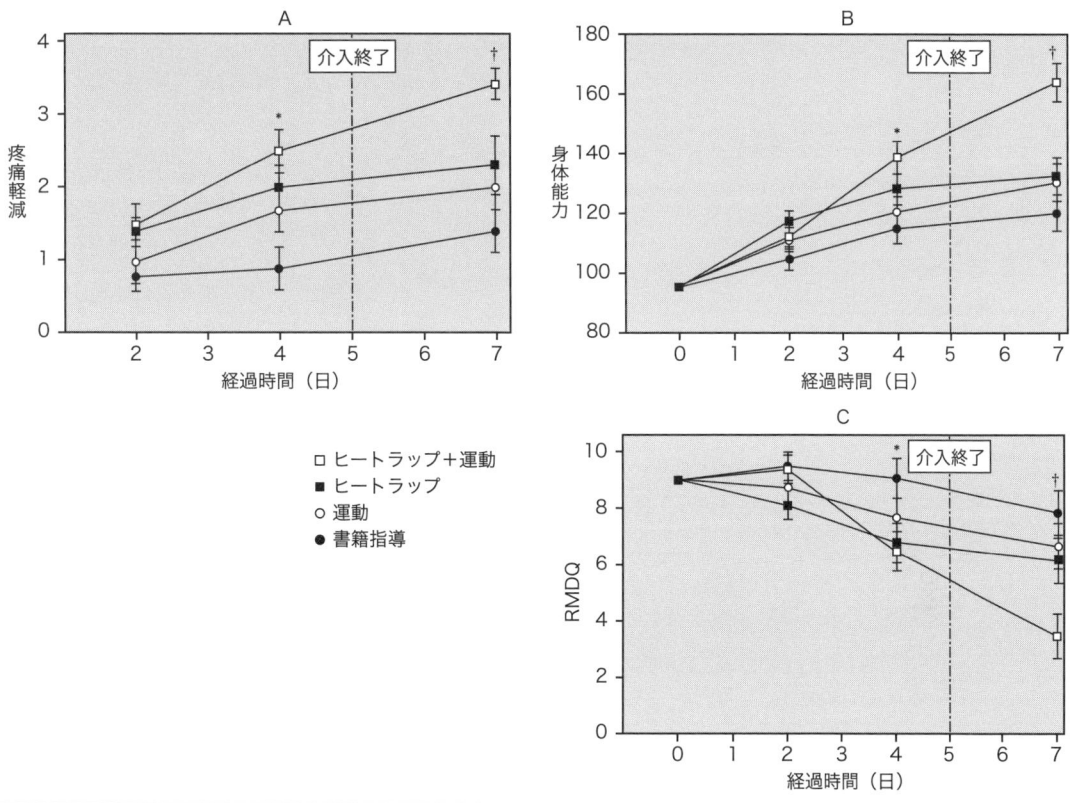

図 2-6　ヒートラップ＋運動療法群，運動療法群，ヒートラップ群，書籍指導のみの対照群の比較（文献 32 より引用）
A：疼痛軽減スコア（0～5），* $p < 0.05$ ヒートラップ＋運動＞書籍指導，† $p < 0.05$ ヒートラップ＋運動＞運動，書籍指導，B：rating of perceived capacity-spine（RPC-S）スコア，0～200 のスコアで点数が高いほど脊柱に関係する身体能力が高いことを表わす，* $p < 0.05$ ヒートラップ＋運動＞運動，書籍指導，† $p < 0.05$ ヒートラップ＋運動＞ヒートラップ，運動，書籍指導，C：RMDQ，* $p < 0.05$ 書籍指導＞ヒートラップ，ヒートラップ＋運動，† $p < 0.05$ ヒートラップ，書籍指導，運動＞ヒートラップ＋運動。

（**図 2-5**）。また，鎮痛薬（イブプロフェン，アセトアミノフェン）との比較でも，ヒートラップのほうが有意に改善した[31]。Mayer ら[32] は罹患期間 2 日～3 ヵ月未満の急性から亜急性腰痛患者に対して，ヒートラップ群，運動療法（Mckenzie）群，ヒートラップと運動併用群，対照群（書籍による教育のみ）の比較を行った。介入は 5 日間で 7 日間の調査期間の結果，身体能力〔rating of perceived capacity-spine（RPC-S）スコア〕，RMDQ，疼痛軽減スコアにおいて，4 日目，7 日目でのヒートラップと運動併用群の改善が有意に良好であり，またヒートラップ群は対照群より良好であると報告し（**図 2-6**），急性腰痛に対する表在熱と Mckenzie 法の併用の有用性が示された。

急性痛に対する表在熱の適応はこれまでの温熱療法の適応概念を覆すものであるが，Mayer ら[33] は，ヒートラップ療法は遅発性筋痛の発生を抑制する効果があると報告しており，非特異的腰痛で多いと考えられる筋・筋膜性腰痛への効果が期待できると考えられる。しかし，どの無作為化臨床試験も短期効果についての報告であり，その後の症状悪化や再発などの長期効果についてはエビデンスがない。また，慢性腰痛に対する温熱療法の効果や，急性から慢性腰痛に対する寒冷療法では，価値が認められる無作為化臨床試験がなくエビデ

第1章 腰痛と運動療法

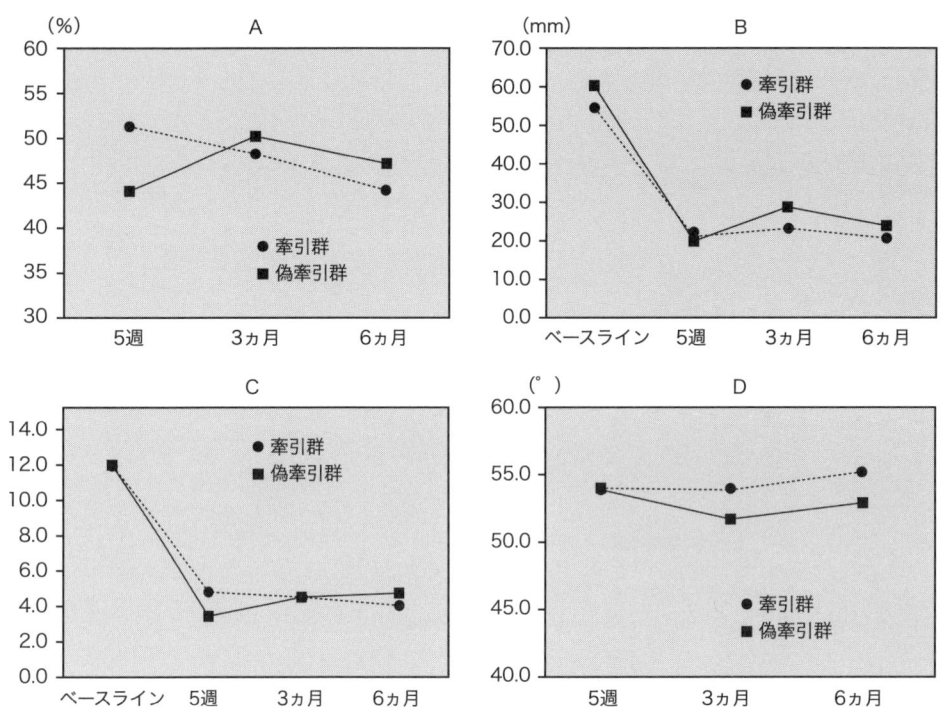

図2-7 牽引群と偽牽引群の治療成績の比較（文献37, 38より引用）
A：global perceived effect。治療による全体的な症状改善に対する患者主観的評価。0（非常に悪化）～3（変化なし）～6（完全に改善）のスケールで5点以上だった割合。B：疼痛（100 mm VAS）。C：RMDQ。D：体幹屈曲可動性（°）。A～Dいずれも両群の回復度合いに有意差がなかった。

ンスがない[29]。

4. 牽引療法

2003年のレビューでは13文献が採用されたが、質の高い文献は1つしかなかった。ほとんどの報告は研究計画と方法論に統一性がないためエビデンスが低く、有効性についての結論を得ることができなかった[34]。2006年のレビューでは、24文献（質の高いものは5文献）が採用された[35]。その結果、急性腰痛から慢性腰痛においてプラセボ治療または介入なしと比較して効果がない（レベル1）、その他の介入と比較して効果に差がない（レベル2）とされた。また、坐骨神経痛を有する腰痛に対する効果として、効果があるとする報告もあるが矛盾した結果も多く、エビデンスは低い（レベル3）。しかし、Vroomenら[36]は、坐骨神経痛を有する腰痛に対する牽引療法の系統的レビューの結果、エビデンスは低いものの牽引療法以外に坐骨神経痛に効果があるとする治療法の報告がないとした。

Beurskensら[37, 38]は、6週以上続く慢性の非特異的腰痛患者151名に対し、体重の35％から最大50％の牽引力（平均42±5％）で治療した牽引群と、0％から最大20％の牽引力（平均15±4％）で治療した偽牽引群の比較を行った。治療頻度は5週で12回、治療時間は20分とし、評価は介入より5週[37]、3ヵ月、6ヵ月[38]で行った。その結果、全体的な改善効果（global perceived effect）は牽引群で50％程度認めたが、偽牽引群でも同等に認めており両群に有意差を認めなかった（**図2-7**）。また、牽引療法を継続しても5週の評価と比較して、6ヵ月の評価で改善はみられなかった。疼痛、RMDQでも、ベースラインと比較して5週の評価は牽引群、偽牽引群

ともに改善したが，両群に有意差を認めず，6ヵ月まで変化を認めず，体幹屈曲可動性はいずれの時期も変化がなかった．したがって，牽引療法の効果は自然回復やプラセボ効果と相違がないと結論づけられた．

5. 経皮的電気刺激療法（TENS）

2002年に慢性腰痛に対するTENSのみの治療群とプラセボ群の比較をした5つの無作為化臨床試験のメタ分析が報告され[39]，除痛効果，患者満足度，身体機能すべてにおいて両群に有意差がなかったと報告された．2005年の慢性腰痛に対するTENSのレビューでも，質の高い無作為化臨床試験は2文献しかなく，腰痛に対するTENSの効果のエビデンスは低く，質の高い無作為化臨床試験も増えていない[40]．

Cheingら[41]は，罹患期間6ヵ月以上の慢性腰痛患者に対して60分の高周波数TENS（80 Hz）を行い，プラセボ群と比較した．主観的な疼痛評価にVASを用い，介入前の疼痛を100としたときの介入後の疼痛軽減率はTENS群で有意に軽減した（TENS群63.1%，プラセボ群96.7%）（図2-8）．しかし，本研究は介入開始から2時間の短期効果の報告であったことから，身体の鎮痛機構の促進による即時効果の証明にはなったが，長期効果についてのエビデンスはない．

Deyoら[42]は，慢性腰痛患者に対してTENS群，TENSと運動併用群，偽TENS群，偽TENSと運動併用群の比較を行った．治療時間45分，頻度は1日3回を4週間行った．その結果，疼痛の改善を示した割合はTENS群で47%，偽TENS群で42%と有意差がなく，その他の評価でも両群に有意差を認めないため（表2-3），偽効果と相違がなくTENSの効果はないと結論づけた．一方，運動群と非運動群の比較では，疼痛や身体機能の改善は有意に運動群のほうが良好であった．

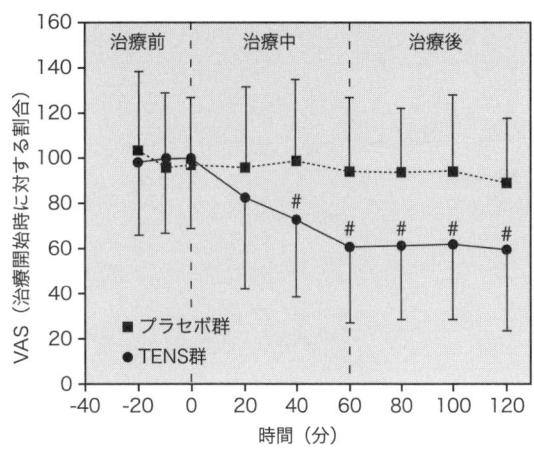

図2-8 慢性腰痛患者に対するTENSとプラセボTENSによる疼痛（VAS）の変化（文献41より引用）治療開始時のVASを100としたときの割合で示した．# $p < 0.05$．

D. 物理療法領域の無作為化臨床試験における限界

物理療法は，腰痛治療において疼痛の軽減を目的に処方されるものであり，循環改善や鎮痛機構促進による即時効果や短期効果が得られるという報告が多い[11, 12, 41]．しかしいくつかの報告で，身体機能が有意に改善するものではないため，プラセボ効果や介入なしと比較して長期効果につながらないと考察された[38, 42]．また，運動療法や徒手療法の前準備として処方されることが多く，治療法としての存在価値が低いともいわれている[4]．今回の調査では，物理療法単独での治療効果については急性（亜急性）腰痛に対するヒートラップ療法の短期効果以外に安定したエビデンスがある治療法は見当たらず，運動療法との併用効果として，しっかりと比較した報告も少なかった．また，Harteら[43]は，牽引療法の使用状況についての多施設へのアンケートにより，牽引力や治療肢位，治療時間や頻度にも統一性がないことを報告した．方法論の統一がなければ質の高い無作為化臨床試験は困難である．一方で，エビデンスがないとされながらも，いまだに約

表2-3 TENS群と偽TENS群の治療成績の比較（文献42より引用）

	TENS群 （31例）	TENS＋運動群 （34例）	偽TENS群 （31例）	運動＋偽TENS群 （29例）	全体 （125例）
疼痛（VAS）（mm）	39.9	43.1	37.9	36.2	34.6
指床距離（FFD）（cm）	10.6	5.3	10.9	12.5	9.7
Schoberテスト（cm）	4.6	4.4	4.5	4.1	4.4
SLRテスト（°）	80	81	79	78	80
改変SIPスコア	7.7	11	10.3	11.3	10.1
介入より4週後のデータ					
	TENS群（65例）		偽TENS群（60例）		
疼痛（VAS）（mm）	24		21.7		
指床距離（FFD）（cm）	8.7		8.7		
Schoberテスト（cm）	4.1		4.2		
SLRテスト（°）	84		84		
SIPスコア	6.2		5.7		

TENS群と偽TENS群にいずれも有意差なし。SIP：sickness impact profile。0～100のスコアで点数が高いほど能力が低いことを表わす。健常の平均は3.6。

30％の腰痛患者に対して牽引療法が利用されているとされており[43]，治療者側の立場でいえば物理療法により著明な効果を出せることもあるという経験も否定はできない。これらの方法論が統一されていないことはTENSやその他の電気治療，超音波などにおいても当てはまり，総じて物理療法領域のエビデンスのなさにつながっていると考えられる。

E. ガイドラインの問題点

Koesら[6]は，ガイドラインや系統的レビューの問題点として，60～80％程度の患者に該当すればよいといった考え方であることや各疾患の診断基準が一定していないこと，診断手技の精度が高くないこと，各報告でアウトカムとして用いている評価が一定していないこと，国によって保険制度や診療体制の違いがあることがあげられるとした。例えば，集中集学的リハビリテーションの有効性が報告された[44]が，このような治療合宿的なものは，現在の日本の保険診療報酬体制では実施困難である。また治療者としては人間性や経験，技術など，"art"の影響が強く反映され，エビデンスに結びつきにくいこともあげられており[45]，この点に関しては理学療法士が積極的に介入すべきところであると思われる。しかし，世界的にみても理学療法士による無作為化臨床試験は非常に少なく，今後の課題であると考えられる。

F. まとめ

本項では，近年の腰痛治療ガイドラインから各治療法のエビデンスについて検証した。

1. すでに真実として承認されていること

- 腰痛に対して安静よりも活動の継続を推奨することに強いエビデンスを認める。
- 急性から亜急性腰痛に対する長時間の低温ヒートラップ療法の短期効果に中等度のエビデンスを認める。
- 腰部サポーターに腰痛予防効果，治療効果のエビデンスは認められない。

- 腰痛治療における物理療法（一般的な温熱，牽引，電気治療）の効果は現在のところエビデンスが認められない。

2. 議論の余地はあるが，今後の重要な研究テーマとなること
- 運動療法のみの効果と，物理療法を併用したときの効果が明確でない。
- ガイドラインでは効果にエビデンスがないとされる治療法のなかにも，症例によっては著明な効果が出ることがあるという事実をどのように解釈するか。

3. 真実と思われていたが，実は疑わしいこと
- 物理療法の方法論の確立が必要であり，そのうえでの効果の再検証。

文献

1. Fast A. Low back disorder: conservative management. *Arch Phys Med Rehabil*. 1988; 69: 880-91.
2. Mayer TC, Gatchel RJ, Mayer H, Kishino ND, Keeley J, Mooney V. A prospective two-year study of functional restoration in industrial low back injury. An objective assessment procedure. *JAMA*. 1987; 258: 1763-7.
3. Carey TS, Evans AT, Hadlar NM, Lieberman G, Kalsbeek WD, Jackman AM, Fryer JG, McNutt RA. Acute severe low back pain. A population-based study of prevalence and careseeking. *Spine*. 1996; 21: 339-44.
4. Atlas SJ, Nardin RA. Evaluation and treatment of low back pain: an evidence-based approach to clinical care. *Muscle Nerve*. 2003; 25: 265-84.
5. Bigos S, Bowyer O, Braen G, Brown K, Deyo R, Haldeman S. Acute low back problems in adults. Clinical practice guideline No.14. AHCPR Publication No. 95-0642. Rockville MD: Agency for Health Care Policy and Research, Public Health Service, U.S. Department of Health and Human Services: 1994.
6. Koes BW, van Tulder MW, Ostelo R, Burton AK, Waddell G. Clinical guidelines for the management of low back pain in primary care; a international comparison. *Spine*. 2001; 26: 2504-14.
7. Waddell G, McIntosh A, Hutchinson A, Feder G, Lewis M. Clinical guidelines for the management of acute low back pain: low back pain ebidence review. London, Royal College of General Practitioners: 1996.
8. van Tulder MW, Koes BW, Bouter LM. Conservative treatment of acute and chronic nonspecific low back pain: a systematic review of randomized controlled trials of the most common interventions. *Spine*. 1997; 22: 2128-56.
9. Chou R, Qaseem A, Snow V, Casey D, Cross T, Shekell P, Owens DK. Diagnosis and treatment of low back pain: a joint clinical practice guideline from the American College of Physicians and the American Pain Society. *Ann Intern Med*. 2007; 147: 478-91.
10. van Tulder MW, Assendelft WJ, Koes BW, Bouter LM. Spinal radiographic findings and nonspecific low back pain. A systematic review of observational studies. *Spine*. 1997; 22: 427-34.
11. Borg-Stein J, Simons DG. Myofascial pain. *Arch Phys Med Rehabil*, 2002; 83 (Suppl 1): S40-7.
12. Sulka KA, Walsh D. Transcutaneous electrical nerve stimulation: basic science mechanisms and clinical effectiveness. *J Pain*. 2003; 4: 109-21.
13. Nachemson AL. The load on lumbar disks in different positions of the body. *Clin Orthop*. 1966; 45: 107-22.
14. Kanno S, Kikuchi S, Nagaosa Y. The relationship between intramuscular pressure of the paraspinal muscle and low back pain. *Spine*. 1994; 19: 2186-9.
15. Hagen KB, Hilde G, Jamtvedt G, Winnem MF. The Cochrane review of bed rest for acute low back pain and sciatica. *Spine*. 2000; 25: 2932-9.
16. Deyo RA, Diehl AK, Rosenthal M. How many days of bed rest for acute low back pain? A randomized clinical trial. *N Engl J Med*. 1986; 315: 1064-70.
17. Malmivaara A, Hakkinen U, Aro T, Heinrichs ML, Koskenniemi L, Kuosma E, Lappi S, Paloheimo R, Servo C, Vaaranen V. The treatment of acute low back pain: bed rest, exercise, or ordinary activity? *N Engl J Med*. 1995; 332: 351-55.
18. Rozenberg S, Deval S, Rezvani Y, Olivieri-Apicella N, Kuntz J, Legrand E, Valet J, Blotman F, Meadeb J, Rolland D, Hary S, Duplan B, Feldmann J, Bourgeois S. Bed rest or normal activity for patients with acute low back pain: a randomized controlled trial. *Spine*. 2002; 27: 1487-93.
19. Jayson MIV. Why does acute back pain become chronic? *Spine*. 1997; 22: 1053-6.
20. Pengel LH, Herbert RD, Maher CG, Refshauge KM. Acute low back pain: systematic review of its prognosis. *BMJ*. 2003; 327 (7410): 323.
21. Hestbaek L, Leboeuf-Yde C, Manniche C. Low back pain: what is the long-term course? A review of studies of gcneral patient populations. *Eur Spine J*. 2003; 12: 149-65.
22. Burton AK, Waddell G, Tillotson KM, Summerton N. Information and advice to patients with back pain can have a positive effect. A randomized controlled trial of a novel educational booklet in primary care. *Spine*. 1999; 24: 2484-91.
23. Nachemson AL. Orthotic treatment for injuries and diseases of the spinal column. *Phys Med Rehabil*. 1987; 1: 11-24.
24. Jellema P, van Tulder MW, van Popple MNM, Nachemson AL, Bouter LM. Lumbar supports for prevention and treatment of low back pain: a systematic review within the framework of the Cochrane Back Review Group. *Spine*. 2001; 26: 377-86.

25. van Poppel MNM, Koes BW, van der Ploeg T, Smid T, Bouter LM. Lumber supports and education for the prevention of back pain in industry. *JAMA*. 1998; 279: 1789-94.
26. Walsh NE, Schwartz RK. The influence of prophylactic orthoses on abdominal strength and low back injury in the workplace. *Am J Phys Med Rehabil*, 1990; 69: 245-50.
27. Hsieh CJ, Phillips RB, Adams AH, Pope MH. Functional outcome of low back pain: comparison of four treatment groups in a randomized controlled trial. *J Manipulative Physiol Ther*. 1992; 15: 4-9.
28. van Poppel MN, de Looze MP, Koes BW, Smid T, Bouter LM. Mechanisms of action of lumbar supports: a systematic review. *Spine*. 2000; 25: 2103-13.
29. French SD, Cameron M, Walker BF, Reggars JW, Esterman AJ. A Cochrane review of superficial heat or cold for low back pain. *Spine*. 2006; 31: 998-1006.
30. Nadler SF, Steiner DJ, Erasala GN. Continuous low-level heat wrap therapy for training acute nonspecific low back pain. *Arch Phys Med Rehabil*. 2003; 84: 329-34.
31. Nadler SF, Steiner DJ, Erasala GN. Continuous low-level heat wrap therapy provides more efficacy than ibuprofen and acetaminophen for acute low back pain. *Spine*. 2002; 27: 1012-7.
32. Mayer JM, Ralph L, Look M. Treating acute low back pain with continuous low-level heat wrap theray and/or exercise: a randomized controlled trial. *Spine J*. 2005; 5: 395-403.
33. Mayer JM, Mooney V, Matheson LN, Erasala GN, Verna JL, Udermann BE, Leggett S. Continuous low-level heat wrap therapy for the prevention and early phase treatment of delayed-onset muscle soreness of the low back: a randomized controlled trial. *Arch Phys Med Rehabil*. 2006; 87: 1310-7.
34. Harte AA, Baxter GD, Grancey JH. The efficacy of traction for back pain: a systematic review of randomaized controlled trials. *Arch Phys Med Rehabil*. 2003; 84: 1542-53.
35. Clarke J, van Tulder MW, Blomberg S, de Vet H, van der Heijden G, Bronfort G. Traction for low back pain with and without sciatica: an update systematic review within the framework of the Cochrane Collaboration. *Spine*. 2006; 31: 1591-9.
36. Vroomen PCAJ, de Krom MCTFM, Slofstra PD, Knottnerus JA. Conservative treatment of sciatica: a systematic review. *J Spine Dis*. 2000; 13: 463-9.
37. Beurskens AJ, de Vet HC, Köke AJ, Lindeman E, Regtop W, van der Heijden GJ, Knipschild PG. Efficacy of traction for non-specific low back pain: a randomised clinical trial. *Lancet*. 1995; 346: 1596-600.
38. Beurskens AJ, de Vet HC, Köke AJ, Regtop W, van jar Heijden GJ, Lindeman E, Knipschild PG. Efficacy of traction for nonspecific low back pain. 12-week and 6-mounth results of a randomized clinical trial. *Spine*. 1997; 22: 2756-62.
39. Brosseau L, Milne S, Robinson V, Marchand S, Shea B, Wells G, Tugwell P. Efficacy of the transcutaneous electrical nerve stimulation for the treatment of chronic low back pain: a meta-analysis. *Spine*. 2002; 27: 596-603.
40. Khadikar A, Milne S, Brosseau L, Wells G, Tugwell P, Robinson V, Shea B, Saginur M. Transcutaneous electrical nerve stimulation for the treatment of chronic low back pain: a systematic review. *Spine*. 2005; 30: 2657-66.
41. Cheing GL, Hui-Chan CW. Transcutaneous electrical nerve stimulation: nonparallel antinociceptive effects on chronic clinical pain and acute experimental pain. *Arch Phys Med Rehabil*. 1999; 80: 305-12.
42. Deyo RA, Walsh NE, Schoenfeld LS, Ramamurthy S. Can trials of physical treatments be blinded? The example of transcutaneous electrical nerve stimulation for chronic pain. *Am J Phys Med Rehabil*. 1990; 69: 219-20.
43. Harte AA, Grancey JH, Baxter GD. Current use of lumbar traction in the management of low back pain: result of a survey of physiotherapists in the United Kingdom. *Arch Phys Med Rehabil*. 2005; 86: 1164-9.
44. Guzman J, Esmail R, Karjalainen K, Malmivaara A, Irvin E, Bombardier C. Multidisciplinary rehabilitation for chronic low back pain: systematic review. *BMJ*. 2001; 322: 1511-6.
45. van Tulder M, Malmivaara A, Esmail R, Koes BW. Exercise therapy for low back pain: a systematic review within the framework of the Cochrane Collaboration Back Review Group. *Spine*. 2000; 25: 2784-96.

（佐藤　正裕）

3. 運動療法の効果と限界

はじめに

　腰痛症の治療法としては安静，運動療法，装具療法，物理療法，徒手療法，手術療法などがある。なかでも運動療法は数多くの無作為化対照試験（randomized controlled trial）による研究が行われているが，結果としていまだ明確な答えは出ていないのが現状といえる。腰痛症は整形外科疾患でも特に多く，Andersson[1]は，疫学調査によるレビューで，人口の70～85％が一生に一度以上の腰痛を経験したと報告した。また，急性腰痛症の自然経過としてCroftら[2]は，60％が受傷後3ヵ月以内に症状が軽快するが，そのうちの60％は数年以内に再受傷し，20～25％が慢性腰痛症に移行すると報告しており，罹患率および再発率が高い疾患といえる。したがって，運動療法は再発予防や早期の運動機能の回復などの観点からも腰痛治療の主体として重要であるとともに，その有効性の確立が必要といえる。本項では，腰痛症に対する運動療法の効果をこれまでの報告から整理し，将来必要と思われる調査課題について述べる。

A. 文献検索方法

　文献検索にはMedlineを使用し，「low back pain」AND「exercise therapy」および「low back pain」AND「exercise therapy」AND「systematic review」をキーワードに検索した結果，それぞれ666件と21件であった。これらのうち適切な無作為化対照試験を選択した。さらに，「low back pain」AND「exercise therapy」の検索結果に「strength」または「fitness」「stretch」のキーワードを加えて検索するとそれぞれ84件，31件，26件となり筋力強化の有効性をみた研究が多かった。

B. 腰痛症の運動療法

　Liddleら[3]による慢性腰痛患者を対象としたメタアナリシスにおいて，全体として筋力強化の有効性を検討した研究が多く含まれた（図3-1）。しかし，近年では従来の腹筋を中心とした表在筋の強化のみならず，腹横筋や多裂筋などの深部筋群強化の有効性を報告する研究も増えてきた[4～7]。また，腰痛体操の代表的なものとして屈曲運動を主体としたWilliams療法や伸展運動を中心としたMckenzie療法の効果を報告する研究もみられる[8～11]。本項ではこれらの報告を

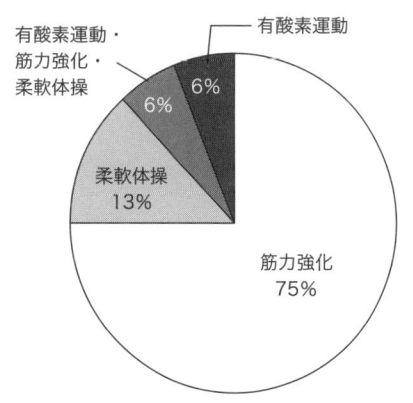

図3-1　無作為化対照試験文献における各運動療法の割合（文献3より引用）

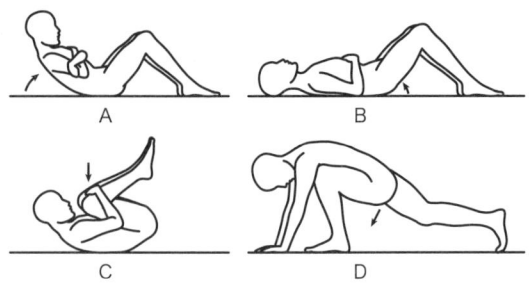

図3-2　腰仙角の減少を目的とした運動（Williamsの姿勢体操）

もとに，それぞれの運動療法の腰痛症に対する効果を中心にまとめる。

1. 複合的運動プログラム

Frostら[12)]は，慢性腰痛患者81名をストレッチングやエアロバイクエクササイズに加えて4週間の段階的運動プログラムを行った群と，ホームエクササイズ群の2群に分け6ヵ月間経過観察をした。その結果，疼痛緩和とOswestry disability index（ODI）において段階的運動プログラムが有効であった。またAureら[13)]は，49名の慢性腰痛患者を徒手療法群と，45分間の筋力強化やストレッチングなどから構成されるエクササイズ群に分け，それぞれを週2回，8週間にわたって行い，1年間の経過観察を行った。結果は両群ともに疼痛緩和，ODIにおいて有効性を示したが，2群間の比較では，エクササイズ群は徒手療法群に比べて劣っていた。Lindstromら[14)]は，103名の非特異的腰痛患者を段階的運動プログラムからなるエクササイズ群と，安静および薬物治療による対照群に分け比較した。その結果，脊柱の可動性や体幹筋力を含む身体機能の評価においてエクササイズ群が優れており，仕事への復帰に関しても対照群と比較して早いことを報告した。Moffettら[15)]は，4週間〜6ヵ月間持続した機械的腰痛をもつ187名を対象とし，ストレッチング，筋力強化，有酸素運動などから構成されるエクササイズ群と，医師の管理からなる対照群を比較し，疼痛緩和およびRoland-Morris disability questionnarie（RMDQ）においてエクササイズ群は対照群と比較して優れていた。また，治療にかかる経済的損失もエクササイズ群が少なかった。

これらの報告に加え，その他の腰痛症に対する運動療法の効果をみた研究においても，対照群と比較して優れた結果が得られた報告が比較的多い。しかし，評価尺度の一部のみに効果を認めた場合でも運動療法の有効性を結論づけており，必ずしも痛みに対する効果ではなく包括的な治療効果として判断する必要がある。

2. 伸展エクササイズと屈曲エクササイズ

屈曲エクササイズは1937年に報告されたWilliamsの姿勢体操が基本となる（図3-2）[16)]。Williamsは，腰痛症を直立姿勢における異常姿勢が原因であるとし，腰仙角の減少に主眼を置いた運動プログラムを考案した。その内容は，腹筋や殿筋を強化することで骨盤を後傾させ（図3-2A，B），短縮した脊柱伸筋および股関節屈筋群のストレッチ（図3-2C，D）からなる体幹屈曲運動を中心としたエクササイズである。しかし近年では，脊柱の力学的観点から矛盾点も指摘されている[17)]。Mckenzie療法は，伸展エクササイズの代名詞となっているが，実際には伸展筋力の強化ではなく，反復運動または持続姿勢保持を行わせることで疼痛緩和や機能改善を得ることを目的とした運動療法である。

Malmivaaraら[8)]は，急性腰痛症患者の186名を対象とし，発症より2日間のベッド上安静を行わせる安静群と，発症当初より理学療法士から指示された体幹の伸展および側屈運動をゆっくりと10回行うエクササイズ群，さらに安静を避け，できる限り発症前の日常生活を継続させる対照群の3群に分け12週間の経過観察を行った。結果は疼痛緩和，ODI，腰椎の可動性，仕事復帰に関

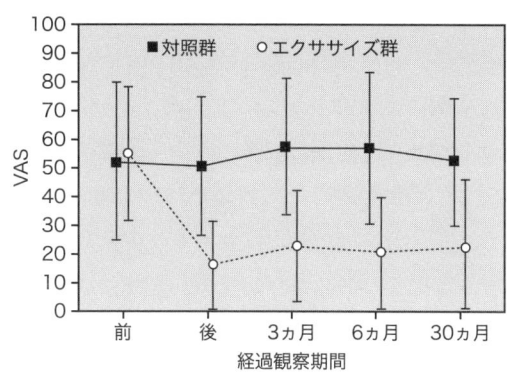

図3-3 VAS（visual analogue scale）の経過

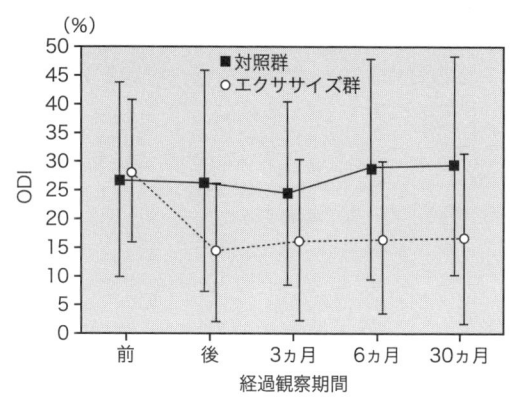

図3-4 ODI（Oswestry disability index）の経過

して対照群がほかの2群と比較して優れており，安静群の回復が最も劣っていた。このことからMalmivaaraらは，急性腰痛症の場合は疼痛の許す限り日常の生活を維持することが重要であるとした。Stankovicら[11]は，100名の急性腰痛症患者を対象にMckenzie療法群と運動介入のない腰痛教室群に分けて比較し，3週後および52週後に再評価を行った。その結果，Mckenzie療法群において疼痛緩和，脊椎可動域，仕事復帰が優れていた。また，Nwugaら[9]は，腰痛発症から2週間以内の患者62名をWilliams療法群とMckenzie療法群とに分け比較した。介入後6週間後の疼痛緩和，腰椎可動域，下肢伸展挙上，座位可能時間においてWilliams療法群には効果がみられなかったが，Mckenzie療法群には有意な改善効果がみられた。しかし，対象とした腰痛患者は研究介入前の下肢伸展挙上所見において椎間板突出が示唆され，Mckenzie療法の効果が反映しやすい研究デザインであることから，腰痛症全般に効果があるとはいいがたい。Dettoriら[10]は，149名の急性腰痛患者を対象に屈曲エクササイズ群，伸展エクササイズ群および運動介入のない対照群の3群に分け，1週，2週，4週，8週後に観察を行った。その結果，介入1週後に対照群と比較して両エクササイズ群ともに下肢伸展挙上，仕事復帰，RMDQの改善がみられたが，屈曲エクササイズ群および伸展エクササイズ群の2群間では，8週間の経過観察中に効果の差がみられなかった。

これらの報告では効果にばらつきがみられたが，その要因として，伸展エクササイズや屈曲エクササイズなどは定式化された運動プログラムであるため対象者となる疾患の包含基準にばらつきがあるためと考えられる。したがって，定式化された運動プログラムの有効性を検討するならば腰痛症の詳細な診断と適応の判断が必要といえる。

3．スタビリティ（安定化）エクササイズ

近年，腰痛患者において動作時の体幹筋収縮の反応に遅れがみられることが指摘され，体幹筋群の安定化を目的としたエクササイズプログラムが注目されている[4, 6]。O'Sullivanら[7]は，腰椎分離症およびすべり症を有する慢性腰痛患者44名を対象に，特殊な深部筋群トレーニングからなるエクササイズ群と，それぞれの担当医が進める治療方針を実施する対照群とに分け，10週間の介入と30ヵ月の経過観察を行った。介入後は，エクササイズ群において疼痛緩和，ODIに改善がみられ，30ヵ月後もその効果は維持されていた（**図3-3，図3-4**）。Hidesら[5]は，初発の急性腰痛症を経験した39名の患者を対象に，多裂筋および腹横筋を共同収縮させ回復させることを目的

としたプログラムを実施するエクササイズ群と，従来の投薬などの治療のみを行う対照群とを比較し，1年後，3年後の再発率をみた。その結果，治療1年後の再発率はエクササイズ群30％，対照群84％（$p<0.001$），3年後はエクササイズ群35％，対照群75％（$p<0.01$）と，エクササイズが腰痛の再発を減らすのに有効であった。

これらの有効性を疑問視する報告もある。Koumantakisら[18]は，亜急性から慢性期の非特異的な腰痛症患者55名を対象に，一般的な背筋群および腹筋群のトレーニングを行わせる群との比較を行った。その結果，安定化を目的としたトレーニングが脊柱の不安定性を示唆する臨床症状のない症例において有効性はあるように思えないとした。Cairnsら[19]は，腰痛症を繰り返す患者97名を対象に，一般的な運動療法と徒手療法からなる従来の理学療法管理との比較を行った。その結果，安定化を目的としたトレーニングがもたらす有益な効果はみられなかったと報告した。このことから，安定化を目的とした運動プログラムの報告においても，その効果に関してはばらつきがみられる。その要因として，現状では運動プログラム自体がまだ確立しているとはいえず，報告によってその内容はさまざまな点があげられる。したがって，今後，腰痛症に対する体幹深部筋群の役割の解明とともに，運動プログラムの確立が望まれる。

以上のように，各運動療法の効果については，報告によって研究デザインや対照群の設定，評価尺度がさまざまであり，一定の見解が得られにくいのが現状である。したがって，明確な結論を導くことは困難であり，今後の課題といえる。

C. 運動療法のシステマティックレビュー

van Geenら[20]は，慢性腰痛患者における背筋トレーニングの長期的効果について，ヒットした53文献中10文献を適切であると選択したうえで，疼痛改善や機能改善には効果がないが，仕事復帰に関しては効果があるとした。Machadoら[21]はMckenzie療法の効果について適切であるとした11文献を選択し，効果について検討した。その結果，急性期の腰痛症に対して受動的な治療法よりも効果があるが，日常生活レベルの維持を指示した場合との比較について効果はみられないとした。Liddleら[3]は，慢性腰痛症患者における運動療法の効果について54文献を選択し，そのうち16文献について定量的に評価した。その結果，慢性腰痛に対する運動療法はおおむね効果的であり，全体として筋力強化の有効性を示唆する研究が多かった（**図3-1**）。しかし，多種多様な評価尺度が使われていることや追跡調査の必要性なども指摘しており，今後はよりコントロールされた研究デザインが必要であるとした。Haydenら[22]は，基準を満たした61文献を選択し（うち1文献は除外），急性期11文献，亜急性期6文献，慢性期43文献と分類し，それぞれの運動療法の効果を評価した。結果は，急性期における運動療法の効果はその他の治療法と差はないとし，亜急性期では段階的な運動プログラムは有効であるが，その他の運動療法は矛盾した結果がみられるとした。また，慢性期の腰痛症に対して運動療法は疼痛緩和および機能回復においておおむね効果的であると結論づけた。しかし，Liddleら[3]の報告と同様に，研究デザインの違いによる分析の限界も指摘した。van Tulder[23]のメタアナリシスによると，39文献を適切と選択したうえで，急性期の治療には運動療法は有効ではないという根拠とともに，慢性期に対する効果については従来の理学療法と同程度の効果であるとした。

以上の報告から，腰痛症における運動療法は慢性腰痛症に対しては効果の可能性が期待できるが，急性期または亜急性期における効果に関して

は不明である。また，運動療法の内容や評価尺度の違いなど，研究デザインの多様性から結論を導き出すのは困難といえる。

D. まとめ

腰痛症の運動療法効果について過去の報告をもとに整理した。これまでに数多くの報告がされており，その効果としても有効性を示す内容がほとんどであった。しかし，研究デザインの多様性から「腰痛症の運動療法の効果と限界」といったリサーチクエスチョンに対して現状では結論にいたっていない。

1. すでに真実として承認されていること
- 腰痛症に対する運動療法の効果については明確な結論にいたっていない。

2. 議論の余地はあるが，今後の重要な研究テーマとなること
- 腰痛症の詳細な診断，評価に基づいた運動プログラムの効果。

3. 真実と思われていたが，実は疑わしいこと
- 運動療法の有効性を示した研究が数多く報告されているが，あくまで包括的な効果であり，結論にはいたっていない。

E. 今後の課題

現在運動療法の効果に関する研究報告が数多くされているにもかかわらず，明確な結論を見出せていない要因として腰痛症の診断の難しさが考えられる。つまり，研究の対象となるいわゆる腰痛症のなかには多種多様な臨床所見をもつものが入り混じっているため，それらを包括的にとらえた運動プログラムは結果に矛盾が生じることが推測される。また，研究デザインにおいてもプログラム内容や対照群の設定など多様性があるため，各論文を比較して結論を導くことは困難といえる。しかしながら現在，運動療法の根拠がないなかでも腰痛治療の主体となっていることは確かである。したがって，今後は腰痛症の詳細な診断，評価に基づく対象者の設定や，統一した評価尺度による効果判定を検討し，運動療法の科学的根拠を構築していくことが必須といえる。

文 献

1. Andersson G. Epidemiological features of chronic low back pain. *Lancet*. 1999; 354: 581-5.
2. Croft PR, Madarlane GJ, Papageorgiou A, Thomas E, Silman AJ. Outcome of low back pain in general practice: a prospective study. *BMJ*. 1998; 316: 1356-59.
3. Liddle SD, Baxter GD, Gracey JH. Exercise and chronic low back pain: what works? *Pain*. 2004; 107: 176-90.
4. Hodges PW, Richardson CA. Insufficient muscular stabilization of the lumber spine associated with low back pain; a motor control evaluation of trans versus abdominis. *Spine*. 1996; 21: 2640-50.
5. Hides JA, Jull GA, Richardson CA. Long-term effects of specific stabilizing exercises for first-episode low back pain. *Spine*. 2001; 26: E243-8.
6. Satu L, Simo T, Heikki H, Heikki A, Ilmari P, Hannu A. Phychomotor speed and postural control in chronic low back pain patient: a controlled follow-up study. *Spine*. 1996; 21: 2621-7.
7. O'Sullivan PB, Phyty GDM, Twomey LT, Allison GT. Evaluation of specific stabilizing exercise in the treatment of chronic low back pain with radiologic diagnosis of spondylolysis or spondylolisthesis. *Spine*. 1997; 22: 2959-67.
8. Malmivaara A, Hakkinen U, Aro T, Heinrichs ML, Koskenniemi L, Kuosma E, Lappi S, Paloheimo R, Servo C, Vaaranen V, Hernberg S. The treatment of acute low back pain, bed rest, exercises, or ordinary activity? *N Engl J Med*. 1995; 332: 351-5.
9. Nwuga G, Nwuga V. Relative therapeutic efficacy of the Williams and Mckenzie protocols in back pain management. *Physiother Pract*. 1985; 1: 99-105.
10. Dettori LCJR, Bullock CSH, Sutilive CTG, Franklin CRJ, Patience T. The effects of spinal flexion and extension exercises and their associated posture in patient with acute low back pain. *Spine*. 1995; 20: 2303-12.
11. Stankovic R, Johnell O. Conservative treatment of acute low-back pain. A prospective randomized trial: Mckenzie method of treatment versus patient education in "Mini back school". *Spine*. 1990; 15: 120-3.
12. Frost H, Moffett JAK, Moser JS, Fairbank JCT. Randomised controlled trial for evaluation of fitness programme for patients with chronic low back pain. *BMJ*.

1995; 21: 151-4.
13. Aure OF, Nilsen JH, Vasseljen O. Manual therapy and exercise therapy in patients with chronic low back pain. A randomized, controlled trial with 1-year follow-up. *Spine*. 2003; 28: 525-32.
14. Lindstrom I, Ohlund C, Eek C, Wallin L, Peterson LE, Nachamson A. Mobility, strength, and fitness after a program for patients with subacute low back pain. A randomized prospective clinical study with a behavioral therapy approach. *Spine*. 1992; 17: 641-52.
15. Moffett JK, Torgerson D, Bell-Syer S, Jacson D, Llewlyn-Phillips H, Farrin A, Barber J. Randomised controlled trial of exercise for low back pain. Clinical outcomes, costs, and preferences. *BMJ*. 1999; 319: 279-83.
16. Williams PC. Lesions of the lumbosacral spine. Part II; chronic traumatic (postural) destruction of the lumbosacral intervertebral disc. *J Bone Joint Surg*. 1937; 19: 690-703.
17. Snook SH, Webster BS, McGorry RW, Fogleman MT, McCann KB. The reduction of chronic nonspecific low back pain through the control of early morning lumbar flexion. A randomized controlled trial. *Spine*. 1998; 23: 2601-7.
18. Koumantakis GA, Watson PJ, Oldham JA. Trunk muscle stabilization training plus general exercise versus general exercise only: randomized controlled trial of patients with recurrent low back pain. *Phys Ther*. 2005; 85: 209-22.
19. Cairns MC, Foster NE, Wright C. Randomized controlled trial of specific spinal stabilization exercises and conventional physiotherapy for recurrent low back pain. *Spine*. 2006; 31: E670-81.
20. van Geen J-W, Edelaar MJA, Janssen M, van Eijk JThM. The long-term effect of multidisciplinary back training. A systematic review. *Spine*. 2007; 32: 249-55.
21. Machado LAC, de Souza MVS, Ferreira PH, Ferreira ML. The McKenzie method for low back pain. A systematic review of the literature with a meta-analysis approach. *Spine*. 2006; 31: E254-62.
22. Hayden JA, van Tulder MW, Malmivaara AV, Koes BW. Meta-analysis: exercise therapy for nonspecific low back pain. *Ann Intern Med*. 2005; 142: 765-75.
23. van Tulder M, Malmivaara A, Esmail R, Koes B. Exercise therapy for low back pain. A systematic review within the framework of the Cochrane Collaboration Back Review Group. *Spine*. 2000; 25: 2784-96.

（杉野　伸治）

第2章
バイオメカニクス

　腰部のバイオメカニクスでは，1990年代のPanjabiらの研究成果に基づき，脊柱による支持機構，筋による安定化機構，筋による制御機構という概念を提唱し，腰痛のメカニズムに対する解釈がなされている。本章では，筋・筋膜性腰痛を「器質的・神経学的な疾患を除外したうえで，筋由来の痛み，特に脊柱起立筋群の異常筋活動が異常と考えられるもの」と定義し，「脊柱のバイオメカニクス」，「胸椎・胸郭のバイオメカニクス」，「腰椎・骨盤のバイオメカニクス」の側面から文献的に考察していただいた。

　"脊柱のバイオメカニクス"では，筋・筋膜性腰痛の発生メカニズムを理解するうえで，脊柱起立筋群それ自体の異常筋活動と筋以外の組織に対して加わった負荷による二次的異常筋活動に着目して，①脊柱の構造とその特徴，②腰椎部のバイオメカニクスとして腰椎運動時の負荷分布と腰椎の屈曲-伸展に伴う脊柱起立筋分の筋活動，そして③筋・筋膜性腰痛の発生メカニズムに関する近年の動物実験と生体研究について整理していただいた。筋・筋膜性腰痛の発生メカニズムを解明するうえで，現時点においては*in vitro*研究を中心とした研究成果を生体にあてはめて解釈されているが，今後は腰椎の屈曲-伸展のみならず，回旋や側屈を含めた動き全体から生体における腰椎の動きを探る必要がある。

　脊柱は頸椎から腰椎まで連続した構造体であることから「腰椎・胸郭のバイオメカニクス」では，①腰椎・胸郭の解剖学的特徴，②胸椎・胸郭アライメントと腰椎アライメントの関係，③胸椎アライメントと背部筋の筋活動・筋力の関係，④胸椎アライメントと腰痛の関係を中心に整理していただいた。胸椎の動きは，その椎間関節の形状特性から屈曲-伸展よりも側屈と回旋の可動性が大きいことを特徴とすることが明らかとなっている。

　骨盤帯は脊柱と下肢を連結する構造体であり，下肢と体幹の運動連鎖を評価するうえで重要な部位であることは周知のことと思う。「腰椎・骨盤のバイオメカニクス」では，①骨盤の解剖学的特徴，②骨盤と腰椎の関係，③姿勢と筋・筋膜性腰痛の関連について記載していただいた。立位姿勢や座位姿勢のアライメント評価は腰痛に対する理学的評価において基本となるが，本項では腰痛群の姿勢の特徴や骨盤の過度な前傾あるいは後傾により発生するストレスについて整理されている。

　脊柱のバイオメカニクスの研究は，1980年代に屍体を対象とした腰椎のバイオメカニクス，1990年代後半に筋機能に関する機能，そして2000年以降には筋機能の評価法の開発および臨床応用に関する研究が進められてきた。現在では科学技術の進歩に伴い超音波法を代表とした非侵襲的機器による生体を対象としたバイオメカニクス研究が推進されている。本章の文献考察が読者諸氏にとって今後の研究活動および臨床活動の一助となれば幸いである。

第2章編集担当：吉田　真

4. 脊柱のバイオメカニクス

はじめに

　腰痛はスポーツ障害のなかでも発生頻度の高い障害として知られている。腰痛の発生原因にはさまざまな因子があげられるが，器質的に問題がない場合でも腰痛を訴えるケースも多い。筋・筋膜性腰痛もここに含まれ，画像診断で器質的な問題が除外されたうえで脊柱起立筋群を痛みの原因とする腰痛であると考えられている。本項では筋・筋膜性腰痛を「器質的・神経学的な疾患を除外したうえで筋由来の痛み，特に脊柱起立筋群の異常筋活動が原因と考えられるもの」と定義する。

　筋・筋膜性腰痛は理学療法の適応となることが多いが，効果的なリハビリテーションプログラムが確立されていないのは，発生メカニズムの解明が不十分であることがあげられる。近年，脊柱起立筋群の異常筋活動を引き起こすメカニズムについて，動物実験での基礎データをもとに，ヒトでの発生メカニズムについて研究が進められている。そこで本項では，筋・筋膜性腰痛を引き起こしうる脊柱起立筋群の異常筋活動が生じる原因について，先行研究のデータから，現時点でのメカニズムについての可能性を示すことを目的とした。

A. 文献検索方法

　文献検索にはMedline（PubMed）を用い「lumbar」「biomechanics」「muscle activity」をキーワードにヒットした309件から，脊柱のバイオメカニクスからみた筋・筋膜性腰痛の発生メカニズムに関係する論文を選択した。また，選択した論文に引用されている文献も適宜加えて考察した。

B. 脊柱の構造

　腰椎部のバイオメカニクスに関する知見を述べる前に，脊柱のなかでの腰椎部の解剖学的な特徴と，負荷が集中する部位となる構造的特徴について述べる。

1. 解剖学的構造

　脊椎椎骨間は椎間板，靱帯，左右の椎間関節により連結されている。椎間板は椎体間の負荷を緩衝すること，椎体間の可動性を提供するこという2つの役割をになう。椎体前方には前縦靱帯，後方には後縦靱帯，黄色靱帯，棘上・棘間靱帯，横突間靱帯などが上下2椎間を連結しており，それぞれ運動方向に応じて椎体運動に制限を加える。

　椎間関節は椎体の運動を正しい方向に導いたり，制限したりする役割をになう。腰椎部での椎間関節は，水平面における関節面の形状が矢状面を向くと報告されており，上位腰椎から下位腰椎に移行するにつれてその関節面は少しずつ前額面へ近づいていく（**図4-1**）[1]。これは，腰椎部では屈曲-伸展方向の運動に対する制限が少ない一方で，回旋に対する制限が大きいという，運動の特徴を決定する要素となっている。

第2章 バイオメカニクス

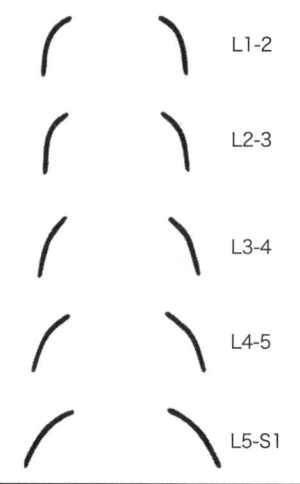

図4-1 腰椎椎間関節水平断面の形状（文献1より引用）
上位腰椎から下位腰椎へ移行するにつれ水平面における腰椎椎間関節面は前額面へと近づいていく。

2. 構造的特徴

　脊柱は体幹の支持性と可動性という2つの相反する機能を求められる構造である。脊柱には自重が加わり続けることに加え，体幹の運動による圧縮，伸張，ねじれ，剪断力などさまざまな負荷が脊柱構成体に加わる。腰椎部は，上肢，体幹の重みを骨盤を介して下肢に伝達する役割をになうことから，さまざまな負荷が集中する部位であるため，腰椎とその周囲組織の構造の破綻，機能異常を引き起こし，疼痛が発生しやすい。

　脊柱に付着する筋を除去し，靱帯と椎間板のみで構成された脊柱が耐えうる垂直方向の負荷量は，胸腰椎で約20～30 N，腰椎のみでは約88 Nであり，骨・靱帯性の支持では自重でさえ耐えられない脆弱な構造であると報告された[2]。Goelら[3]は，体幹屈曲位で90 Nの重りを保持した状態のモデルを作製し，筋が付着した状態と除去した状態で靱帯や椎間板，椎間関節などの脊柱構成体にかかる圧縮，伸張負荷を測定した。その結果，筋を除去した状態では靱帯や椎間関節にかかる圧縮，伸張負荷が大幅に増えること，椎体の前後方向の移動量，屈曲角度が大きくなることを報告し，脊柱の安定化には筋が必要不可欠であることを示した。これらの報告から，脊柱の構造的特徴として，骨・靱帯性では不十分である支持性を高めるために，体幹筋群の作用が重要であるということが示された。

C. 腰椎部のバイオメカニクス

　脊柱起立筋群を痛みの原因とする筋・筋膜性腰痛について考えるために，脊柱起立筋の主な作用である脊柱屈曲-伸展時の腰椎のバイオメカニクスと，それに伴う脊柱起立筋筋活動に関するデータを整理する必要がある。以下にその知見をまとめる。

1. 腰椎屈曲-伸展時の負荷分布

　Adamsら[4]は，筋組織を除去した屍体の腰椎2椎間を用いて，腰椎屈曲時に靱帯と椎間板にかかる圧縮および伸張負荷を，①靱帯が付着した条件，②棘上・棘間靱帯を切断した条件，③黄色靱帯を切断した条件，④椎間関節包を切断した条件の4条件で計測した。その結果，腰椎屈曲で生じる伸張負荷は椎間関節包で最も高く，次いで棘上・棘間靱帯，黄色靱帯であった。Shirazi-Adl[5]は，腰椎椎体に屈曲，伸展，側屈のモーメントをかけた時の腰椎椎間板，椎間関節，靱帯にかかる負荷を計測したところ，腰椎屈曲位では椎間板にかかる圧縮負荷が最も大きく，椎間関節への圧縮負荷は小さいと報告した。Sharmaら[6]も同様に，屈曲方向へのモーメントを加えた状態において靱帯と椎間関節が脊柱の安定性に及ぼす影響を有限要素モデルを用いて，①靱帯と椎間関節が付着している条件，②靱帯を切断した条件，③椎間関節を除去した条件の3条件で検証した。その結果，屈曲時の棘上・棘間靱帯は椎体の回転中心から遠いため，最も伸張負荷が大きくなると報告した。また，伸展では椎間関節，椎間板に対する圧縮負荷が強く，靱帯への伸張ストレスは少ないと報告

4. 脊柱のバイオメカニクス

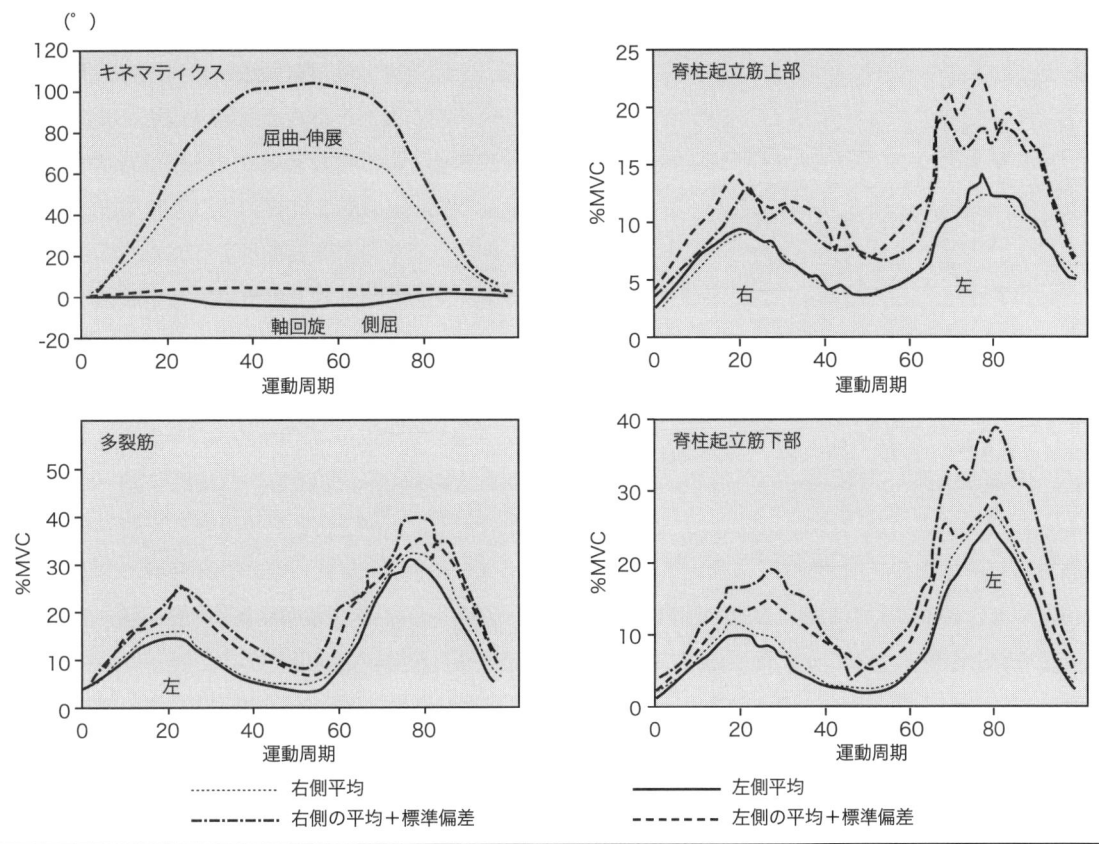

図4-2 腰椎屈曲-伸展時の脊柱起立筋群筋活動（文献7より引用）
腰椎屈曲-伸展運動に伴い，多裂筋，上・下部脊柱起立筋は屈曲開始時と伸展開始時に筋活動量が高くなる2峰性の筋活動パターンを示す。

した[6]。以上の報告から，腰椎屈曲時には後方組織である棘上靱帯，椎間関節包に対する伸張負荷が加わるということについては一致した見解が得られている[3,4,6]。

2. 腰椎屈曲-伸展に伴う脊柱起立筋群筋活動

腰椎屈曲-伸展時の脊柱の支持性は，靱帯が他動的に伸張されることによる張力と椎間関節面の接触，体幹筋群の収縮による筋の張力によって保たれる。痛みを引き起こしうる脊柱起立筋の筋活動を考えるには，脊柱起立筋の主な作用である脊柱伸展を含む脊柱屈曲-伸展時の筋活動に関するデータを整理する必要がある。

腰椎屈曲-伸展時の脊柱起立筋の筋活動は，静止立位から屈曲するにつれ筋活動が増大し，最終屈曲位で一度筋活動が消失する。その後，脊柱の伸展に伴い再び筋活動が増大するという2峰性の活動パターンを示すことが報告された[7,8]。腰椎完全屈曲位で筋活動が減少あるいは消失する現象は flexion-relaxation phenomenon と名づけられた（図4-2）。これは，脊柱の支持性が中間位から屈曲位に移行するにつれ，筋の収縮による支持から，靱帯などの非収縮性組織による支持へと変化していくことを意味する[9]。Dolanら[10]は，筋疲労が生じると靱帯や椎間板にかかる力が増加すると報告し，脊柱の支持性は筋の収縮による力と非収縮性組織のバランスにより保たれていることを示唆した。一方，腰痛患者では，flexion-relaxation phenomenon が消失し屈曲位でも持続的な筋活動を示すことが報告された[8,11]。以上

第2章 バイオメカニクス

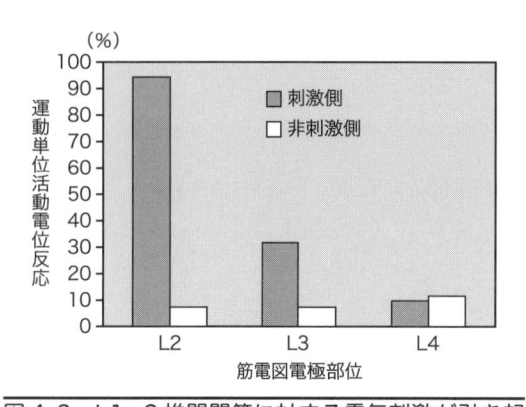

図4-3 L1-2椎間関節に対する電気刺激が引き起こす多裂筋筋活動（文献13より引用）
L1-2椎間関節へ電気刺激を加えた際，刺激レベルのL2で多裂筋筋活動が認められた。

の報告から，脊柱の屈曲-伸展時には，その運動域により筋の収縮による支持と非収縮性組織による支持の割合が変化することで脊柱の支持性が保たれているということが明らかにされた。また，健常者では腰椎屈曲位で脊柱起立筋の筋活動が消失するという特徴的な現象があることも明らかにされた。

D. 非収縮性組織に対する負荷が引き起こす脊柱起立筋の異常筋活動

上述した腰椎屈曲-伸展時に非収縮性組織に加わる負荷が，脊柱起立筋の異常筋活動を引き起こす可能性が近年報告されている。ここでは，動物実験における基礎データと，そのデータをもとにヒトを対象とした研究の知見をまとめる。

1. 動物実験

Indahlら[12,13]は，ブタの腰椎の椎間関節包，椎間板に対して電気刺激を行った際，多裂筋の筋活動が認められたと報告した（図4-3）。また，Kangら[14]も椎間関節包に対する電気刺激が多裂筋の筋活動を引き起こすことを報告した。これらの研究により椎間関節や椎間板に対する刺激が多裂筋の二次的な筋活動を引き起こす可能性が示唆された。

以上の研究では電気刺激が筋に直接伝搬している可能性が疑われたため，刺激方法を直接靱帯を伸張させる方法へと変更し，その影響が検証された。Solomonowら[15]は，ネコの脊椎を用い，棘上靱帯に対する伸張負荷を加えた際の多裂筋の筋活動を記録したところ，反射的な多裂筋の筋活動がみられたと報告した（図4-4）。この研究の後，棘上靱帯に対する負荷条件を変え，脊柱起立筋群の筋活動の変化を調べた研究が多数報告されている。Willamsら[16]はネコの脊椎を用い，腰椎屈曲位を50分間持続させた際の多裂筋の筋活動を記録した。その結果，反射的な筋活動が認められ，その後3分ほどで反射的な筋活動は減少したと報告した。Sbricolliら[17]も同じくネコの脊椎を用い，棘上靱帯への10分間の持続負荷の反復回数を3回，6回，9回の3群に分けたところ，反復回数が多いと負荷を除去した後に反射的な筋活動の亢進が認められると報告した。Gedaliaら[18]，Navarら[19]は，屈曲-伸展を反復させた際の多裂筋の筋活動を記録した。その結果，負荷を繰り返していくと反射的な筋活動は減少していき，その後負荷を取り除いた後に反射的な筋活動の亢進が認められたと報告した。これらの報告から，棘上靱帯や椎間関節包に対して持続的，または反復的伸張負荷が加わることにより，反射的な多裂筋，脊柱起立筋の筋活動が引き起こされることが明らかにされ，異常筋活動を引き起こす要因となりうることが示された[20~22]。

2. ヒトを対象とした報告

Solomonowら[15]は，腰椎術前の患者3名にL2-3，L3-4レベルの多裂筋に電極をつけ，棘上靱帯に電気刺激を加えたところ，3名中2名に多裂筋の筋活動が認められ，ヒトでも動物実験の報告と同様の反射経路が存在するのではないかと報告した。Shinら[23]は，健常者10名を対象に，

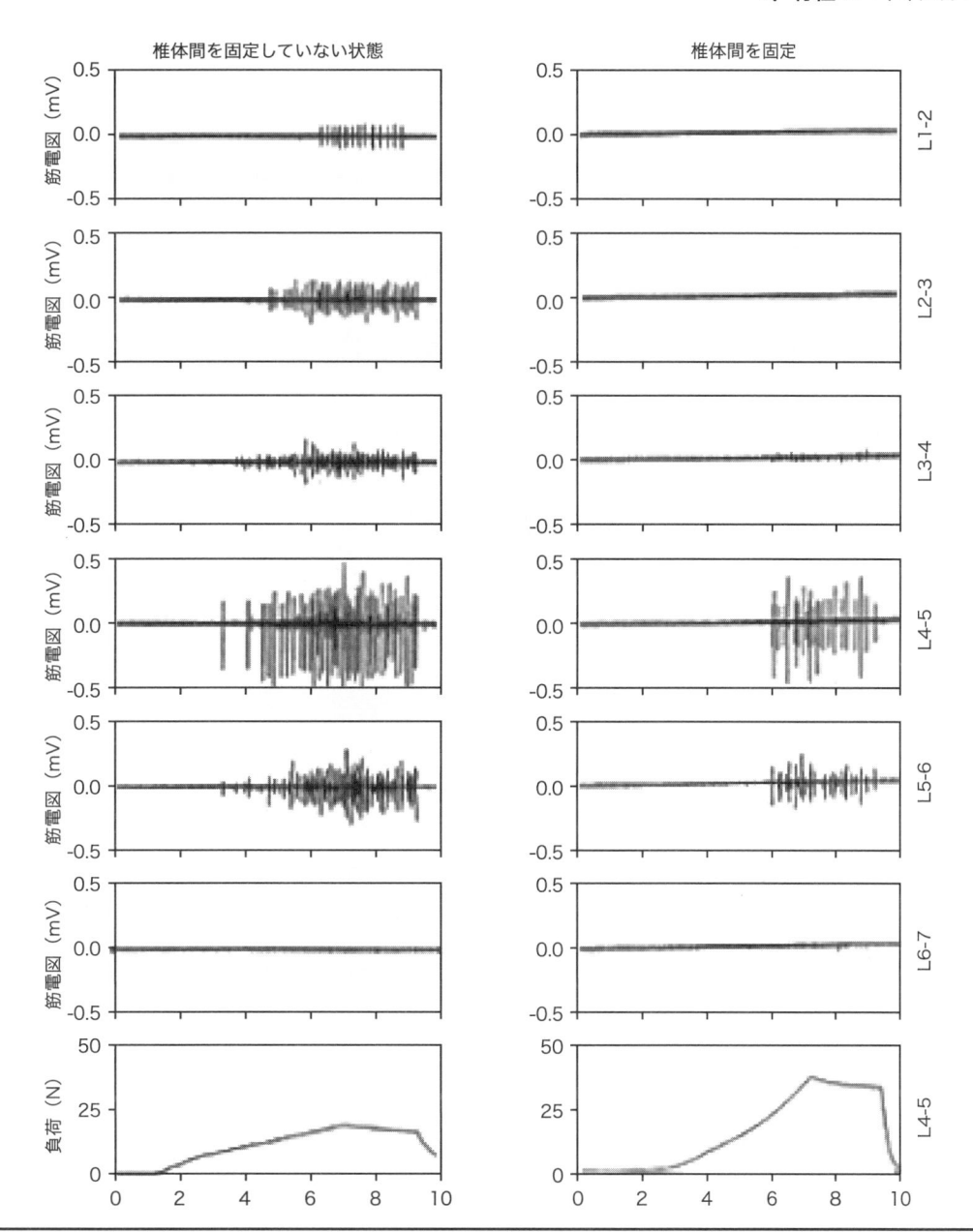

図4-4 L4-5棘上靭帯への伸張ストレスが引き起こす各椎体レベルでの多裂筋筋活動（文献15より引用）
L4-5棘上靭帯を伸張した時の各椎体レベルでの多裂筋筋活動を示す。刺激と同レベルとその上下の椎体レベルで多裂筋筋活動が認められている。

脊柱起立筋と多裂筋に表面電極を装着し，立位での腰椎屈曲位を持続させたときの筋活動を計測したところ，屈曲姿勢を維持している間に，多裂筋，脊柱起立筋の筋活動量の増加が認められたと報告した（**図4-5**）。Solomonowら[24]は，健常者49名を対象とし，座位での腰椎屈曲位を10分間持続させた前後で，体幹屈曲時の脊柱起立筋のflexion-relaxation phenomenonが起こる腰椎屈曲角度を比較した。その結果，屈曲位を維持した後では，体幹屈曲位において脊柱起立筋の筋活動が消失する時間が短縮し，脊柱起立筋群の筋活動量が増大することを報告した。また，腰椎屈曲姿勢の維持中に，男性の75％，女性の48％で筋電図上での異常放電を認め，筋スパズムが生じ

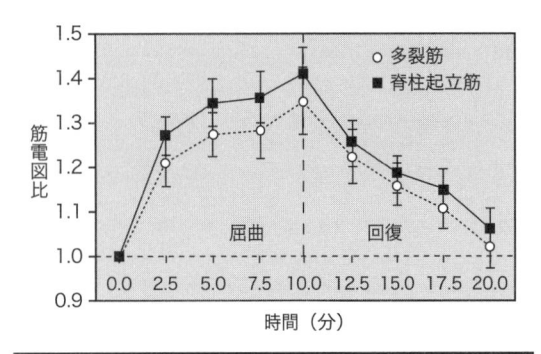

図4-5 腰椎屈曲位を持続したときの脊柱起立筋,多裂筋筋活動の経時的変化(文献23より引用)
腰椎屈曲位の持続により,多裂筋,脊柱起立筋筋活動量が安静時に対して増加していく。

たと報告した。Olsonら[25)]は,健常者12名を対象に立位から体幹最大屈曲位までの運動を9分間継続させ,屈曲-伸展の反復負荷を加えた際の脊柱起立筋の筋活動を記録した。その結果,筋活動量が徐々に増加していき,それに伴いflexion-relaxation phenomenonの消失,腰椎屈曲位でのスパズムが認められたと報告した。また,他動運動で腰椎屈曲-伸展を反復させた条件でも同様に動作時の脊柱起立筋群の筋活動量が増大すると報告した[26)]。これは腰椎部の靱帯が伸張されるために多くの筋活動が必要になるためと考察し,動物実験の結果を支持した。これらの報告をまとめると,腰椎屈曲位を持続することで脊柱起立筋群の筋活動量の増加,筋スパズムが生じるということに関し一致した見解が得られている。そのメカニズムとして,靱帯への伸張負荷による微細損傷が引き起こす二次的な脊柱起立筋群の異常筋活動と,伸張された靱帯による脊柱の支持性の低下による筋の過活動の両者が組み合わさることにより異常筋活動が引き起こされることが示唆されている(図4-6)。しかし,筋活動量と痛みの関係については明確でなく,異常筋活動の定義やその程度に関してコンセンサスの得られている基準は存在せず,今後の研究が必要である。

E. まとめと今度の課題

脊柱起立筋の機能が関与する腰椎のバイオメカニクスに関する報告について考察した。さらに,筋・筋膜性腰痛を引き起こしうる脊柱起立筋群の異常筋活動が生じる原因について,腰椎のバイオメカニクス的視点から考察した。

1. すでに真実として承認されていること

● 腰椎屈曲-伸展時の脊柱の支持性は,脊柱起立筋群の収縮による張力と非収縮性組織が伸張されることによる張力のバランスにより保たれており,特に腰椎屈曲位では非収縮性組織の張力によって支持性が得られる。

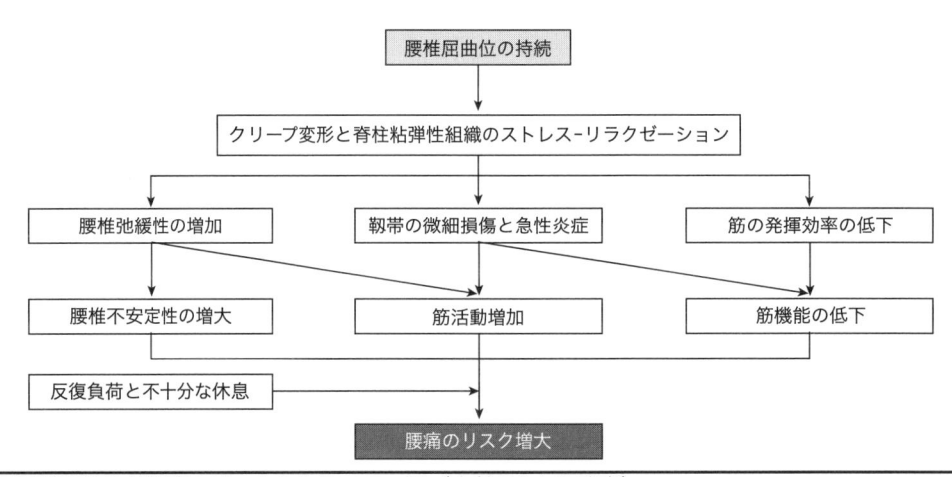

図4-6 腰椎屈曲位が腰痛のリスクとなるフロー図(文献24より改変)

- 動物実験での基礎データをもとに，腰椎後方組織，特に棘上靱帯に対する伸張負荷が脊柱起立筋群の反射的な筋活動や異常筋活動を引き起こす。
- ヒトにおいても持続的，あるいは反復的な棘上靱帯への伸張負荷により，多裂筋，脊柱起立筋の異常筋活動が引き起こされる。

2. 議論の余地はあるが，今後の重要な研究テーマとなること

- 亢進した反射的な筋活動が筋・筋膜性腰痛の発生メカニズムの1つとして提唱されているが，筋活動と痛みの関係は明確でないこと。また，筋活動の正常と異常の明確な境界の定義。
- 腰椎屈曲-伸展時の動きにおける異常筋活動の発生メカニズムについては多数の研究がなされているが，回旋，側屈から起こりうる現象については明確ではない。

文 献

1. Taylor JR, Twomey LT. Age changes in lumbar zygapophyseal joints. Observations on structure and function. *Spine*. 1986; 11: 739-45.
2. Lucas DB, Bresler B. Stability of the ligamentous spine. Tech Rep #40 Berkley CA; Biomechanics Laboratory University of California. Berkley and San Francisco, January, 1961.
3. Goel VK, Kong W, Han JS, Weinstein JN, Gilbertson LG. A combined finite element and optimization investigation of lumbar spine mechanics with and without muscles. *Spine*. 1993; 18: 1531-41.
4. Adams MA, Hutton WC, Stott JR. The resistance to flexion of the lumbar intervertebral joint. *Spine*. 1980; 5: 245-53.
5. Shirazi-Adl A. Biomechanics of the lumbar spine in sagittal/lateral moments. *Spine*. 1994; 19: 2407-14.
6. Sharma M, Langrana NA, Rodriguez J. Role of ligaments and facets in lumbar spinal stability. *Spine*. 1995; 20: 887-900.
7. Peach JP, Sutarno CG, McGill SM. Three-dimensional kinematics and trunk muscle myoelectric activity in the young lumbar spine: a database. *Arch Phys Med Rehabil*. 1998; 79: 663-9.
8. Kaigle AM, Wessberg P, Hansson TH. Muscular and kinematic behavior of the lumbar spine during flexion-extension. *J Spinal Disord*. 1998; 11: 163-74.
9. Colloca CJ, Hinrichs RN. The biomechanical and clinical significance of the lumbar erector spinae flexion-relaxation phenomenon: a review of literature. *J Manipulative Physiol Ther*. 2005; 28: 623-31.
10. Dolan P, Adams MA. Repetitive lifting tasks fatigue the back muscles and increase the bending moment acting on the lumbar spine. *J Biomech*. 1998; 31: 713-21.
11. Sihvonen T, Partanen J, Hanninen O, Soimakallio S. Electric behavior of low back muscles during lumbar pelvic rhythm in low back pain patients and healthy controls. *Arch Phys Med Rehabil*. 1991; 72: 1080-7.
12. Indahl A, Kaigle A, Reikeras O, Holm S. Electromyographic response of the porcine multifidus musculature after nerve stimulation. *Spine*. 1995; 20: 2652-8.
13. Indahl A, Kaigle AM, Reikeras O, Holm SH. Interaction between the porcine lumbar intervertebral disc, zygapophysial joints, and paraspinal muscles. *Spine*. 1997; 22: 2834-40.
14. Kang YM, Choi WS, Pickar JG. Electrophysiologic evidence for an intersegmental reflex pathway between lumbar paraspinal tissues. *Spine*. 2002; 27: E56-63.
15. Solomonow M, Zhou BH, Harris M, Lu Y, Baratta RV. The ligamento-muscular stabilizing system of the spine. *Spine*. 1998; 23: 2552-62.
16. Williams M, Solomonow M, Zhou BH, Baratta RV, Harris M. Multifidus spasms elicited by prolonged lumbar flexion. *Spine*. 2000; 25: 2916-24.
17. Sbriccoli P, Yousuf K, Kupershtein I, Solomonow M, Zhou BH, Zhu MP, Lu Y. Static load repetition is a risk factor in the development of lumbar cumulative musculoskeletal disorder. *Spine*. 2004; 29: 2643-53.
18. Gedalia U, Solomonow M, Zhou BH, Baratta RV, Lu Y, Harris M. Biomechanics of increased exposure to lumbar injury caused by cyclic loading. Part 2. Recovery of reflexive muscular stability with rest. *Spine*. 1999; 24: 2461-7.
19. Navar D, Zhou BH, Lu Y, Solomonow M. High-repetition cyclic loading is a risk factor for a lumbar disorder. *Muscle Nerve*. 2006; 34: 614-22.
20. Solomonow M. Ligaments: a source of work-related musculoskeletal disorders. *J Electromyogr Kinesiol*. 2004; 14: 49-60.
21. Solomonow M. Sensory-motor control of ligaments and associated neuromuscular disorders. *J Electromyogr Kinesiol*. 2006; 16: 549-67.
22. Solomonow M, Baratta RV, Zhou BH, Burger E, Zieske A, Gedalia A. Muscular dysfunction elicited by creep of lumbar viscoelastic tissue. *J Electromyogr Kinesiol*. 2003; 13: 381-96.
23. Shin G, Mirka GA. An *in vivo* assessment of the low back response to prolonged flexion: interplay between active and passive tissues. *Clin Biomech (Bristol, Avon)*. 2007; 22: 965-71.
24. Solomonow M, Baratta RV, Banks A, Freudenberger C, Zhou BH. Flexion-relaxation response to static lumbar flexion in males and females. *Clin Biomech (Bristol, Avon)*. 2003; 18: 273-9.
25. Olson MW, Li L, Solomonow M. Flexion-relaxation response to cyclic lumbar flexion. *Clin Biomech (Bristol, Avon)*. 2004; 19: 769-76.
26. Olson MW, Li L, Solomonow M. Interaction of viscoelastic tissue compliance with lumbar muscles during passive cyclic flexion-extension. *J Electromyogr Kinesiol*. 2007; 19: 30-8.

〈菅原　一博〉

5. 胸椎・胸郭のバイオメカニクス

はじめに

　脊椎では胸椎と腰椎はひと続きでつながっており，これら2つの部位にまたがる筋（脊柱起立筋群や広背筋など）も多く存在する。このことを踏まえると，本書のテーマである筋・筋膜性腰痛を考える際，胸椎・胸郭に関しても腰椎との関係を踏まえながら検討する必要がある。そこで本項では，胸椎・胸郭の解剖学的特徴を述べたうえで，胸椎アライメント・腰椎アライメントと腰痛の関係について述べる。

A. 文献検索方法

　文献検索にはPubMedを用い，「thoracic spine」AND「low back pain」のキーワードで検索しヒットしたなかから，今回のテーマに関連する文献を選択した。また，選択した文献の引用文献で，今回のテーマに関連する文献も適宜加えた。

B. 胸椎・胸郭の解剖学的特徴

　胸椎・胸郭のバイオメカニクスを考えるためには，まず胸椎・胸郭の構造的な特徴，つまり解剖学的な特徴を整理する必要がある。ここでは特に矢状面の胸椎アライメントに影響を与える胸椎・胸郭の骨形態の特徴を述べる。

1. 胸椎椎体の厚さ（高さ）

　Panjabiら[1]は，12体の標本を用いて，水平面に対する胸椎椎体（Th1-12）の上面と下面の角度を計測し，上面が0.5±0.14〜2.4±0.87°前下方に，下面は1.2±0.27〜3.9±0.61°前上方に傾斜し，胸椎椎体の厚さは後方よりも前方のほうが薄い構造であると報告した（**図5-1**）。Sinakiら[2]は，健常女性65名の胸椎椎体（Th4-12）の前方と後方の厚さの比（anterior/posterior height ratio：AP比）を調査し，Panjabiら[1]と同様に胸椎椎体は後方に比べ前方のほうが薄いことを報告した（AP比＝0.89〜0.95）。Edmondstonら[3]も胸椎椎体（Th1-12）のAP比は1以下であったことを報告した。これらの研究から明らかなように，胸椎椎体は後方よりも前方のほうが薄いという形態的特徴を有している。

　この胸椎の形態的特徴は，変形性脊椎症や骨粗鬆症によって増強する。Osmanら[4]は，変形性脊椎症や骨粗鬆症を有する者は，これらの疾患を有さない者よりも胸椎椎体の前方が薄いことを報告した。一方，Sinakiら[2]は，腰椎（L1-5）の

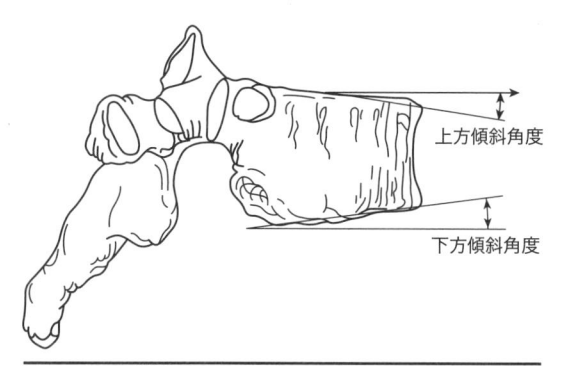

図5-1　胸椎椎骨の側面図
胸椎椎体の厚さは，後方に比べ前方のほうが薄い。

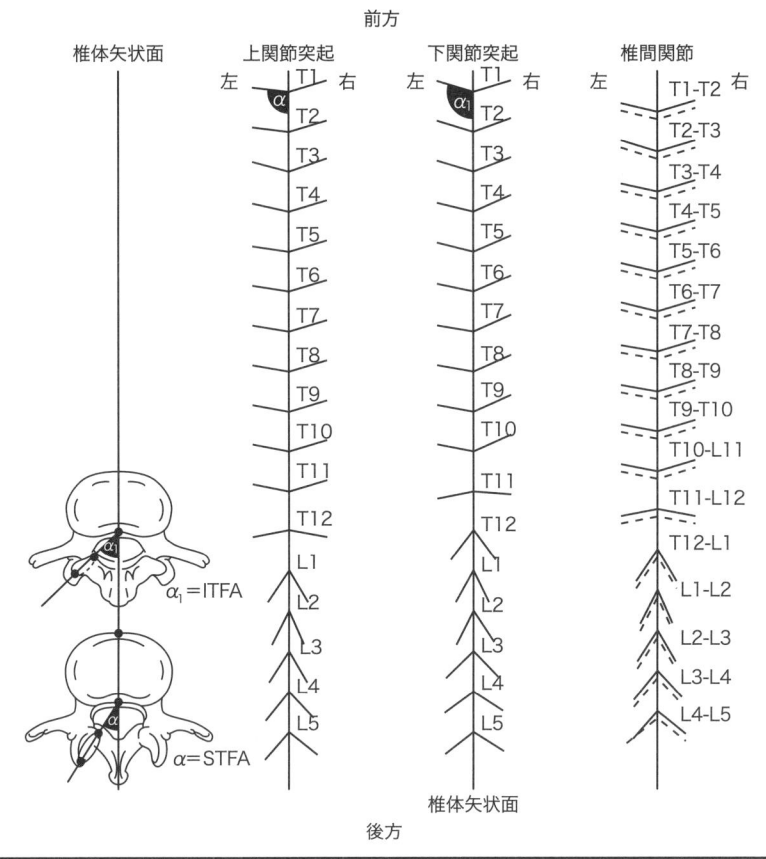

図 5-2　椎間関節の形態（横断面）
ITFA：inferior transverse facet angle（下関節突起と椎体矢状面がなす角度），STFA：superior transverse facet angle（上関節突起と椎体矢状面がなす角度）．

AP比は0.88〜1.05であり，胸椎椎体に比べ腰椎椎体の前方と後方の厚さの差は小さいと報告した．

2. 胸椎椎間関節の形態

上下の胸椎椎体は椎間関節を介して連結している．この椎間関節の形態は胸椎・胸郭の運動方向に影響を与える重要な要素である．

Masharawiら[5)]は，240体の標本を用いて，胸椎の上下椎間関節の形態を水平面と前額面から観察し，胸椎の椎間関節の関節面の向きは前額面に対し腹側方向に25〜30°の傾きを有し（図5-2），矢状面に対しては背側に160°の傾きを有することを報告した（図5-3）．これらの胸椎椎間関節の形態は，胸椎の関節運動において，屈曲-伸展の動きよりも側屈および回旋の動きに有利である（図5-4）．一方，Masharawiらは，腰椎の上下椎間関節の関節面の向きは胸椎のそれよりも矢状面かつ尾側方向に向いていると報告した．これらの腰椎椎間関節の形態は，側屈や回旋の動きよりも屈曲-伸展の動きに有利である（図5-4）．

C. 胸椎椎体・椎間板の形態と胸椎アライメントの関係

後方よりも前方のほうが薄いという胸椎椎体の形態的特徴は，矢状面の胸椎アライメントに影響を与える．Mannsら[6)]は，健常女性100名の胸椎椎体のAP比と胸椎後弯角度の関係を調査し，これらの間には負の相関関係 $r = -0.45$（$p <$

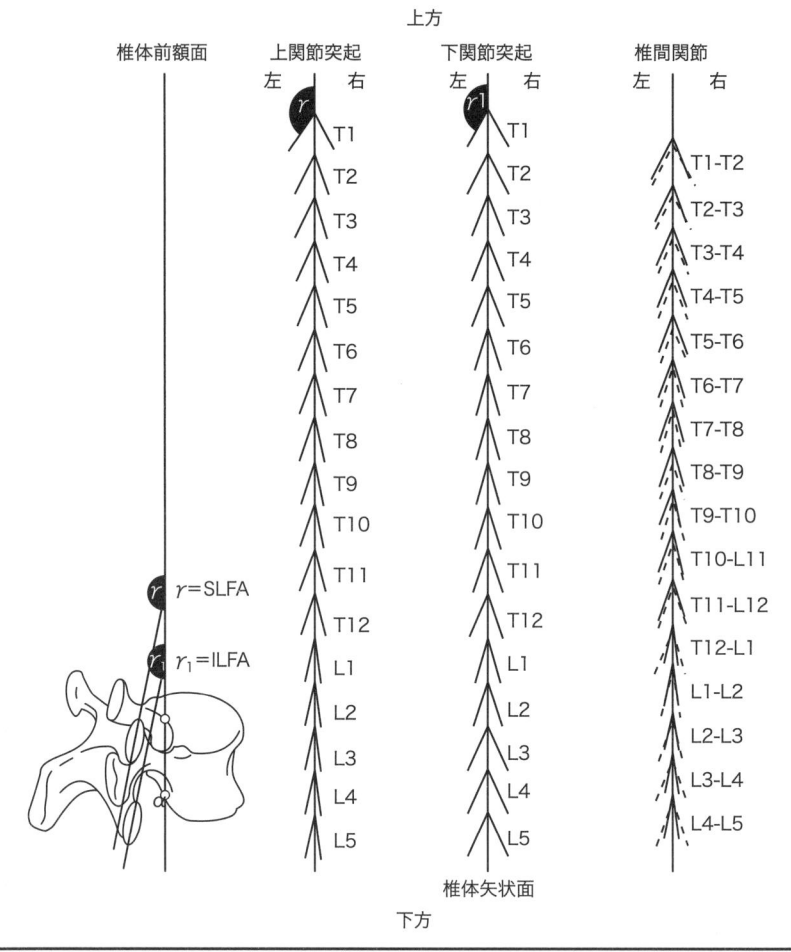

図5-3 椎間関節の形態（矢状面）
SLFA：superior longitudinal facet angle（上関節突起と椎体前額面がなす角度），ILFA：inferior longitudinal facet angle（下関節突起と椎体前額面がなす角度）．

0.001）があることを報告した．Edmondstonら[3]も，胸椎椎体のAP比と胸椎後弯角度の間には相関関係 $r = 0.58$（$p < 0.05$）があることを報告した．一方，椎間板の形態に関して，Mannsら[6]は，胸椎椎間板の前方の厚さと胸椎後弯角度の関係を調査し，これらの間には負の相関関係 $r = -0.34$（$p < 0.001$）があることを報告した．これらのことから，矢状面の胸椎アライメントを考える際，胸椎椎体の形態は重要な要素の1つであることがわかる．椎間板の形態においても同様のことがいえる．

D. 胸椎・胸郭アライメントと腰椎アライメントの関係

脊椎では胸椎と腰椎は連続した構造となっているため，腰椎アライメントを考える際，胸椎・胸郭のアライメントを無視することはできない．ここでは胸椎・胸郭のアライメントと腰椎アライメントの関係を静的状態と動的状態に分けて述べる．

1. 静的状態

Vialleら[7]は，健常者300人の胸椎後弯角度と腰椎前弯角度を測定し，これらの間に弱い負の

5. 胸椎・胸郭のバイオメカニクス

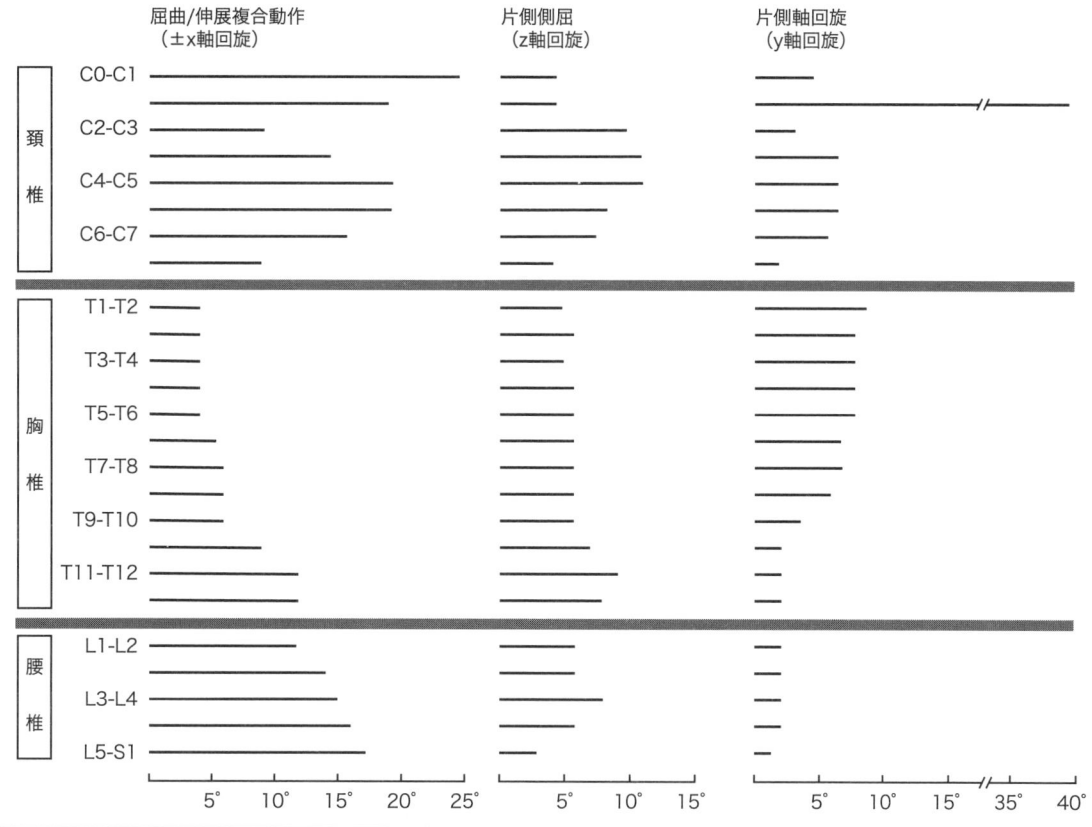

図5-4 脊椎の可動性
胸椎では，側屈と回旋の動きが相対的に大きい。

相関関係 $r = -0.26$ があることを報告した。Itoi[8] は，骨粗鬆症を有する女性100人を対象に胸椎後弯角度と腰椎前弯角度を分析したところ，これらは弱い相関関係 $r = 0.242$（$p < 0.05$）しかなく，胸椎アライメントと腰椎アライメントの組み合わせは多岐にわたると述べた（**図5-5**）。ほかにも若年者や男性を対象にした同様の研究報告があるが，静的状態ではいずれも胸椎後弯角度と腰椎前弯角度の相関関係は弱い（**表5-1**）。

2. 動的状態

Harrisonら[11]は，健常者20人を対象に，胸郭の前後への移動が腰椎アライメントへ与える影響を検討した。その結果，胸郭を前方へ移動すると胸椎の後弯角度は減少し，Th12-L1，L1-2は伸展（5°），L4-5，L5-S1は屈曲（6°）した。

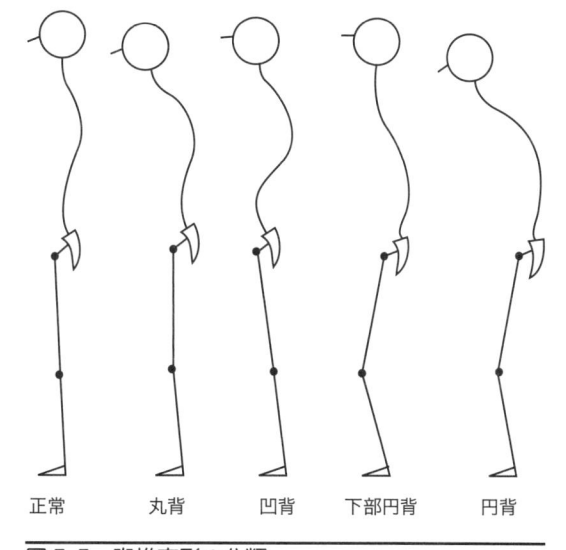

図5-5 脊椎変形の分類
胸椎と腰椎の変形によって5つのグループに分類することができる。

正常　丸背　凹背　下部円背　円背

第2章　バイオメカニクス

表5-1　胸椎後弯角度と腰椎前弯角度の関係

報告者（発表年）	対象者（人）	対象者年齢（歳）	相関係数
Itoi（1991）[8]	100	48〜89	r = 0.242
Vialle ら（2005）[7]	300	20〜70	r = − 0.26
Vedantam ら（1998）[9]	88	10〜18	NS
Widhe（2001）[10]	90	15〜16 5〜6	r = 0.31 r = 0.38

静的状態時ではいずれも相関係数は低い。

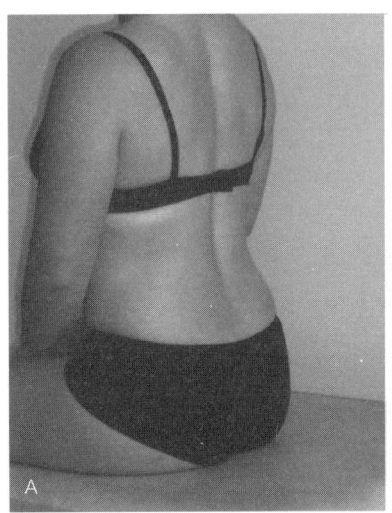

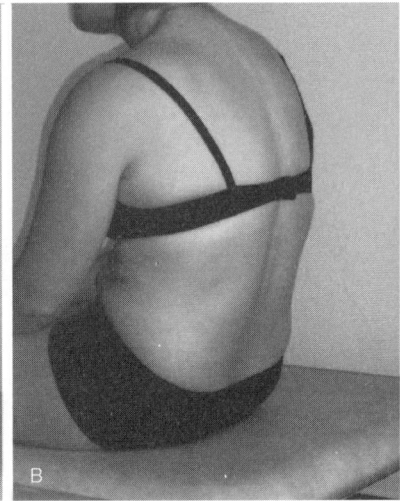

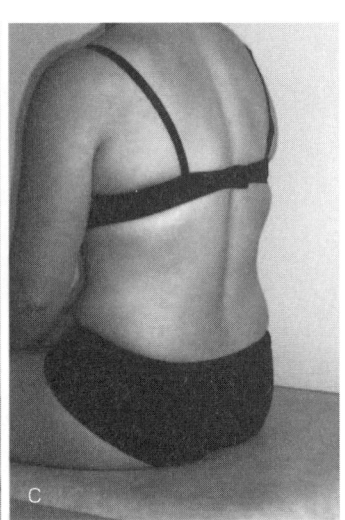

図5-6　A：thoracic upright sitting，B：slump sitting，C：lumbo-pelvic upright sitting。

一方，胸郭を後方へ移動すると胸椎後弯角度は増強し，Th12-L1，L1-2，L2-3は屈曲（12.7°）し，L4-5，L5-S1は伸展（7°）した。胸郭の側方移動による腰椎アライメントへの影響について，Harrisonら[12]は，健常者17人を対象に検討した。その結果，胸郭を左右へ移動すると，胸郭を移動した方向にL2-3は平均3.9°，L3-4は平均6.2°，L4-5は平均5.7°側屈した。このとき回旋はTh12-L5間で，平均1°以下とわずかな動きであった。また，彼ら[13]は，健常者が胸郭を左右へ移動したときの腰椎回旋は，特発性側弯症の患者の腰椎の回旋よりも小さいと報告した。これらのことから，胸郭を前後左右どの方向に変化させても腰椎アライメントが変化することがわかる。

E. 胸椎アライメントと背部筋筋活動・筋力の関係

　筋・筋膜性腰痛を考えるうえで，非収縮性組織の構造的特徴およびそれらのアライメントの影響に加え，アライメントと筋の関係についても検討する必要がある。ここでは胸椎アライメントと背部筋の筋活動および筋力の関係について述べる。

1. 背部筋筋活動

　O'Sullivanら[14]は，健常者22人を対象に，slump sitting，lumbo-pelvic upright sitting，thoracic upright sittingの3つの姿勢のときの胸椎後弯角度と体幹筋筋活動を計測した（図5-6）。その結果，thoracic upright sittingの姿勢のときに胸椎後弯角度は最も小さく，脊柱起立筋（胸椎

部)の筋活動が最も高かった。その一方で腰部多裂筋の筋活動が最も小さかったため，脊柱起立筋(胸椎部)の活動は腰部多裂筋の筋活動を減少させると報告した。Watanabeら[15]は，健常男性10名を対象に，slump sitting と co-contraction sitting の2つの姿勢のときの体幹筋活動を計測し，slump sitting 時の体幹筋筋活動は低いことを報告した。slump sitting において体幹筋筋活動が低いのは，flexion-relaxation phenomenon(「4．脊柱のバイオメカニクス」参照)と一致する。つまり脊椎屈曲位の保持は，筋よりも靱帯などの非収縮性組織の作用による影響が大きいことを示している。姿勢保持においては，脊柱起立筋(胸椎部)の活動は腰部多裂筋の筋活動を減少させ，腰部筋の過活動による筋・筋膜性腰痛を予防する可能性がある。

2. 背部伸筋筋力

Sinakiら[2]は，健常女性65名を対象に，胸椎アライメントと背部伸筋筋力を調査し，これらの間に負の相関関係 r＝-0.30（$p < 0.05$）があることを報告した。胸椎アライメントと背部伸筋筋力との関係を分析した研究は少なく，今後も検討が必要である。

F. 胸椎アライメントと腰痛の関係

Itoi[8]は，骨粗鬆症を有する女性100人を対象に腰痛と胸椎，腰椎アライメントの関係を調査し，腰痛の有無によって胸椎後弯角度に有意な差はなかったが，腰椎前弯角度は，腰痛を有する者のほうが有意に小さかったと報告した（腰痛群 50.7±1.9 vs. 非腰痛群 60.4±3.1，$p < 0.05$）。Widhe[10]は，15〜16歳の若年者90名を対象に，胸椎後弯角度と腰痛の関係を調査し，これらの間には有意な関係がないと報告した。これらの研究から，胸椎アライメントと腰痛の間には有意な関係がないことになるが，腰椎アライメントと腰痛の関係を調査した研究に比べると(「6．骨盤のバイオメカニクス」参照)，胸椎アライメントと腰痛の関係を調査した研究は少ない。しかし，胸椎と腰椎は連続した構造体であることと，これら2つの部位にまたがる筋(脊柱起立筋群や広背筋など)が多数存在することを考えると，今後は腰椎のみならず，胸椎も含めた脊椎全体としてとらえる必要がある。

G. バイオメカニクス的なモデル

近年，生体では計測できない物理的な情報をバイオメカクス的モデルにより分析する研究が盛んに行われている。

Briggsら[16]は，中高齢者44名を対象に脊椎の形態を計測してバイオメカニクス的モデルを構築した。対象を胸椎後弯重度群と軽度群に分け，脊椎に加わる屈曲モーメント，compression load，trunk muscle force を比較した。その結果，重度群のほうが3項目すべて有意に高値であった。Kieferら[17]は，分析用のソフトウェアを使用してモデルを構築し，姿勢を維持しているときの trunk muscle force，compression load について，姿勢が中間位のとき trunk muscle force が最も小さかったと報告した。Harrisonら[18]は，健常者18名の脊椎，大腿骨，寛骨の位置情報を計測し，それらを用いてバイオメカクス的モデルを構築し，胸郭前方移動時の椎間板への compression load を調査した。その結果，胸郭の前方移動は Th8-9 以下の椎間板(特に L5-S1)への compression load を増加させることを報告した。これらの研究から，姿勢が中間位のとき，背筋群や椎間板にかかる負荷が最も小さく，胸椎が後弯すると，これらにかかる負荷が増強することがわかる。

H. まとめと今後の課題

1. すでに真実として承認されていること

- 胸椎椎体は後方に比べ，前方のほうが薄い構造となっている。そしてこの形態は変形性脊椎症や骨粗鬆症によって増強される。
- 胸椎の椎間関節は屈曲-伸展の動きよりも側屈，回旋の動きを有利にする形態となっている。
- 後方よりも前方のほうが薄い胸椎椎体の形態的特徴は，胸椎後弯角度と中等度（r＝0.5程度）の関係がある。

2. 議論の余地はあるが，今後の重要な研究テーマとなること

- 胸椎アライメントと腰痛の関係。

3. 真実と思われていたが，実は疑わしいこと

- 胸椎と腰椎は連続した構造体であるため，胸椎後弯が大きくなれば腰椎前弯が小さくなると考えられたが，静的状態において胸椎後弯角度と腰椎前弯角度の間には弱い相関関係しかなかった。

文献

1. Panjabi MM, Takata K, Goel V, Federico D, Oxland T, Duranceau J, Krag M. Thoracic human vertebrae. Quantitative three-dimensional anatomy. *Spine*. 1991; 16: 888-901.
2. Sinaki M, Itoi E, Rogers JW, Bergstralh EJ, Wahner HW. Correlation of back extensor strength with thoracic kyphosis and lumbar lordosis in estrogen-deficient women. *Am J Phys Med Rehabil*. 1996; 75: 370-4.
3. Edmondston SJ, Singer KP, Price RI, Day RE, Breidahl PD. The relationship between bone mineral density, vertebral body shape and spinal curvature in the elderly thoracolumbar spine: an *in vitro* study. *Br J Radiol*. 1994; 67 (802): 969-75.
4. Osman A-HA, Bassiouni H, Koutri R, Nijs J, Geusens P, Dequeker J. Aging of the thoracic spine: distinction between wedging in osteoarthritis and fracture in osteoporosis: a cross-sectional and longitudinal study. *Bone*. 1994; 15: 437-42.
5. Masharawi Y, Rothschild B, Dar G, Peleg S, Robinson D, Been E, Hershkovitz I. Facet orientation in the thoracolumbar spine: three-dimensional anatomic and biomechanical analysis. *Spine*. 2004; 29: 1755-63.
6. Manns RA, Haddaway MJ, McCall IW, Cassar Pullicino V, Davie MW. The relative contribution of disc and vertebral morphometry to the angle of kyphosis in asymptomatic subjects. *Clin Radiol*. 1996; 51: 258-62.
7. Vialle R, Levassor N, Rillardon L, Templier A, Skalli W, Guigui P. Radiographic analysis of the sagittal alignment and balance of the spine in asymptomatic subjects. *J Bone Joint Surg Am*. 2005; 87: 260-7.
8. Itoi E. Roentgenographic analysis of posture in spinal osteoporotics. *Spine*. 1991; 16: 750-6.
9. Vedantam R, Lenke LG, Keeney JA, Bridwell KH. Comparison of standing sagittal spinal alignment in asymptomatic adolescents and adults. *Spine*. 1998; 23: 211-5.
10. Widhe T. Spine: posture, mobility and pain. A longitudinal study from childhood to adolescence. *Eur Spine J*. 2001; 10: 118-23.
11. Harrison DE, Cailliet R, Harrison DD, Janik TJ. How do anterior/posterior translations of the thoracic cage affect the sagittal lumbar spine, pelvic tilt, and thoracic kyphosis? *Eur Spine J*. 2005; 11: 287-93.
12. Harrison DE, Cailliet R, Harrison DD, Janik TJ, Troyanovich SJ, Coleman RR. Lumbar coupling during lateral translations of the thoracic cage relative to a fixed pelvis. *Clin Biomech (Bristol, Avon)*. 1999; 14: 704-9.
13. Harrison DE, Betz JW, Cailliet R, Colloca CJ, Harrison DD, Haas JW, Janik TJ. Radiographic pseudoscoliosis in healthy male subjects following voluntary lateral translation (side glide) of the thoracic spine. *Arch Phys Med Rehabil*. 2006; 87: 117-22.
14. O'Sullivan PB, Dankaerts W, Burnett AF, Farrell GT, Jefford E, Naylor CS, O'Sullivan KJ. Effect of different upright sitting postures on spinal-pelvic curvature and trunk muscle activation in a pain-free population. *Spine*. 2006; 31: E707-12.
15. Watanabe S, Eguchi A, Kobara K, Ishida H. Influence of trunk muscle co-contraction on spinal curvature during sitting for desk work. *Electromyogr Clin Neurophysiol*. 2007; 47: 273-8.
16. Briggs AM, van Dieen JH, Wrigley TV, Greig AM, Phillips B, Lo SK, Bennell KL. Thoracic kyphosis affects spinal loads and trunk muscle force. *Phys Ther*. 2007; 87: 595-607.
17. Kiefer A, Shirazi-Adl A, Parnianpour M. Synergy of the human spine in neutral postures. *Eur Spine J*. 1998; 7: 471-9.
18. Harrison DE, Colloca CJ, Harrison DD, Janik TJ, Haas JW, Keller TS. Anterior thoracic posture increases thoracolumbar disc loading. *Eur Spine J*. 2005; 14: 234-42.

〔大岩正太郎〕

6. 骨盤のバイオメカニクス

はじめに

骨盤は脊柱の下部でかつ下肢の上部に位置し，上体からの大きな負荷に耐えながら体幹と下肢の間の力を伝達する役割をになっている．骨盤には関節が存在し，多くの靱帯および筋を有するが，これらの靱帯，筋は骨盤に内在するものばかりでなく，脊柱や下肢にまたがるものも数多くある．そのため，骨盤と筋・筋膜性腰痛の関連性を考える際にも，前項同様に腰椎との関連性を踏まえる必要がある．本項では骨盤のバイオメカニクス，骨盤と腰椎の関係について文献的に考察し，これらと筋・筋膜性腰痛の発生機序との関連性について述べる．

A. 文献検索方法

文献検索には PubMed を用い「pelvis」，「kinematics」，「kinetics」，「biomechanics」，「sacroiliac」をキーワードとして検索した．抽出した論文から本項のテーマに合った論文を絞り込んだ．また，これらの論文の参考文献からも必要に応じて適宜引用した．

B. 骨盤の解剖

骨盤は仙骨と左右の寛骨（腸骨，恥骨，坐骨）からなる．寛骨は前方で左右の恥骨と恥骨結合で結合する．後方では仙骨と左右の腸骨の間でそれぞれ仙腸関節を形成している．骨盤の上部では仙骨と第5腰椎の間で関節をなし，下部は寛骨と大腿骨で股関節を形成する．次にその骨盤内で重要な役割をになっている仙腸関節に焦点をあてて述べる．

関節の役割は「可動性」と「安定性」という相反する2つの性質を有するが，仙腸関節は体幹など上部の荷重を下肢に伝達するという役割から，可動性よりも安定性が求められ，強固な構造が要求される．

1. 仙腸関節の安定性

仙骨と腸骨から形成される仙腸関節は，形態的特徴，靱帯，筋・筋膜により安定性を得ている（図6-1）[1]．

1）仙腸関節の形態的特徴

仙腸関節を形成する仙骨は逆三角形のような構造をしており，仙骨は左右の腸骨に挟まれ，要石の役割を果たす．これに上方からの荷重により関節面への圧縮力が加わり，この力が仙腸関節に安定性を与える（図6-1左）．また，仙腸関節の安定性は関節面の形状からも得られる．関節面の表層は線維軟骨でおおわれており，軟骨厚は腸骨の

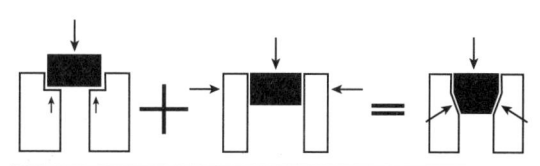

図6-1 仙腸関節の安定性のモデル（文献1より引用）
左：仙骨が腸骨に挟まれることで安定性を得る．中央：仙腸関節間にまたがる筋・筋膜，靱帯の作用により安定性に関与する．

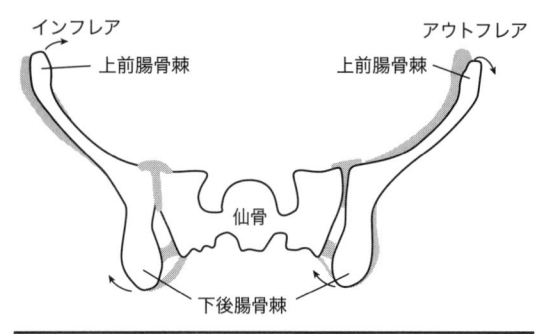

図6-2 仙腸関節の動き（文献10より引用）
寛骨前方が内方を向く運動をインフレア，外方を向く場合をアウトフレアという。インフレアでは図中の仙骨と下後腸骨棘間が開き，後方に位置する靱帯の緊張が強くなる。

関節面で薄く，仙骨の関節面のほうが厚い。その関節面は若年者ではほぼ平坦で滑らかであるが，加齢とともに凹凸が出現し，表層は粗くなる[2]。この関節面の形状が摩擦となり，さらに上体の荷重により圧縮力が加わることにより摩擦による安定性が大きくなる。そのため，関節面から得られる安定性は若年者より青年，高齢者のほうが大きいといえる。

2）仙腸関節に関与する靱帯

仙腸関節の安定性に最も重要なものは靱帯であり，①前面に位置する前仙腸靱帯，②仙骨と腸骨を連結する骨間靱帯，③仙腸関節の後面に位置する後仙腸靱帯，④仙骨と坐骨棘を連結する仙棘靱帯，⑤仙結節靱帯，⑥腸骨と腰椎を連結する腸腰靱帯の6つが主な靱帯である[3〜6]。

3）仙腸関節に関与する筋

仙腸関節は筋によっても支持されている。van Wingerdenら[7]は，仙腸関節の安定性に対する筋の関与をカラードップラー法により検討した。その結果，大殿筋，大腿二頭筋，脊柱起立筋の収縮により仙腸関節のスティフネス（組織の硬さを示す1つの指標）が増大することを報告した。Richardsonら[8]は，腹横筋の収縮により仙腸関節のゆるみ（laxity）が減少することを報告した。このような報告や解剖学的な観点から，仙腸関節は脊柱起立筋，多裂筋，大殿筋，梨状筋，内腹斜筋，広背筋，大腿二頭筋（長頭）などから安定性を得ていると考えられる。しかし，これらの筋は仙腸関節に終始しているものは少なく，仙腸関節に連結する筋膜や靱帯に付着することで間接的に関与するか，関節面に垂直に走行することで筋収縮により生じる関節面の圧縮力により安定を得ている[4, 5, 7〜9]。

2. 仙腸関節の可動性

仙腸関節は可動性のない関節と以前は考えられていたが，現在では可動関節であるという報告が数多くある。

仙腸関節の動きは矢状面において回転運動と並進運動に分けられる。回転運動は腸骨に対して仙骨が前方に回転する場合を前屈運動（nutation）といい，仙骨が後方に回転する運動を後屈運動（counternutation）という。前屈運動に対しては骨間靱帯，仙棘靱帯，仙結節靱帯が，後屈運動に対しては後仙腸靱帯が抵抗する。並進運動とは腸骨に対する仙骨の矢状面上の前後方向の動きのことを指す。また，水平面上の動きは仙骨に対して腸骨前部の内方または外方への動きを指し，それぞれインフレア（inflare），アウトフレア（outflare）という（図6-2）[10]。

Kisslingら[11]は，仙腸関節に骨ピンを埋め込みX線撮影を行うことで，生体内での矢状面上の仙腸関節の可動性について検討した。その結果，体幹を前屈運動した際の仙腸関節の回転運動は男性2.1°，女性1.7°，体幹を後屈運動した際は男性1.8°，女性1.8°であった。並進運動は体幹の運動の際，男性0.9 mm，女性0.7 mm，体幹の後屈運動の際は男性0.5 mm，女性0.9 mmであった（表6-1）。この報告では仙腸関節の可動性は男女間で同程度であった。仙腸関節の過可動性

6. 骨盤のバイオメカニクス

表6-1 仙腸関節の可動性（文献11より改変）

		回転運動（°）				並進運動（mm）			
		平均		範囲		平均		範囲	
		右	左	右	左	右	左	右	左
男性 (20〜50歳)	前屈運動	2.1	2.2	0.7〜4.4	0.8〜3.3	0.9	0.9	0.3〜1.4	0.4〜1.6
	後屈運動	1.8	1.7	0.7〜3.0	0.3〜1.6	0.5	0.6	0.2〜0.8	0.2〜1.0
	片脚立位（左）	1.5	1.6	0.3〜3.3	0.3〜2.6	0.7	0.7	0.2〜1.3	0.3〜1.3
	片脚立位（右）	1.7	1.8	0.4〜6.1	0.4〜3.7	0.7	0.6	0.4〜1.4	0.3〜1.3
女性 (20〜50歳)	前屈運動	1.7	1.7	0.6〜3.7	0.5〜3.9	0.7	0.7	0.3〜1.5	0.3〜1.2
	後屈運動	1.8	1.7	0.8〜2.5	0.7〜3.6	0.9	0.9	0.2〜1.2	0.3〜1.6
	片脚立位（左）	2.3	1.8	1.0〜4.6	0.5〜3.1	1.2	0.8	0.8〜1.9	0.1〜1.8
	片脚立位（右）	2.2	2.0	0.7〜4.0	0.3〜3.8	1.3	1.1	0.7〜1.9	0.2〜1.9

（hypermobility）と診断された人の仙腸関節の回転運動および並進運動は体幹の後屈運動で大きく，6.0°および2.5 mmであったと報告し，健常者と比較して大きいことが示された（**表6-2**）。このほかにEgundら[12]，Brunnerら[13]，Jacobら[14] も仙腸関節の回転運動および並進運動について報告した。これらの報告と合わせると仙腸関節の回転運動は0.3〜3.1°，並進運動は0.7〜1.2 mmと，仙腸関節は可動性の小さな関節であるといえる。

以上のように骨盤内にある仙腸関節は三次元的な動きをするが，可動性は小さい。しかし，病的な場合はその可動性が健常者よりも大きくなる。仙腸関節の安定性は，静的な要素の靱帯，動的な要素の筋により得られる。

C. 骨盤と腰椎の関係

骨盤の傾斜と腰椎の弯曲は主に側方からのX線撮影により評価されている。骨盤と腰椎は連結しているため骨盤のアライメントは腰椎のアライメントに影響する[15〜20]。通常，仙骨は水平面に対して約40°前方に傾斜しており，腰椎は40〜45°前弯している。骨盤の前傾角度と腰椎の前弯角度の間には正の相関関係があり，互いにアライ

表6-2 仙腸関節の過可動性を有する者の仙腸関節の可動性（文献11より引用）

	回転運動（°）		並進運動（mm）	
	右	左	右	左
前屈運動	1.6	2.5	1.8	2.0
後屈運動	6.0	6.0	2.5	1.6
片脚立位（左）	7.3	7.3	0.3	0.2
片脚立位（右）	9.8	8.7	0.2	0.1

表6-3 腰椎・骨盤のアライメントに影響する因子

・成長
・加齢
・性
・スポーツ

メントに影響しているといえる[20]。

1. 骨盤，腰椎のアライメントに影響する因子

腰椎，骨盤のアライメントの性差に関しては男性と比較して女性のほうが骨盤の前傾角および腰椎前弯が大きいことが報告された[20, 21]。また骨盤，腰椎のアライメントは成長過程でも変化する[16, 18, 21〜23]。腰椎の前弯は成長過程で大きくなり，同時に重心位置は後方に変位する。青年期ではこれらの値の変化は小さくなるが，高齢者では腰椎前弯は小さくなり，重心は前方に

第2章 バイオメカニクス

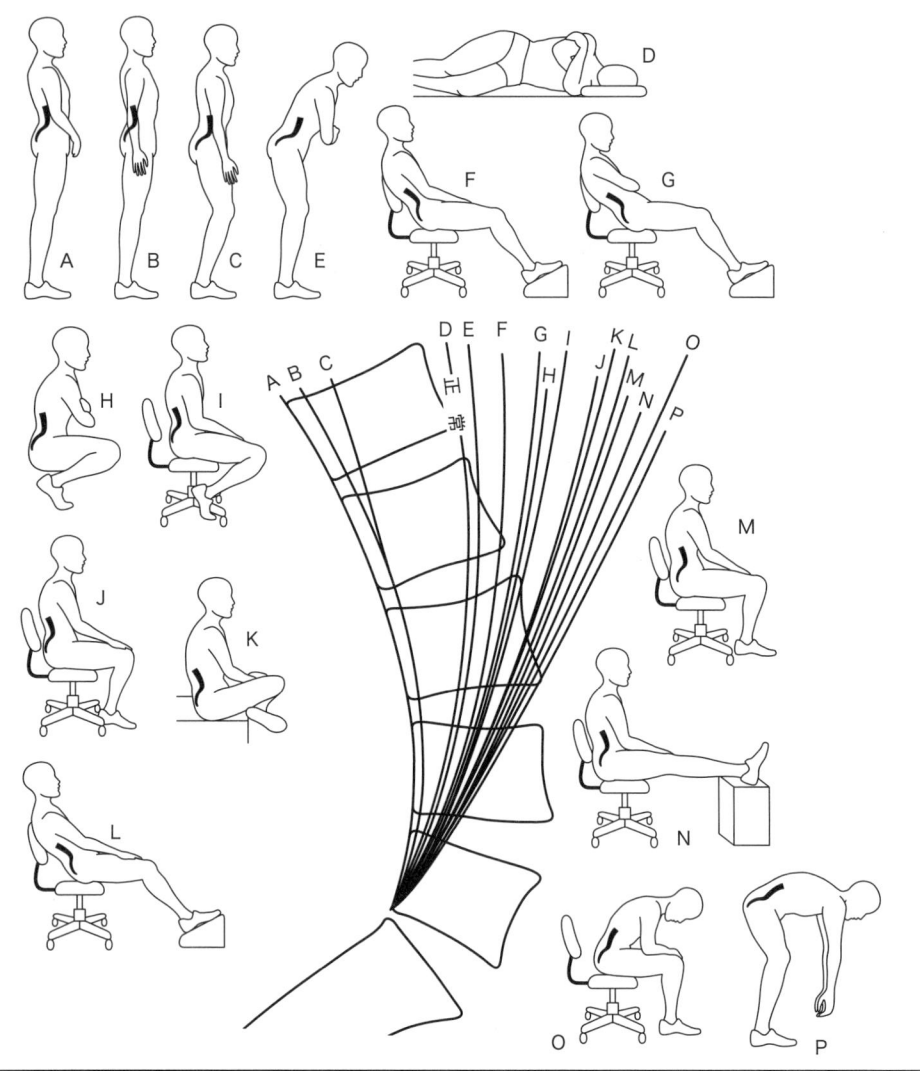

図6-3 姿勢の変化と骨盤-腰椎前弯の関係（文献24より引用）
立位で腰椎前弯が大きく、座位では小さい。座位姿勢内でも腰椎の弯曲は変化する。

変位する[16,19]。スポーツの実施時間と腰椎前弯の関係に関する報告もあり、若年層からのスポーツ実施により腰椎前弯が大きくなることが示唆された（**表6-3**）。

2. 姿勢の変化と骨盤, 腰椎のアライメント

姿勢を変化させたときの骨盤傾斜と腰椎前弯の変化を詳細に調査した報告は少ない。Keegan[24]は、立位や座位において姿勢をさまざまに変化させた際のX線撮影を行った。具体的な角度は示されていないが、姿勢と骨盤の傾斜、腰椎前弯角の変化の概略がわかる（**図6-3**）。Snijdersら[25]は、安静立位と座位を比較して、座位姿勢で骨盤後傾が大きいことを報告した。また、座位での姿勢の変化と骨盤に関連した関節運動、靱帯の伸張に関する研究が行われた。座位姿勢は安静姿勢、そこから骨盤を後傾させ腰椎前弯が小さくなる前屈み姿勢（slump sitting）と、骨盤を前傾させ腰椎の前弯が大きい姿勢（erect sitting）の3つの姿勢を比較している研究が多い。Snijdersら[26]は屍体の仙骨, 腸骨, 第5腰椎にマーカーを取りつけ、座位姿勢を変化させたときの仙骨-腸骨間

6. 骨盤のバイオメカニクス

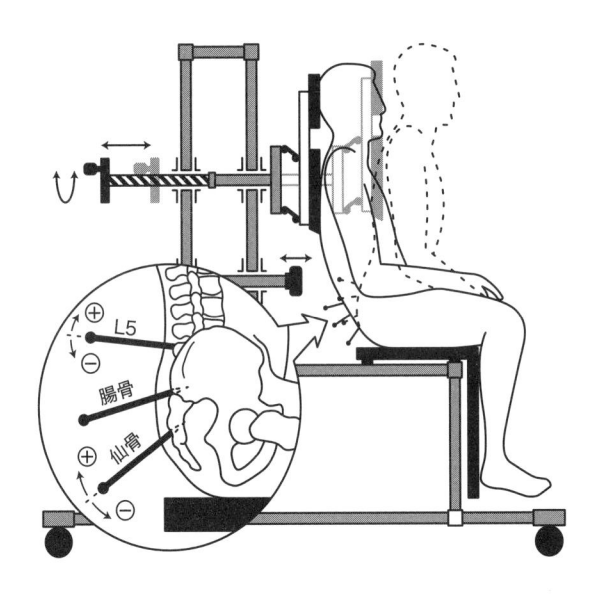

図6-4 姿勢の変化と骨盤帯の動きの実験風景（文献26より作図）
第5腰椎，腸骨，仙骨に骨ピンを埋め込み，erect sitting と slump sitting の姿勢の変化における，骨ピンの位置関係から骨盤内の動きを計測した。

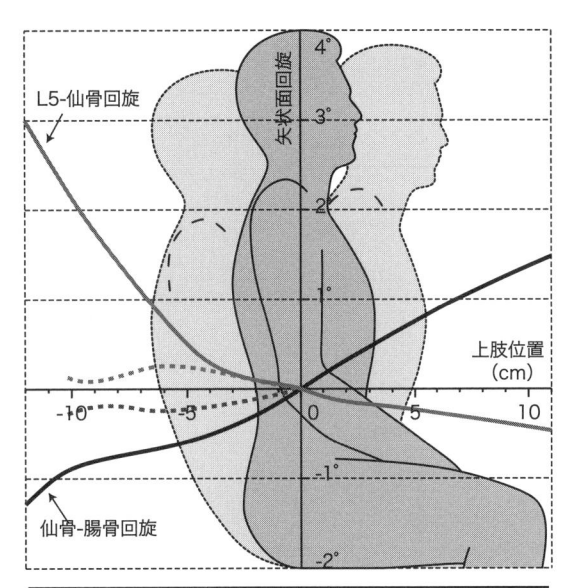

図6-5 姿勢の変化と骨盤帯の動き（文献26より引用）
slump sitting により仙骨は腸骨に対して後方に回転し，第5腰椎は仙骨に対して前方に回転していることを示している。

の回転，仙骨-第5腰椎間の回転を計測した（**図6-4，図6-5**）。その結果，erect sitting から slump sitting に変化させたときに，骨盤の後傾に伴い，仙骨は腸骨に対して後方に回転し，第5腰椎は仙骨に対して前方に回転していることを示した。これは第5腰椎は腸骨に対しても前方へ回転していることを示している。このように，座位姿勢の変化によっても仙腸関節のアライメントは変化する。

3. 腰痛とアライメント

これまで腰痛群と非腰痛群との間でアライメントや筋活動の比較が行われてきたが，両群間で違いがみられない報告があった。これは単純に「腰痛の有無」という基準で対象を選定，腰痛の原因による分類を詳細に行っていないことが大きな要因である。そこで腰痛群を体幹の屈曲で疼痛が発生する群と，伸展により疼痛が発生する群に分類したところ，屈曲群，伸展群，非腰痛群でアライメントや筋活動に違いが認められた[27,28]。これらのことから今後，腰痛群に対する研究を行う際には，疼痛の出現様式も加味して対象者の選定基準を設ける必要がある。

D. 姿勢と筋・筋膜性腰痛との関連

「脊柱のバイオメカニクス」の項では，持続的な靱帯の伸張により反射的な筋活動が減少し，組織へのストレス増大から二次的な筋活動の増加するメカニズムが述べられている。本項ではこのメカニズムによる疼痛発生を骨盤帯にあてはめて述べる。

近年，ライフスタイルの変化により座位姿勢の時間が長くなり，これが腰痛の危険因子にあげられている[29]。前述したように，slump sitting では仙骨は腸骨に対して後方に回転する。すなわち骨盤内で仙骨の後屈運動が生じ，解剖学的見地から長後仙腸靱帯を伸張する。また第5腰椎と仙骨の関係から腸腰靱帯は伸張される。また，slump sitting では，仙腸関節の安定性に関与する筋群

の活動が小さいことから[30,31]，骨盤の後傾を伴う姿勢は仙腸関節の支持において靱帯の負担が大きい姿勢といえ，このような姿勢を長時間とることによる靱帯へのストレスから筋・筋膜性腰痛を引き起こす可能性がある。実際に，座位姿勢は腰痛群で股関節の屈曲が小さく，骨盤の後傾が大きいことが報告された[32]。

一方で erect sitting のように骨盤を前傾させることで脊柱起立筋や腹横筋の活動が大きくなった[29]。またバイオメカニクスモデルでは体幹の屈曲角度が大きくなることで脊柱起立筋に加わる負荷が大きくなることが報告された[33]。このことから，過度な骨盤の前傾や長時間体幹を屈曲位にする姿勢は筋疲労を引き起こし，疼痛発生の要因となる可能性がある。

E. まとめ

1. すでに真実として承認されていること
- 仙腸関節は小さな可動性を有する関節である。
- 仙腸関節は静的な組織の靱帯と，動的な組織の筋により支持されているが，骨盤の傾斜によりその寄与が変化し，骨盤を後傾した際の仙腸関節の支持は主に靱帯が担う。

2. 議論の余地があるが，今後の重要な研究テーマとなること
- 運動中の骨盤，仙腸関節がどのような運動を行うか詳細に検討することにより，筋，靱帯への負荷を予測することが必要である。どのような負荷が病的であるかは明確ではないが，このような視点は筋・筋膜性腰痛のメカニズムを検討するのに役立つ。

文献

1. Vleeming A, Mooney V, Dorman T, Snijders CJ, Stoeckart R. *Movement, Stability and Back Pain*. Edinburgh, Churchill Livingstoe, 1997.
2. Vleeming A, Stoeckart R, Volkers AC, Snijders CJ. Relation between form and function in the sacroiliac joint. Part I: clinical anatomical aspects. *Spine*. 1990; 15: 130-2.
3. Pool-Goudzwaard A, Hoek van Dijke G, Mulder P, Spoor C, Snijders C, Stoeckart R. The iliolumbar ligament: its influence on stability of the sacroiliac joint. *Clin Biomech (Bristol, Avon)*. 2003; 18: 99-105.
4. Vleeming A, Stoeckart R, Snijders CJ. The sacrotuberous ligament: a conceptual approach to its dynamic role in stabilizing the sacroiliac joint. *Clin Biomech*. 1989; 4: 201-3.
5. Vleeming A, van Wingerden JP, Snijders CJ, Stoeckart R, Stijnen T. Load application to the sacrotuberous ligament; influences on sacroiliac joint mechanics. *Clin Biomech*. 1989; 4: 204-9.
6. Wang M, Dumas GA. Mechanical behavior of the female sacroiliac joint and influence of the anterior and posterior sacroiliac ligaments under sagittal loads. *Clin Biomech (Bristol, Avon)*. 1998: 13: 293-9.
7. van Wingerden JP, Vleeming A, Buyruk HM, Raissadat K. Stabilization of the sacroiliac joint *in vivo*: verification of muscular contribution to force closure of the pelvis. *Eur Spine J*. 2004; 13: 199-205.
8. Richardson CA, Snijders CJ, Hides JA, Damen L, Pas MS, Storm J. The relation between the transversus abdominis muscles, sacroiliac joint mechanics, and low back pain. *Spine*. 2002; 27: 399-405.
9. Snijders CJ, Ribbers MT, de Bakker HV, Stoeckart R, Stam HJ. EMG recordings of abdominal and back muscles in various standing postures: validation of a biomechanical model on sacroiliac joint stability. *J Electromyogr Kinesiol*. 1998; 8: 205-14.
10. Schamberger W. *The Malalignment Syndrome*. Churchill Livingstoe, 2002.
11. Kissling RO, Jacob HA. The mobility of the sacroiliac joint in healthy subjects. *Bull Hosp Jt Dis*. 1996; 54: 158-64.
12. Egund N, Olsson TH, Schmid H, Selvik G. Movements in the sacroiliac joints demonstrated with roentgen stereophotogrammetry. *Acta Radiol Diagn (Stockh)*. 1978; 19: 833-46.
13. Brunner C, Kissling R, Jacob HA. The effects of morphology and histopathologic findings on the mobility of the sacroiliac joint. *Spine*. 1991; 16: 1111-7.
14. Jacob HA, Kissling RO. The mobility of the sacroiliac joints in healthy volunteers between 20 and 50 years of age. *Clin Biomech (Bristol, Avon)*. 1995; 10: 352-61.
15. Boulay C, Tardieu C, Hecquet J, Benaim C, Mouilleseaux B, Marty C, Prat-Pradal D, Legaye J, Duval-Beaupere G, Pelissier J. Sagittal alignment of spine and pelvis regulated by pelvic incidence: standard values and prediction of lordosis. *Eur Spine J*. 2006; 15: 415-22.
16. Gelb DE, Lenke LG, Bridwell KH, Blanke K, McEnery KW. An analysis of sagittal spinal alignment in 100 asymptomatic middle and older aged volunteers. *Spine*. 1995; 20: 1351-8.
17. Legaye J, Duval-Beaupere G. Sagittal plane alignment of the spine and gravity: a radiological and clinical evaluation. *Acta Orthop Belg*. 2005; 71: 213-20.

18. Mac-Thiong JM, Berthonnaud E, Dimar JR 2nd, Betz RR, Labelle H. Sagittal alignment of the spine and pelvis during growth. *Spine*. 2004; 29: 1642-7.
19. Vedantam R, Lenke LG, Keeney JA, Bridwell KH. Comparison of standing sagittal spinal alignment in asymptomatic adolescents and adults. *Spine*. 1998; 23: 211-5.
20. Vialle R, Levassor N, Rillardon L, Templier A, Skalli W, Guigui P. Radiographic analysis of the sagittal alignment and balance of the spine in asymptomatic subjects. *J Bone Joint Surg Am*. 2005; 87: 260-7.
21. Widhe T. Spine: posture, mobility and pain. A longitudinal study from childhood to adolescence. *Eur Spine J*. 2001; 10: 118-23.
22. Cil A, Yazici M, Uzumcugil A, Kandemir U, Alanay A, Alanay Y, Acaroglu RE, Surat A. The evolution of sagittal segmental alignment of the spine during childhood. *Spine*. 2005; 30: 93-100.
23. Lafond D, Descarreaux M, Normand MC, Harrison DE. Postural development in school children: a cross-sectional study. *Chiropr Osteopat*. 2007; 15: 1.
24. Keegan JJ. Alterations of the lumbar curve related to posture and seating. *J Bone Joint Surg Am*. 1953; 35: 589-603.
25. Snijders CJ, Hermans PF, Kleinrensink GJ. Functional aspects of cross-legged sitting with special attention to piriformis muscles and sacroiliac joints. *Clin Biomech (Bristol, Avon)*. 2006; 21: 116-21.
26. Snijders CJ, Hermans PF, Niesing R, Spoor CW, Stoeckart R. The influence of slouching and lumbar support on iliolumbar ligaments, intervertebral discs and sacroiliac joints. *Clin Biomech*. 2004; 19: 323-29.
27. Dankaerts W, O'Sullivan P, Burnett A, Straker L. Altered patterns of superficial trunk muscle activation during sitting in nonspecific chronic low back pain patients: importance of subclassification. *Spine*. 2006; 31: 2017-23.
28. Dankaerts W, O'Sullivan P, Burnett A, Straker L. Differences in sitting postures are associated with non-specific chronic low back pain disorders when patients are subclassified. *Spine*. 2006; 31: 698-704.
29. Williams MM, Hawley JA, McKenzie RA, van Wijmen PM. A comparison of the effects of two sitting postures on back and referred pain. *Spine*. 1991; 16: 1185-91.
30. O'Sullivan PB, Dankaerts W, Burnett AF, Farrell GT, Jefford E, Naylor CS, O'Sullivan KJ. Effect of different upright sitting postures on spinal-pelvic curvature and trunk muscle activation in a pain-free population. *Spine*. 2006; 31: E707-12.
31. O'Sullivan PB, Grahamslaw KM, Kendell M, Lapenskie SC, Moller NE, Richards KV. The effect of different standing and sitting postures on trunk muscle activity in a pain-free population. *Spine*. 2002; 27: 1238-44.
32. O'Sullivan PB, Mitchell T, Bulich P, Waller R, Holte J. The relationship beween posture and back muscle endurance in industrial workers with flexion-related low back pain. *Man Ther*. 2006; 11: 264-71.
33. Rohlmann A, Bauer L, Zander T, Bergmann G, Wilke HJ. Determination of trunk muscle forces for flexion and extension by using a validated finite element model of the lumbar spine and measured *in vivo* data. *J Biomech*. 2006; 39: 981-9.

（佐保　泰明）

第3章
運動機能

　体幹機能と腰痛との関連については，臨床からの経験でさまざまなメカニズムや治療法が提唱されている。McGillは一般的に正しいとされていることのなかにも，自身の実験により否定される内容も多いと述べている。これまで通念的に腰痛の原因とされていた概念に対して，腰痛治療者には客観的な視点が求められるといえよう。本章では，姿勢・腰椎骨盤リズム，インナーユニット，腹腔内圧の3つの側面から，体幹の運動機能に関してのレビューを各先生にご執筆いただいた。

　最初に「脊柱・骨盤帯の姿勢と運動」のレビューをしていただいた。腰椎骨盤リズムの特徴は，正常前屈動作においては前屈初期腰椎・終末股関節パターンが，側屈は腰椎優位，回旋は股関節優位である。走行における腰椎骨盤帯の運動は，矢状面上においては腰椎と骨盤は同方向に連鎖的な動きがみられるが，前額面上では逆方向の運動が生じる。水平面上では20％程度の位相のずれはあるものの骨盤と腰椎は同期して運動が起こっていると推察できる。姿勢の左右非対称性と腰痛の関連性については一般的に存在するといわれているが，実は痛みには直結せず，動作の可動域の左右差に疼痛との関連がみられた。

　次に近年注目されている「コア，インナーユニット」について主に解剖学的にレビューしていただいた。インナーユニットを構成する筋群の多くにはタイプI線維が多く存在し，姿勢保持筋であることが示唆される。腹横筋においては，上肢動作の開始直前で収縮することで体幹を固定する働きがあると考えられているが，腰痛患者においては腹横筋の筋活動の遅延がみられた。また腰痛患者では，超音波の測定で多裂筋の筋横断面積に左右差がみられる例が多く，椎体運動の左右非対称性の存在が示唆される。一時期，腹横筋の重要性がクローズアップされていたが，最終的なスポーツ活動の復帰に際しての体幹・腰椎の安定化には，腹斜筋・多裂筋などを含めた体幹の同時収縮が必要であることが示唆された。

　最後に「腹腔内圧のバイオメカニクス」について執筆いただいた。腹腔内圧はいわゆるインナーユニットの共同収縮によって上昇する静水圧であり，腹腔内圧を高めることにより体幹が安定化するといわれるが，実際は腹腔内圧の上昇が脊椎圧迫力の増大をまねくため椎間板へのストレスを上昇させる作用も否めない。腹腔内圧上昇による体幹の安定化作用は，伸展モーメント発生，椎間関節の安定化作用，腹筋群の短縮抑制による筋力発揮の効率化などの関与が推測されており，総じて腹筋・背筋群との共同的な体幹固定作用の副産物であると考察される。

第3章編集担当：山本　大造

7. 脊柱・骨盤帯の姿勢と運動

はじめに

　腰背部の痛みに対処する際，痛みの発生機序についてはさまざまな面から情報を収集しアプローチする。そのなかでも患者が痛みを訴える姿勢や動作は特に大切である。スポーツでは種目に特異的な動作を頻回に行うことも多い。そのため，姿勢や運動の変化による脊柱，骨盤帯の可動性の減少や筋活動の変化は，それがわずかであっても結果として局所にストレスをもたらしやすくなる。そこで腰背部痛の発生機序における動作の要因を考える際には，このような姿勢や運動の関連についての知見が重要となる。本項では，まず動作中の脊柱や骨盤帯の正常な運動や相互の連鎖について整理した。続いて下肢や骨盤帯の違いにより脊柱の姿勢や可動性にどのような変化が生じるかについてまとめ，最後に脊柱，骨盤帯の姿勢や可動性と腰痛との関連についてまとめた。

A. 文献検索方法

　文献検索にはPubMedを用いた。「low back pain」「posture」「motion」「leg length discrepancy」「asymmetry」「lumbopelvic」のいずれかの単語で組み合わせて検索した結果，合計で77件の文献が検出された。そのうち，脊柱・骨盤帯の姿勢や運動連鎖，腰痛に関連する文献を抽出し，さらに文献中の引用なども加えて49文献をまとめた。

B. 脊柱・骨盤帯の運動連鎖

1. 腰椎骨盤リズム

　腰椎と骨盤帯は，さまざまな動作で相互に関連しながら運動する。立位安静時に骨盤を前傾すると腰椎は前弯が増強され，逆に骨盤を後傾すれば腰椎の前弯は減少する[1,2]。Dayら[1]は骨盤の運動による胸椎の姿勢変化はみられなかったとし，Levineら[2]は骨盤の約10°の前後傾に対し，腰椎も同程度に伸展屈曲が生じるとした。このことから腰椎と骨盤帯は相補的に運動し一定の姿勢が保たれることが示唆される。

　運動を行う際には，目的に対し共同的に運動する。前屈動作では股関節の屈曲（骨盤の前傾）と腰椎の屈曲が生じ，後屈動作では股関節の伸展（骨盤の後傾）と腰椎の伸展が生じる。なかでも前屈動作については，腰椎と骨盤帯の運動の関連について，健常者と腰背部痛を有する者で比較した報告が多くみられる。前屈動作は腰背部痛の症状が生じやすい運動であることと，可動域が大きく研究が行いやすいことが背景にあるのかもしれない。

　前屈動作で着目されるのは，全体の運動範囲に占める腰椎と骨盤の運動範囲の割合である。これは腰椎骨盤リズムとも呼ばれ，肩甲帯における肩甲上腕リズムと概念的には同様である。健常者の前屈動作については，前屈の初期で腰椎の屈曲が大きく生じ，徐々にその割合は同程度となり，後半では骨盤の前傾が大きくなることが報告されている（図7-1）[3,4]。Esolaらの報告[3]では，前屈

第3章　運動機能

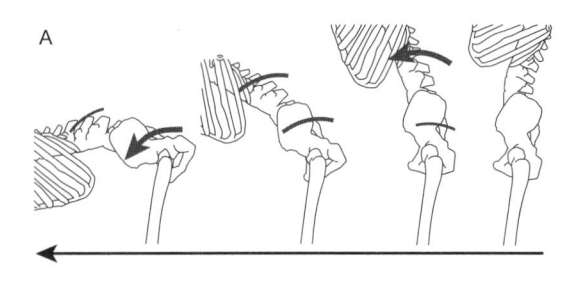

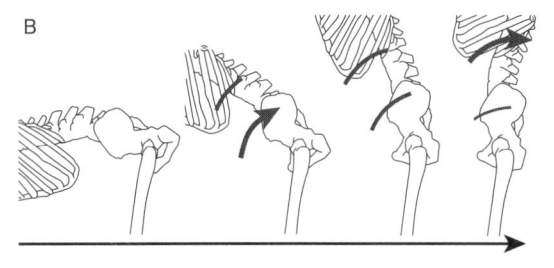

図7-1　前屈・起き上がり動作における腰椎骨盤リズム（文献5より作図）
A：前屈動作，B：起き上がり動作。

の可動範囲は約110°であり，腰椎が約40°，股関節が約70°を占めていた。腰椎と股関節の運動の割合は，腰椎：股関節で前半が1.9，中盤が0.9，後半が0.4となった。

　前屈動作とは逆の前屈姿勢から立位姿勢までの起き上がり動作についても同様の研究が行われている[5〜7]。これらの報告をまとめると，健常者では，起き上がりの初期で骨盤の後傾が大きく，徐々に同程度の運動が行われ，起き上がりの最終域では腰椎伸展の貢献が大きい。すなわち，これは前屈動作とまったく同様のパターンであった。体幹が直立に近い姿勢では腰椎の運動は大きいが，水平に近くなると骨盤の運動，換言すれば，股関節の運動の貢献が大きくなるのである。

　腰背部痛患者の前屈動作においては，疼痛を有する場合に運動範囲の減少が報告されている[8,9]。Wongら[9]は，腰椎，股関節ともに運動範囲が減少し，疼痛による防御反応が影響していると考察した。明らかな疼痛のない腰痛既往者の場合では，運動範囲は健常者と変わらない。しかし，腰椎骨盤リズムが健常者とは異なる[3,5]。Esolaら[3]は，既往者では前屈動作の初期において腰椎運動の貢献が大きく，日常で繰り返される軽度の前屈動作においてはこの特徴は負担となりやすいとした。また，McClureら[5]は，前屈姿勢からの起き上がり動作において動きはじめの腰椎運動の貢献が大きいことを示した。これらの動作初期にみられる相対的に大きな腰椎の運動は，腰背部痛の既往によるものか原因となりえるものかは断定できない。しかし，臨床的には腰椎の過剰な運動を減少させることで症状の減弱がみられることも多く，これらの異常運動パターンの発見と解決は，腰痛の治療や予防においても重要であると考えられる。

　腰背部痛の既往者はハムストリングのタイトネスが強く[3,8]，腰背部痛の治療としてハムストリングのストレッチはよく行われる。その観点からハムストリングと前屈動作の関連も報告されている。このタイトネスは姿勢とは関連性がみられないが[10,11]，前屈動作時には股関節の可動性を制限し，ストレッチにより改善される[11]。特に運動最終域では腰椎の運動が代償的に増加した[11]。これらのことから，ハムストリングのタイトネスは，腰椎，骨盤帯の運動パターンに影響を及ぼしうるが，特に顕著なのは運動の最終域である。このような極端な姿勢や動作は，日常生活では長座位などがあるもののそれほど多くはみられない。一方でスポーツにおいては，ランニング，踏み込み動作，腰を落とした構えなど，股関節の大きな可動性を要する動作は頻繁に行われる。この場合，上記のようなハムストリングのタイトネスによる運動パターンの変化が顕著になると推測される。

　研究対象としては圧倒的に前屈動作が多いが，近年その他の運動についても脊椎と骨盤帯の運動の関連性が報告された。体幹の後屈動作について，Leeら[12]は腰椎の初期の貢献がやや大きいとし，Milosavljevicら[13]は各セグメントの運動範囲が股関節伸展13.9°，腰椎伸展17.5°と腰椎の貢献がやや大きいとした。しかし，統計学的な有意差

は得られておらず，腰椎と股関節の運動に対する貢献はほぼ同程度であるといえる (**図7-2**)[9,12,13]。また，Leeら[12]とWongら[9]は，立位における体幹側屈動作や回旋動作についても同様の研究を行った。側屈動作は主に腰椎の運動が主体であり，股関節は同側の外転，逆側の内転が生じるが運動に対する貢献は腰椎より小さく，腰椎と股関節の運動の比は同側でおよそ9：1，逆側でおよそ4：1であった。また，回旋動作は股関節を中心に行われ，腰椎の運動範囲は股関節の半分以下であった。体幹の回旋運動は野球，テニス，ゴルフなど多くのスポーツでみられる動きであり，一方で腰痛の発生も問題となりやすい。回旋の動きが骨盤で行われていることは非常に重要で，興味深い事実であり，治療やトレーニングにおいても有益な情報であろう。スポーツ動作における腰椎や骨盤帯の運動については回旋動作を対象にいくつか行われている[14,15]。

2. 走行における腰椎・骨盤帯の運動

旧来よりわが国においては，長距離選手の世界的な活躍や駅伝競走のドラマチックな展開が注目を浴び，ランニングへの関心は高かった。近年，加齢による身体機能の低下や生活習慣病の予防として全身運動がすすめられるようになり，手軽な有酸素運動であるランニングは「見る」スポーツではなく「行う」スポーツとして再び注目が集まっている。ランニングは場所も道具も相手も選ばないという点で手軽にはじめられるスポーツではあるが，実際には障害の発生も非常に多い。しかし，ランニング障害における腰痛の発生率の低さからランニングと腰痛の発生に関してはこれまであまり関心がはらわれなかった。

一方で，臨床的に腰痛患者はランニング時の痛みをしばしば訴える。腰椎・骨盤帯は上体の荷重を支え，下肢に伝達する重要な役割をになっているとされる[16]。ランニング中の垂直方向への力は体重のおよそ2.8倍となり[17]，ランニング中の腰椎セグメントへの荷重は上半身の重さの3倍以上に及ぶとされている[18]。腰痛には腰椎の過剰な運動や筋のアンバランス，下肢のアライメント不良などさまざまな要素が関連するが，そのような要素が加わり，腰椎の過剰な運動やアライメントの異常を呈すれば，ランニング中の荷重のストレスが偏り，負担が増加することは容易に想像できる。ここではランニングにおける腰椎や骨盤帯の運動，およびその関連について述べる。

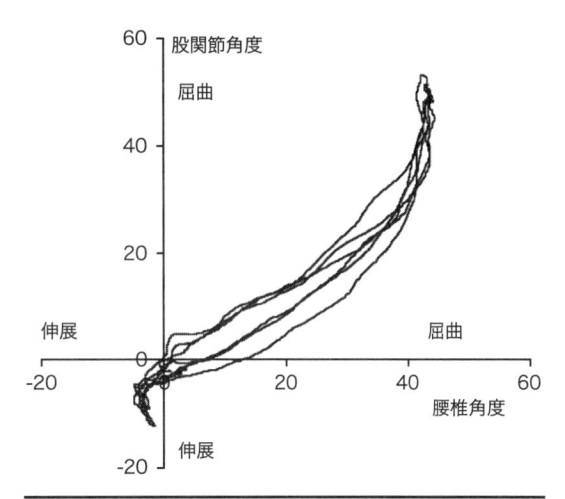

図7-2 前屈・後屈動作における腰椎と股関節の運動（文献12より作図）

ランニング中の腰椎と骨盤の運動に関しては，Schacheら[19,20]が体表マーカーを用いた動作分析の結果を詳細に報告している。この実験において，腰椎の運動は骨盤に対する胸腰椎移行部分の相対的な運動と定義され，骨盤の運動は骨盤セグメントの空間座標に対する運動と定義された。腰椎の屈伸の可動域は12.8〜15.3°の範囲であった。伸展の運動は足が離地するテイクオフの相で最も大きくなった。その後，脚が後方へ動くフォロースルー相（ランニング動作の相分類は**図7-3**）から前方にスイングするフォワードスイングにかけて屈曲方向に運動し，逆側の接地以降が離地する手前まではある程度一定に保たれた (**図 7-4**)。骨盤の前後屈の可動域は7.6〜9.4°の範囲であ

第3章 運動機能

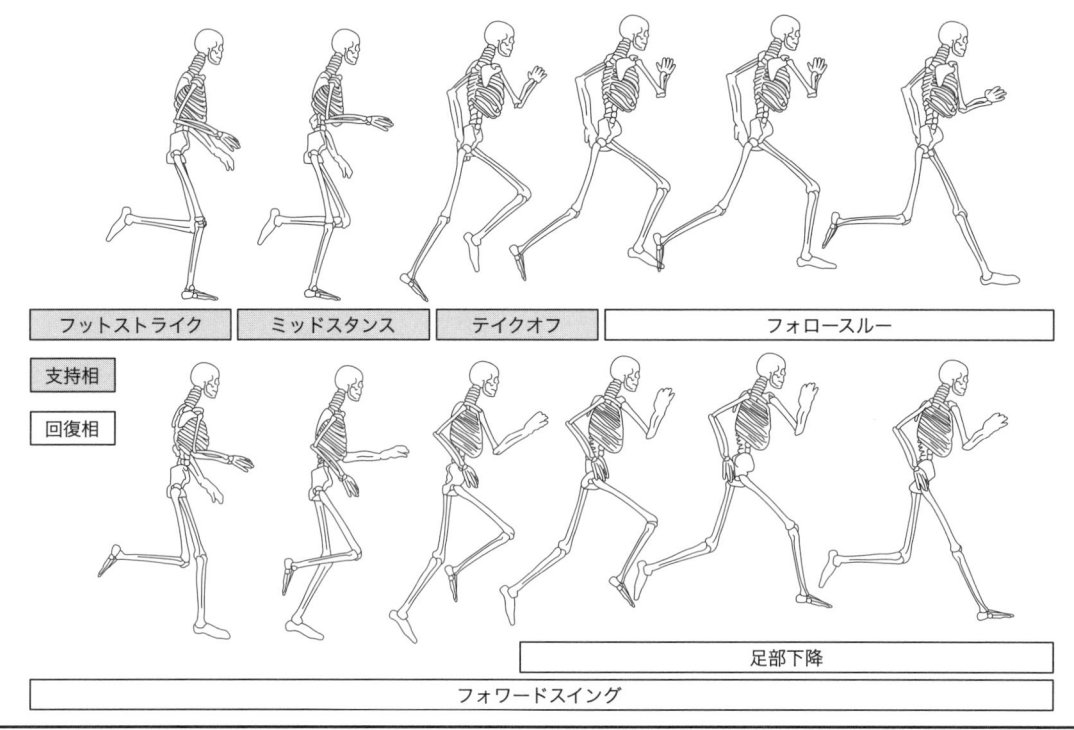

図7-3 ランニング動作の相分類（文献21より作図）

った。骨盤の運動は接地後ゆるやかに前傾し、離地よりわずかに遅れて最も前傾し、その後、逆側の接地まで後傾運動が生じた。骨盤の運動は腰椎の運動と強い負の相関があり、4％の位相のずれで腰椎の運動が先行していた（**図7-5**）。すなわち、腰椎屈曲後わずかに遅れて骨盤後傾が生じ、腰椎伸展後には骨盤後傾が生じる。これらは立位でみられる腰椎骨盤リズムと同様の関係であり、下肢の前後方向への大きな運動をサポートしていると考えられる。また、下肢も含めて運動の連鎖を考えると、下肢のフォロースルーに先んじて骨盤後傾や腰椎の屈曲が生じ、接地直後に骨盤の前傾が生じることからも腰椎、骨盤、下肢という順番で前後方向への運動が連鎖していることが推測される。

次に前額面上での腰椎と骨盤の運動についてであるが、腰椎側屈の可動域は18.5〜22.2°の範囲であった。腰椎は足が接地するフットストライク以降で接地側への側屈が生じ、立脚期の中頃で

あるミッドスタンス以降対側への側屈運動がはじまった。テイクオフして逆側が接地するまではほぼ中間位となった（**図7-6**）。骨盤の運動は10.6〜22.2°と報告によって差が大きかった。骨盤の運動は腰椎の運動と強い負の相関関係があり、位相のずれはほとんどみられなかった（**図7-7**）。よって骨盤の運動は腰椎の運動とほぼ同期して生じ、フットストライク以降腰椎の支持側への側屈の際に骨盤は支持側で挙上し、ミッドスタンス以降の腰椎の対側への側屈運動に際して逆側が挙上した。骨盤が空間に対する運動を示していることから考えると、骨盤を基準にするとわかりやすくなる。すなわち、骨盤が下肢の運動を伴って側方の回転運動が生じるのに対し、腰椎が骨盤の運動とは逆方向に動くことで、結果として身体全体は直立位を保つことができている。

最後に水平面上での腰椎と骨盤の運動についてであるが、腰椎は回旋可動域が23.0〜28.5°とかなり大きい。回旋角度の大きさについては、水

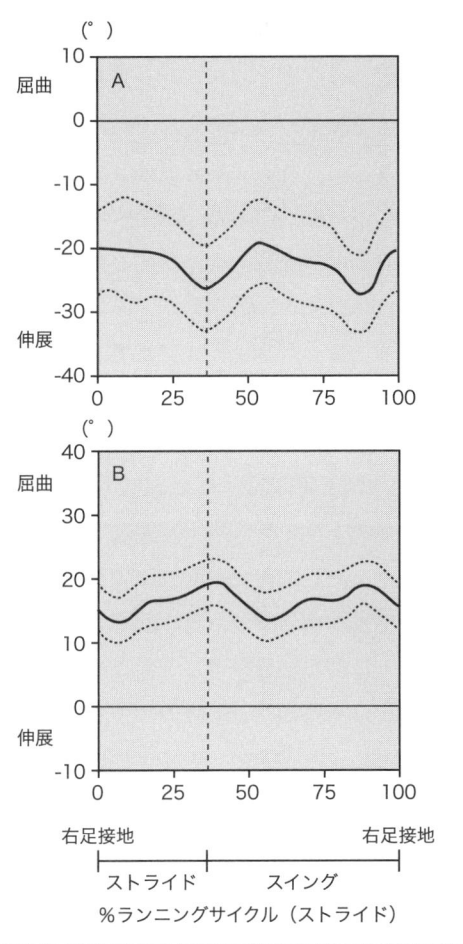

図7-4 走行時の腰椎・骨盤の運動（矢状面）（文献19より作図）
A：腰椎，B：骨盤。実線：平均，点線：標準偏差。

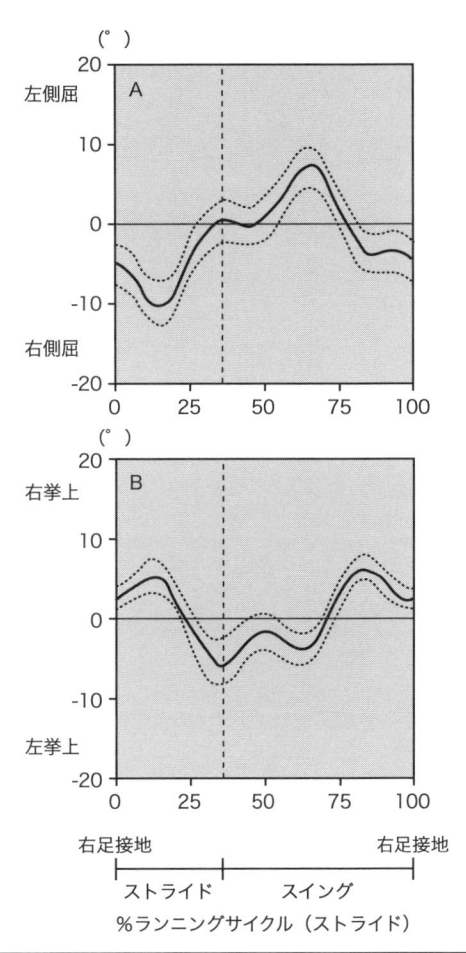

図7-6 走行時の腰椎・骨盤の運動（前額面）（文献19より作図）
A：腰椎，B：骨盤。実線：平均，点線：標準偏差。

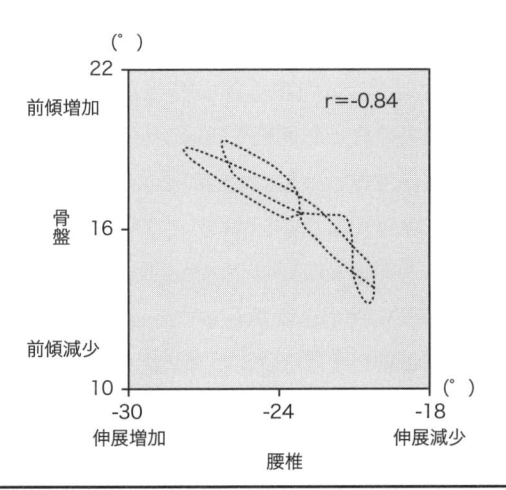

図7-5 走行時の腰椎と骨盤の運動の相関（矢状面）（文献19より作図）

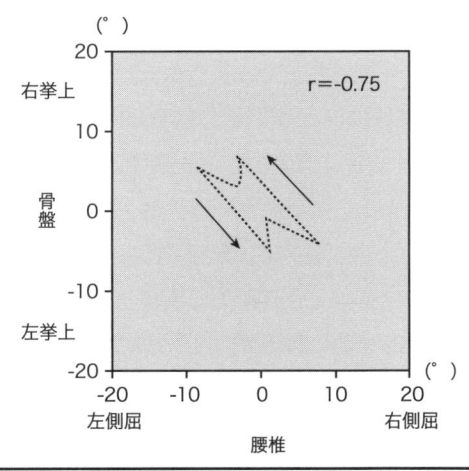

図7-7 走行時の腰椎と骨盤の運動の相関（前額面）（文献19より作図）
矢印：時系列に伴う変化。

第3章 運動機能

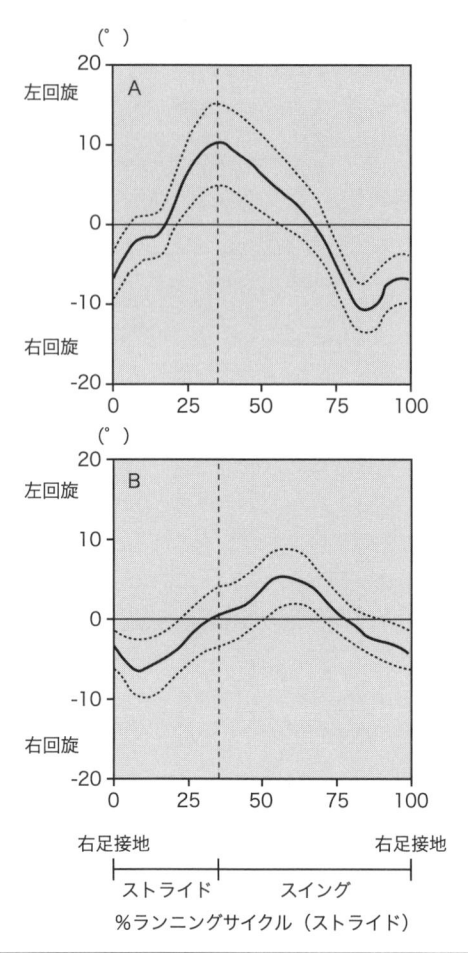

図7-8 走行時の腰椎・骨盤の運動（水平面）（文献19より作図）
A：腰椎，B：骨盤。実線：平均，点線：標準偏差。

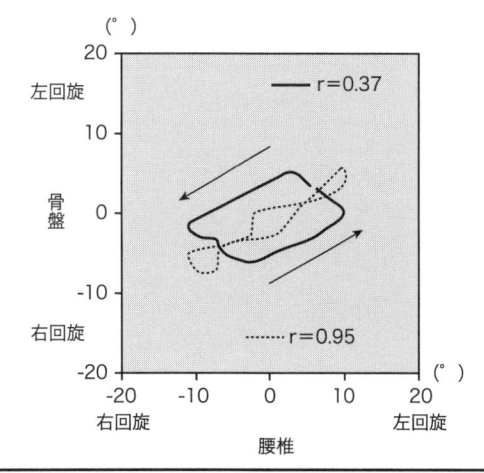

図7-9 走行時の腰椎と骨盤の運動の相関（水平面）（文献19より作図）
実線：位相の修正なし，点線：位相を20％修正。

平方向に体幹に巻いたバンドや皮膚の動きによる誤差の影響や，胸腰椎移行部に設置したマーカーの影響による胸椎の運動を含んでいることが考えられ，通常考えられる腰椎の運動よりは少し大きくなっている可能性がある。腰椎の運動はフットストライク以前で逆側のテイクオフの際に同側の回旋のピークを迎え，脚を振り下ろす足部下降以降同側の離地であるフットオフまで逆側への回旋が生じる（図7-8）。

骨盤の回旋可動範囲は13.3～18.8°であり，腰椎に対し約20％の遅れをもって回旋が生じる。フットストライクからやや遅れて逆側への回旋が生じる。これは体幹の回旋が先行して生じていることや接地側の下肢（特に股関節）によって骨盤が前方に押し出されることが考えられる。この回旋運動は逆側のフットストライク後まで生じる（図7-8）。歩行では，骨盤は下肢を大きく振り出すために，前方へ動く下肢の動きと同調して大きな回旋運動を示す。一方ランニングでは，体幹の動きとより同調する形で骨盤は運動することになる。図7-9は骨盤と腰椎の回旋運動をプロットした図である。実線は時間軸をそのままに相関をとったものであるが，この場合，相関係数は0.37と相関はあまり強くない。しかし点線のように骨盤の位相を20％手前にずらすと腰椎の回旋と骨盤の回旋は相関係数0.95と非常に高い相関関係がみられる。骨盤を回旋させ下肢を振り出すことは，前方に足を着く結果をまねき，かえってブレーキングとなり不利になるであろう。また，ランニングでは支持脚のない相が存在し，空中での体幹の安定性が求められることも考えられる。いずれも予測にすぎないが，事実としてあげられるのは，ランニング中の体幹と骨盤は逆位相と思われがちであるが，実は非常に同期して運動しているということである。一時期騒がれたナンバ走りや常足（なみあし）は，肩と足を同期させるというものであったが，足を骨盤に置き換えて考え

7. 脊柱・骨盤帯の姿勢と運動

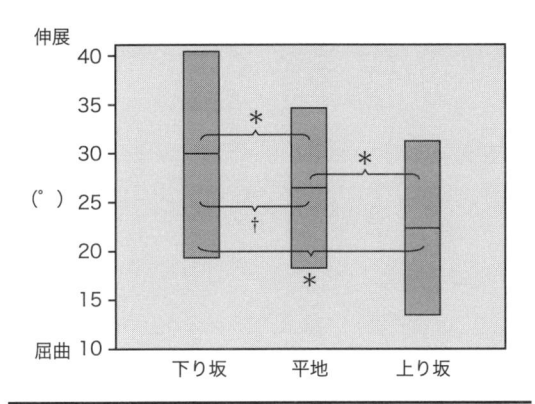

図7-10 地面傾斜による腰椎運動（矢状面）の変化（文献23より作図）
* 腰椎姿勢の平均（$p < 0.05$），† 腰椎可動範囲の平均（$p < 0.05$）。

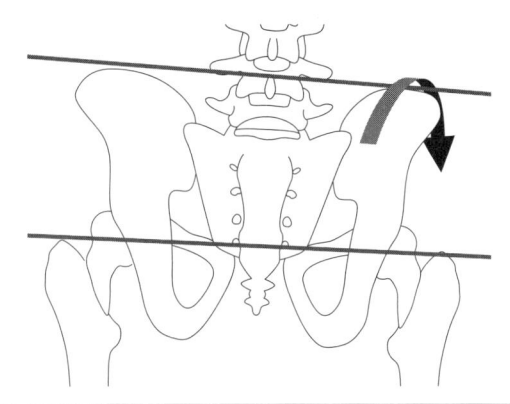

図7-11 下肢脚長差による骨盤帯の左右非対称なアライメントの模式図

ると実はそれほど珍しいものではないかもしれない。

　腰椎や骨盤の運動はランニングのスピードや地面の傾斜角度によっても変化する。Saundersら[22]は，スピードを2 m/sから5 m/sの間で1 m/sずつ変化させて，ランニング中の腰椎および骨盤の運動を分析した。その結果，スピードが上がるにつれて腰椎の運動範囲は増加したが，腰椎の運動パターン自体は変化しなかった。Levineら[23]は，5°の傾斜による腰椎運動の違いをトレッドミル走にて測定した。下りの傾斜が増すと腰椎はより伸展位となり，腰椎の可動範囲は増加する。逆に上り坂では腰椎は屈曲姿勢となるが，可動範囲に有意な差はなかった（**図7-10**）。Levineらのモデルでは，骨盤セグメントのモデルがSchacheら[19, 20]のモデルとは異なり，やや誤差を生みやすいものとなっている。そのため可動範囲についてはSchacheらの結果より大きくなっていることに注意が必要である。このように，走る環境や速度の変化に対して，腰椎や骨盤帯は主に可動範囲が変化する。リハビリテーションやトレーニングに際しては，これらの変化も考慮に入れてプログラミングすることが重要なポイントとなる。

C. 姿勢が運動に及ぼす影響

1. 骨盤帯・脊柱の左右非対称なアライメント

　腰痛に対する姿勢の影響についてはいくつかの視点がある。1つは矢状面上でのアライメントの変化であり，脊椎の正常な弯曲からの逸脱が悪影響を及ぼすとする考え方である。加齢による骨形状の変化やアライメントの変化に関する報告は多い[24〜26]。

　もう1つの視点は左右の対称性についてである。左右の偏りが生じることで荷重のバランスや体重の支持に変化が生じ，結果的にメカニカルなストレスが増大し腰痛につながるとする考え方である。この観点からの研究として着目されるのが下肢脚長差（leg length discrepancy：LLD）である。下肢脚長差には骨折や関節の退行変化に由来する構造的な因子と，下肢の関節可動域や筋力低下などに由来する機能的な因子が考えられる。いずれにしろ下肢脚長差が生じることで骨盤のアライメントに変化が生じ，脊椎の姿勢や運動にも影響を及ぼすことが考えられる。まず，下肢脚長差によって骨盤は脚長が短い側が下制する[27〜30]。さらに脚長が短い側の寛骨は前傾が強まることで一致している（**図7-11**）[30〜34]。

　このような骨盤帯のアライメント変化により，

第3章 運動機能

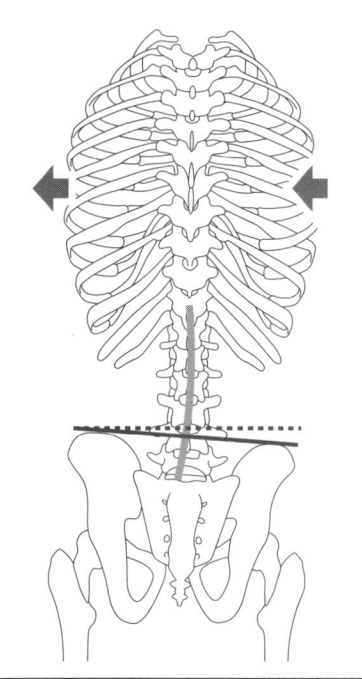

図7-12 骨盤帯の非対称アライメントと脊柱の姿勢変化の模式図

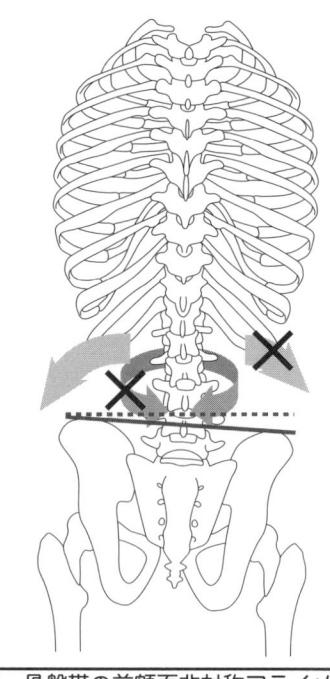

図7-13 骨盤帯の前額面非対称アライメントと運動の模式図

$$骨盤非対称割合 = \left(\frac{上前腸骨棘の高さの差}{上前腸骨棘の幅}\right) + \left(\frac{上後腸骨棘の高さの差}{上後腸骨棘の幅}\right)$$

数式1 骨盤非対称の数値化（文献35より引用）

脊柱では主に前額面で姿勢が変化し，矢状面での変化はみられないとされる[31]。脊柱は下制側が凸となる側弯を呈し[27～29, 34]，胸郭は挙上側へと偏位する（図7-12）。

2. 骨盤帯の非対称アライメントによる脊柱の運動変化

骨盤帯の非対称なアライメントにより，脊椎の姿勢が変化することは述べたが，運動についてはどうであろうか。骨盤帯の姿勢は下肢脚長差により主に前額面および矢状面で非対称性を生じることがわかっている。このような骨盤の非対称アライメントは下肢脚長差がない場合でも生じうるが，いずれにしても骨盤の左右の傾斜と寛骨の前後傾の左右差の2つが非対称的なアライメントとしてとらえられている。ここではそれぞれの非対称的なアライメントに着目し，脊椎の運動や股関節の運動について分析を行っている研究を取り上げる。注意が必要なのは，2つのアライメント変化は同時に起こりうるということである。主に下肢脚長差をシミュレーションした場合は，前額面の非対称性の有無による群間差に着目していることが多く，矢状面の非対称性については実測した差をもとに運動との相関をみている研究が多い。

骨盤傾斜による腰椎の運動については，矢状面，特に前屈で可動範囲に変化はないとされている[30]。一方，側屈では挙上側で大きくなり，下制側へは小さくなるという報告が多い（図7-13）[30, 35, 36]。またAl-Eisaら[35]は，姿勢の非対称性を数値化し（数式1），運動の左右差の程度と相関があることを示した。側屈に関しては，骨盤の傾斜により脊椎には側弯が生じるため，同じ前

7. 脊柱・骨盤帯の姿勢と運動

額面上での姿勢変化の影響が大きいことが考えられる。また，回旋については挙上側で小さくなるとした[35]。これについてAl-Eisaら[35]は，脊椎のカップリングモーションを変化の要因としてあげている（カップリングモーションとは，一方向の運動が生じる際に，他の平面での運動が連動して生じることを指す[37]）。この場合では，回旋に伴う屈曲，伸展や側屈が同時に生じることを指している）。すなわち前額面上での側弯の変化が，側屈の運動に影響を与えるため，カップリングモーションとして回旋運動にも変化が生じたと考察された。実際，カップリングモーション自体脊椎のレベル（高位）や姿勢，個人によって変化することが報告されており[38,39]，その影響は大きいと思われる。また，先に述べたとおり，骨盤では前額面だけでなく同時に矢状面での変化も生じる。Al-Eisaら[35]は，寛骨の矢状面での非対称性は仙骨に対し前額面での変化を及ぼすとしており，このことも回旋に影響を与えた可能性があることを考察した。しかし，いずれの考察に対しても，詳細を解明するためには脊椎の各セグメントや骨盤を分離した個別の分析を要する。MRIなどを用いて運動中の脊椎の運動などは研究されつつあるが，三次元的に精度の高い研究はまだ十分には行われていないため，今後の報告が待たれる。

矢状面の左右非対称性による脊椎の運動への影響についてはAl-Eisaら[35]が報告した。彼らは腰椎の回旋は寛骨の前傾が大きい側で制限されていることを示した（**図7-14**）。また，側屈に関しては，左右差が生じるものの，特定の方向ではないとした。すなわち，個人によって左右いずれの制限が生じるかは異なっていたということである。回旋の運動範囲が変化した理由については，仙骨の前額面での姿勢変化の影響をあげている。いずれの運動に対しても，姿勢の左右非対称を数値化したインデックス（**数式1**）と運動の左右差の程度には相関があり，姿勢変化が大きければ運

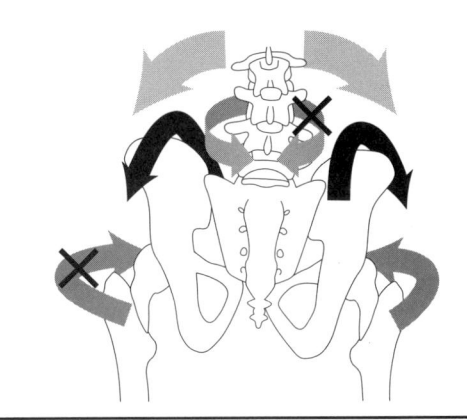

図7-14 骨盤帯の矢状面非対称アライメントと運動の模式図

表7-1 脊柱・骨盤帯の非対称性と腰痛の関連

関連あり			関連なし		
報告者	年	文献	報告者	年	文献
Gomez	1994	47	Dieck	1985	41
Mellin	1995	45	Levangie	1999	42
Al-Eisa	2006	35	Fann	2002	43

動に及ぼす影響も大きいことが推察される。

Cibulkaら[40]は，股関節の回旋運動に着目し，股関節の内旋運動は前傾側が大きいと報告した。前傾による可動域の増大であるのか，もしくは逆側の寛骨前傾の制限などによる可動域制限であるのかはわからないが，いずれにしろ骨盤の左右非対称な姿勢は股関節にも影響するといえる。

D. 姿勢や運動と腰痛

1. 脊柱・骨盤帯の姿勢と腰痛

非対称な骨盤のアライメントが生じることで，主に脊椎に姿勢や運動の非対称的な変化が生じることがわかった。それでは，その変化と腰痛は関連性があるのであろうか。そのような視点で行われた研究はいくつかあるが，その結果をまとめたものが**表7-1**である。報告は関連があるとするものと，その逆の報告とがある。ここではそれらの

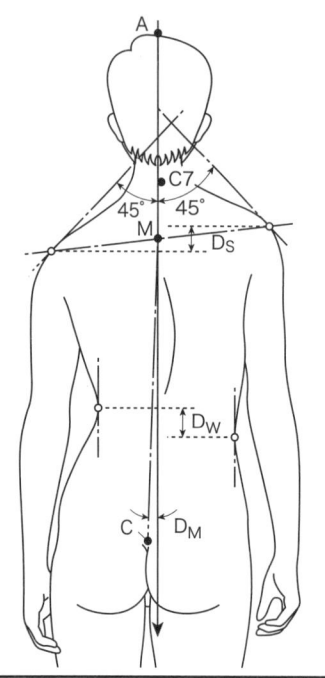

図7-15　姿勢の左右非対称性の計測項目
A：頭頂，M：両肩の中心，D_S：両肩の高さの差，D_W：腰のくびれの高さの差，D_M：中心線のずれ，C：殿筋。両肩の高さ，腰のくびれの高さ，脊柱の正中線からの位置を計測する。

報告を順にみていく。

　Dieckら[41]は，女子大学生903名に対し，大学入学時に姿勢の非対称性を計測し，腰痛の発生を前向きに調査した。非対称性の項目は左右の肩の高さ，腰の高さ，脊柱の正中線からの位置の3項目であり（図7-15），卒後25年経過した後の腰痛の発生の有無を調査した。その結果，腰痛と姿勢との関連はなかった。そのほか，腰痛の有無で姿勢の非対称性の群間差に着目した研究も行われた。Levangie[42]は，腰痛群144名，健常群138名に対し，上前腸骨棘，上後腸骨棘の位置を計測し，左右の非対称性について検討した。その結果，両群で骨盤のランドマークの位置に差はなかった。Fann[43]も同様に腰痛群93名，健常群76名に対し，骨盤の傾斜の程度について検討したがやはり差はなかった。このように，姿勢について検討した研究ではいずれも腰痛との明確な関連性は示されておらず，非対称性と腰痛の関連はないという結果が出ている。

2．脊柱・骨盤帯の運動と腰痛

　脊柱・骨盤帯の非対称性について，臨床的には脚長差を調整するなどして左右差を減らすことで，良好な治療効果を得られるといったことは過去にも提唱されてきた[27, 42, 44]。また，具体的に脚長差の補正により有意に脊柱の運動が変化すること[30]や治療効果として側屈運動の左右差が減少した者は，腰痛が軽快する傾向にあるといった報告[45]が散見され，非対称的な運動と腰痛に何らかの関連がありそうである。そこで，次に脊柱・骨盤帯の非対称性による姿勢変化のもとでの運動の変化と腰痛との関連についてみていきたい。

　脊柱・骨盤帯の運動と腰痛の関連についてはAl-Eisaら[35, 46]が報告した。彼らは立位における骨盤姿勢，立位や座位での胸・腰椎の回旋や側屈運動を計測した。骨盤の前額面，矢状面の非対称性を数値化し（数式1），その結果，骨盤の非対称性は健常者でも存在することを示した。また，腰痛群では胸椎の可動性が有意に小さいことや，腰椎の側屈運動や回旋運動の非対称性が健常群よりも有意に大きいことを示した。腰痛群の腰椎運動の非対称性についてはGomez[47]も同様の報告をした。健常群では腰椎，胸椎ともに運動の非対称性と姿勢のインデックスが相関があった。腰痛群では腰椎運動の非対称性は姿勢のインデックスと相関があったのに対し，胸椎運動では相関がみられなかった。この差は，腰痛群において骨盤の非対称な姿勢の影響を腰椎のみが代償している可能性を示唆する。これらの結果からいえるのは，胸椎の可動性の小ささと骨盤姿勢に対する運動の変化のパターンにより，腰椎に大きな左右差をもつ異常運動が生じることが腰痛と関連しそうだということである。この研究では体表からのマーカーでの測定ということも含めて脊椎の詳細な運動

7. 脊柱・骨盤帯の姿勢と運動

の分析は難しく，誤差も多分に含まれる（図7-16）。しかし，姿勢の非対称が健常者にもあることを示したうえで，その代償として運動パターンが異なることが示されたのは有意義な結果といえる。

ここまでみてきたように，最初に述べた脊柱・骨盤帯の非対称性についての研究は，姿勢のみを指標としているものすべてで腰痛との関連は示せなかった。一方で，運動の非対称性は腰痛と何らかの関係性があることが理解できる。

E. まとめ

- 体幹の前屈動作や起き上がり動作は，体幹の前傾が浅い範囲では腰椎の運動による貢献が大きく，前屈が深くなると股関節の貢献が大きくなる。
- ハムストリングのタイトネスは，体幹前屈動作において股関節や腰椎の運動パターンを変化させるが，腰痛との関連は明らかとなっていない。
- 体幹の回旋や側屈，後屈動作でもそれぞれ腰椎と股関節によって行われ，動作によってそれぞれの貢献は異なる。
- ランニング動作において，前額面では位相のずれはなく，矢状面，水平面ではわずかに位相ずれをもって腰椎と骨盤の運動は連鎖する。
- 骨盤の非対称な姿勢変化によって脊椎の姿勢や運動は変化する。
- 姿勢の非対称性は腰痛と関連があることは示されていない。
- 運動の非対称性は腰痛と何らかの関連があるかもしれない。

F. 今後の課題

これまでの研究の多くは，腰痛をかなり大きな枠にはめ，一様に「腰痛患者」として扱ってきた。

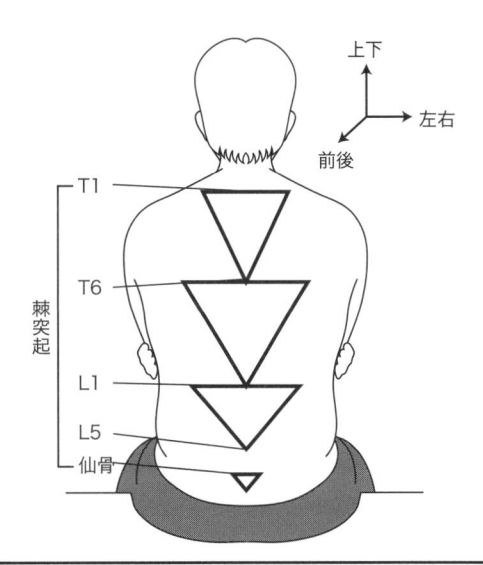

図7-16 脊柱運動のモデリング（文献46より引用）
▽の左右は棘突起のマーカーと同レベルの位置。

しかし，臨床的には腰痛患者の症状や疼痛部位は一様ではない。疼痛部位や痛み方によって，ストレスの加わりやすい動きや姿勢は異なってくるはずである。疼痛の現われる場面の違いと脊椎や骨盤帯の運動パターンの関連性がより具体的にわかることで，腰痛の治療や予防に大きな発展がもたらされるだろう。近年，疼痛の出現場面の違いによって腰痛をサブタイプに分類し，それらの群間で運動パターンに差があることを報告している研究もある[48,49]。このように，疼痛の出現する動作や疼痛部位の違いを把握したうえで，運動パターンと結びつけることで，ストレスの加わる部位とそれをもたらす異常運動の結びつきがより明確に理解できる。そのために必要なことは，臨床的にみられる多くの腰痛の症状をある程度類型化し，整理することが必要となる。

脊椎や骨盤帯の運動パターンをより詳細に分析するためのシステムと解析アルゴリズムが必要である。近年，膝関節や足関節で行われつつある骨の三次元モデルとX線透視画像のマッチングの技法などを脊椎や股関節に用いることでより詳細な骨運動の解析が可能となる。また，体表からも

計測可能である赤外線カメラ，磁気センサーなどの機器がより高い精度で計測可能となれば詳細な分析も可能となるかもしれない．以上のような方向に展開することで，腰痛の具体的な発生機序について明確になるだけでなく，患者や選手に対して個別的なアプローチを行う際にも有益な情報が得られると考えられる．

文 献

1. Day JW, Smidt GL, Lehmann T. Effect of pelvic tilt on standing posture. *Phys Ther*. 1984; 64: 510-6.
2. Levine D, Whittle MW. The effects of pelvic movement on lumbar lordosis in the standing position. *J Orthop Sports Phys Ther*. 1996; 24: 130-5.
3. Esola MA, McClure PW, Fitzgerald GK, Siegler S. Analysis of lumbar spine and hip motion during forward bending in subjects with and without a history of low back pain. *Spine*. 1996; 21: 71-8.
4. Farfan HF. Muscular mechanism of the lumbar spine and the position of power and efficiency. *Orthop Clin North Am*. 1975; 6: 135-44.
5. McClure PW, Esola M, Schreier R, Siegler S. Kinematic analysis of lumbar and hip motion while rising from a forward, flexed position in patients with and without a history of low back pain. *Spine*. 1997; 22: 552-8.
6. Pal P, Milosavljevic S, Sole G, Johnson G. Hip and lumbar continuous motion characteristics during flexion and return in young healthy males. *Eur Spine J*. 2007; 16: 741-7.
7. Paquet N, Malouin F, Richards CL. Hip-spine movement interaction and muscle activation patterns during sagittal trunk movements in low back pain patients. *Spine*. 1994; 19: 596-603.
8. Porter JL, Wilkinson A. Lumbar-hip flexion motion. A comparative study between asymptomatic and chronic low back pain in 18- to 36-year-old men. *Spine*. 1997; 22: 1508-13; discussion 1513-4.
9. Wong TK, Lee RY. Effects of low back pain on the relationship between the movements of the lumbar spine and hip. *Hum Mov Sci*. 2004; 23: 21-34.
10. Heino J, Godges J, Carter C. Relationshiop between hip extension range of motion and posture alignment. *J Orthop Sports Phys Ther*. 1990; 12: 243-7.
11. Li Y, McClure PW, Pratt N. The effect of hamstring muscle stretching on standing posture and on lumbar and hip motions during forward bending. *Phys Ther*. 1996; 76: 836-45; discussion 845-9.
12. Lee RY, Wong TK. Relationship between the movements of the lumbar spine and hip. *Hum Mov Sci*. 2002; 21: 481-94.
13. Milosavljevic S, Pal P, Bain D, Jphnson G. Kinematic and temporal interactions of the lumbar spine and hip during trunk extension in healthy male subjects. *Eur Spine J*. 2008; 17: 122-8.
14. Burden AM, Grimshaw PN, Wallace ES. Hip and shoulder rotations during the golf swing of sub-10 handicap players. *J Sports Sci*. 1998; 16: 165-76.
15. Nissen CW, Westwell M, Ounpuu S, Patel M, Tate JP, Pierz K. Adolescent baseball pitching technique: a detailed three-dimensional biomechanical analysis. *Med Sci Sports Exerc*. 2007; 39: 1347-57.
16. Alexander MJ. Biomechanical aspects of lumbar spine injuries in athletes: a review. *Can J Appl Sport Sci*. 1985; 10: 1-20.
17. Mann RA, Baxter DE, Lutter LD. Running symposium. *Foot Ankle*. 1981; 1: 190-224.
18. Cappozzo A. Force actions in the human trunk during running. *J Sports Med Phys Fitness*. 1983; 23: 14-22.
19. Schache AG, Blanch P, Rath D, Wrigley T, Bennell K. Three-dimensional angular kinematics of the lumbar spine and pelvis during running. *Hum Mov Sci*. 2002; 21: 273-93.
20. Schache AG, Blanch P, Rath D, Wrigley T, Bennell K. Differences between the sexes in the three-dimensional angular rotations of the lumbo-pelvic-hip complex during treadmill running. *J Sports Sci*. 2003; 21: 105-18.
21. Slocum DB, James SL. Biomechanics of running. *JAMA*. 1968; 205: 721-8.
22. Saunders SW, Schache A, Rath D, Hodges PW. Changes in three dimensional lumbo-pelvic kinematics and trunk muscle activity with speed and mode of locomotion. *Clin Biomech (Bristol, Avon)*. 2005; 20: 784-93.
23. Levine D, Colston MA, Whittle MW, Pharo EC, Marcellin-Little DJ. Sagittal lumbar spine position during standing, walking, and running at various gradients. *J Athl Train*. 2007; 42: 29-34.
24. Boyle JJ, Milne N, Singer KP. Influence of age on cervicothoracic spinal curvature: an *ex vivo* radiographic survey. *Clin Biomech (Bristol, Avon)*. 2002; 17: 361-7.
25. Goh S, Price RI, Leedman PJ, Singer KP. The relative influence of vertebral body and intervertebral disc shape on thoracic kyphosis. *Clin Biomech (Bristol, Avon)*. 1999; 14: 439-48.
26. Ostrowska B, Rozek-Mroz K, Giemza C. Body posture in elderly, physically active males. *Aging Male*. 2003; 6: 222-9.
27. Irvin R. Reduction of lumbar scoliosis by use of a heel lift to level the sacral base. *J Am Osteopath Assoc*. 1991; 91: 37-44.
28. Juhl JH, Ippolito Cremin TM, Russell G. Prevalence of frontal plane pelvic postural asymmetry. Part 1. *J Am Osteopath Assoc*. 2004; 104: 411-21.
29. Lee RY, Turner-Smith A. The influence of the length of lower-limb prosthesis on spinal kinematics. *Arch Phys Med Rehabil*. 2003; 84: 1357-62.
30. Young RS, Andrew PD, Cummings GS. Effect of simulating leg length inequality on pelvic torsion and trunk mobility. *Gait Posture*. 2000; 11: 217-23.
31. Beaudoin L, Zabjek KF, Leroux MA, Coillard C, Rivard CH. Acute systematic and variable postural adaptations induced by an orthopaedic shoe lift in control subjects. *Eur Spine J*. 1999; 8: 40-5.
32. Cummings G, Scholz JP, Barnes K. The effect of

imposed leg length difference on pelvic bone symmetry. *Spine*. 1993; 18: 368-73.
33. Kappler RE. Postural balance and motion patterns. *J Am Osteopath Assoc*. 1982; 81: 598-606.
34. Pitkin HC, Pheasant HC. Sacroarthrogenetic telalagia II. A study of sacral mobility. *J Bone Joint Surg*. 1936; 18: 365.
35. Al-Eisa E, Egan D, Deluzio K, Wassersug R. Effects of pelvic asymmetry and low back pain on trunk kinematics during sitting: a comparison with standing. *Spine*. 2006; 31: E135-43.
36. Coates JE, MaGregor AH, Beith ID, Hughes SP. The influence of initial resting posture on range of motion of the lumbar spine. *Man Ther*. 2001; 6: 139-44.
37. Sizer PS Jr, Brismee JM, Cook C. Coupling behavior of the thoracic spine: a systematic review of the literature. *J Manipulative Physiol Ther*. 2007; 30: 390-9.
38. Cholewicki J, Crisco JJ 3rd, Oxland TR, Yamamoto I, Panjabi MM. Effects of posture and structure on three-dimensional coupled rotations in the lumbar spine. A biomechanical analysis. *Spine*. 1996; 21: 2421-8.
39. Panjabi M, Yamamoto I, Oxland T, Crisco J. How does posture affect coupling in the lumbar spine? *Spine*. 1989; 14: 1002-11.
40. Cibulka MT, Sinacore DR, Cromer GS, Delitto A. Unilateral hip rotation range of motion asymmetry in patients with sacroiliac joint regional pain. *Spine*. 1998; 23: 1009-15.
41. Dieck GS, Kelsey JL, Goel VK, Panjabi MM, Walter SD, Laprade MH. An epidemiologic study of the relationship between postural asymmetry in the teen years and subsequent back and neck pain. *Spine*. 1985; 10: 872-7.
42. Levangie PK. The association between static pelvic asymmetry and low back pain. *Spine*. 1999; 24: 1234-42.
43. Fann AV. The prevalence of postural asymmetry in people with and without chronic low back pain. *Arch Phys Med Rehabil*. 2002; 83: 1736-8.
44. Heilig D. Principles of lift therapy. *J Am Osteopath Assoc*. 1978; 77: 466-72.
45. Mellin G, Harkapaa K, Hurri H. Asymmetry of lumbar lateral flexion and treatment outcome in chronic low-back pain patients. *J Spinal Disord*. 1995; 8: 15-9.
46. Al-Eisa E, Egan D, Deluzi K, Wassersug R. Effects of pelvic skeletal asymmetry on trunk movement: three-dimensional analysis in healthy individuals versus patients with mechanical low back pain. *Spine*. 2006; 31: E71-9.
47. Gomez TT. Symmetry of lumbar rotation and lateral flexion range of motion and isometric strength in subjects with and without low back pain. *J Orthop Sports Phys Ther*. 1994; 19: 42-8.
48. Gombatto SP, Collins DR, Sahrmann SA. Patterns of lumbar region movement during trunk lateral bending in 2 subgroups of people with low back pain. *Phys Ther*. 2007; 87: 441-54.
49. Van Dillen LR, Gombatto SP, Collins DR, Engsberg JR, Sahrmann SA. Symmetry of timing of hip and lumbopelvic rotation motion in 2 different subgroups of people with low back pain. *Arch Phys Med Rehabil*. 2007; 88: 351-60.

〔玉置　龍也〕

8. インナーユニット

はじめに

インナーユニットとは,腹横筋,多裂筋,骨盤底筋群,横隔膜で構成され[1],腹腔内圧の上昇や骨盤帯のアライメント変化を引き起こし,体幹の安定性に寄与するとされている。本項では,椎骨をはじめとして関節の非常に多い体幹における各筋の作用や,ユニットとして作用する筋群に関する知見をレビューし,各筋の機能や相互作用などについて述べる。

A. 文献検索方法

文献検索には PubMed を用い,表8-1 の用語で検索した。このように「inner unit」という検索語では多数ヒットするが PubMed 内の Index 機能により熟語として検索すると1件のみしか該当しなかった。しかし,その内容は体幹筋に関することではなく,本項における「inner unit」の意味合いと合致するものはみつからなかった。その他の検索語では数多くヒットしたため,各検索語において本項にふさわしいと考えられた論文と,その論文中に引用されている論文を用いた。

表8-1　検索用語とヒット件数

検索用語	ヒット数
inner unit	1,961 件
transverses abdominis	296 件
multifidus function	234 件
diaphragm stability	135 件
pelvic floor muscle function	1,543 件
pelvic floor stability	21 件

B. インナーユニットの定義

インナーユニットとは体幹筋の総称として確立されておらず,学術的に通用する用語ではなかった。また,各論文で同義語として local muscle system, local stabilisers, local stabilizing system など複数のキーワードが認められた。そこで本項におけるインナーユニットは,Lee による定義[1]を用い,腹横筋,横隔膜,多裂筋,骨盤底筋群とした。

C. 腹横筋

1. 筋線維タイプ

Haggmark ら[2]は,腹横筋を手術中の患者より採取し,筋線維タイプを検討したところ,タイプ I 線維が56％と多く存在していたと報告した。腹横筋の機能として,腹腔内圧の上昇や姿勢調節に関与するため,緊張性に働くと考えられている。

2. 走行

腹横筋は広い面積をもつ筋であり,上部,中部,下部で走行が若干異なる。肋軟骨に付着をもつ上部では両上前腸骨棘を結んだ線となす角は2.7°と水平に近く,腰筋膜に付着をもつ中部では13.3°,腸骨に付着をもつ下部では21.2°と下部の線維となるに従って傾きは大きくなっている[3]。

3. 腹横筋機能

腹横筋の機能を述べるにあたり,腹部・体幹筋

8. インナーユニット

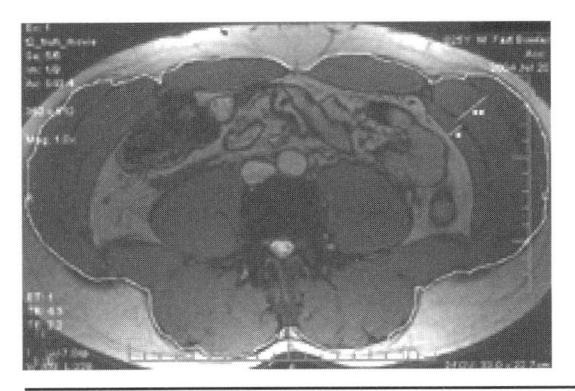

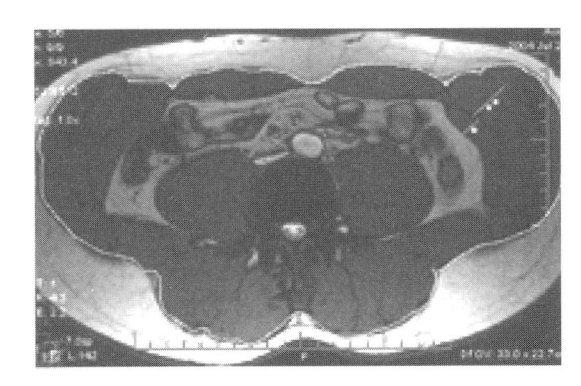

図 8-1 drawing-in 前後の MRI 像
左：drawing-in 前，右：drawing-in 後。

の機能を評価する際に使用される用語の確認が必要と考えられる。論文によく使用される用語としては drawing-in, draw-in, hollowing, bracing などが使用される。drawing-in, draw-in, hollowing は同義語として扱われることが多いが，bracing は他の3つとは異なる意味をもつ。前者は特に腹横筋を収縮させる方法であり，後者は腹部全体と腰部全体の筋収縮をさせる方法である。drawing-in を行うと筋収縮により腹部の前後径は減少する（図 8-1）ため，外観は腹を引っ込めたようになる。また，この際に腹横筋の横断面積は増加する。これらは機能回復のためのエクササイズとしても用いられる。

腹横筋の機能は骨盤帯や脊柱の安定性に寄与しているといわれている。骨盤帯の安定化作用は腹横筋が左右の腸骨に付着していることから，収縮により左右の腸骨を互いに引き寄せるように作用するために起こる。この時，仙腸関節の背側には離開する力が発生するが，仙骨の背側には強固な靱帯が存在することから，結果として仙腸関節には圧迫力が加わり，安定性が増すと考察された[4]（図 8-2）。実際，超音波を用いて安静時と drawing-in, bracing の課題を与えて仙腸関節の安定性を検証したところ，drawing-in が最も安定性が高まった。以上より，腹横筋の機能により仙腸関節の安定性は増加すると結論づけられた[4]。腹

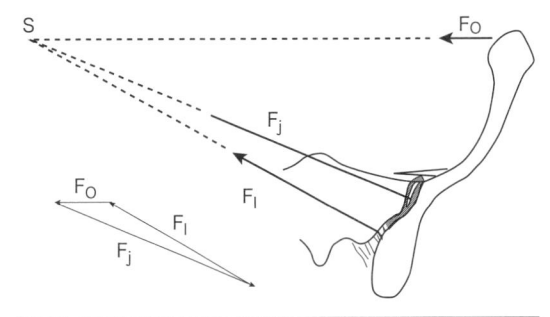

図 8-2 腹横筋の仙腸関節へ与える影響
腹筋群の収縮により仙腸関節は安定する。S：力の交点，F_O：腹筋群による横方向への力，F_j：仙腸関節の圧迫，F_l：仙腸関節の背側にある強固な靱帯による力。

横筋機能が脊柱の安定性に寄与する理由を解釈するためには，腰筋膜の解剖とその機能を理解する必要がある。腰筋膜は前方（ALF）・中間（MLF）・後方（PLF）の3つで構成されるが（図 8-3A）[5]，ここでは MLF と PLF が重要となる。MLF は横突起に付着をもっていることから脊柱の前額面上の安定性に寄与し（図 8-3B）[5〜7]，PLF は棘突起にその付着をもっており，腹横筋の作用で PLF が側方へと引かれることで棘突起間には近づく力が作用し，結果として矢状面上の安定性に寄与する（図 8-3C）[6,7]。しかし，腰筋膜に付着をもつ筋は多数あるため，どの筋が安定性に寄与しているのか不明であったが，Barker ら[6]により屍体を用いた検討がされた。それによると PLF の緊張により安定化作用はあるものの，腹横

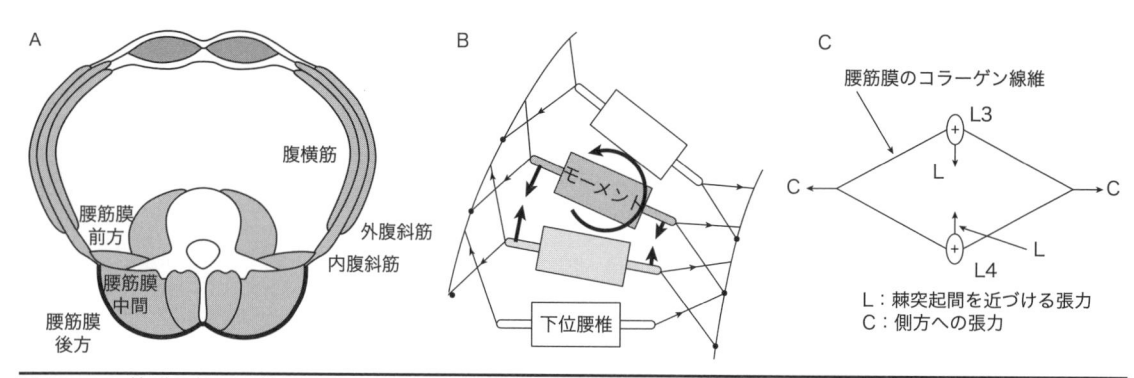

図8-3 腰筋膜の解剖と機能

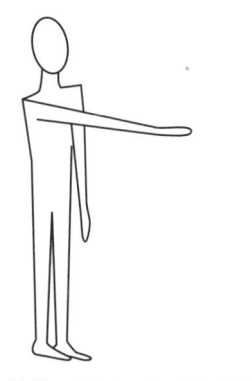

図8-4 上肢挙上課題中の筋電図測定
腰痛患者では，上肢を挙上させる課題において，腹横筋の活動が遅延している。

筋単独では他の筋よりも有意に安定化させる作用はなく，腹横筋の機能によるとは断言できない。また，生体における体幹安定性と筋機能の研究ではhollowingよりもbracingのほうが有意に体幹の剛性は上昇し，腰椎の安定性には腹横筋のみの収縮よりも腹部と腰部の筋を同時に収縮させるほうが有効であるという報告[8]もあり，腰部の安定性には腹横筋のエクササイズは有効ではあるが，最適であるとは断言できない。

4. 動作時の筋活動

腰痛患者における上肢挙上課題中（図8-4）の腹横筋活動は，非腰痛患者よりも有意に遅延していた[9〜13]。本来であれば，上肢挙上前に腹横筋が活動しているはずが，遅延により上肢挙上開始後に活動を開始する。このような腹横筋活動の遅延に関しては多くの報告があるものの，その原因の特定にはいたっていない。しかし，Tsaoら[13,14]は，腹横筋活動が遅延した腰痛患者に対し腹横筋の訓練をすることにより，即時的に遅延の改善がみられ，4週間の介入により6ヵ月経過後も遅延はみられず，疼痛も有意に減少していたと報告した。また，O'Sullivanら[15]もdraw-inエクササイズにより腰痛が有意に改善したと報告しており，腰痛には腹横筋の活動時期と筋力が関連していると考えられた。

D. 横隔膜

横隔膜は呼吸に大きく関与する筋であるが，同時に体幹の安定性にも寄与すると考えられている。横隔膜は上肢挙上課題において肩の運動に先行して活動することから，腹横筋と同時期に活動し体幹の安定性に寄与することが報告された[16]。このような運動に先行した筋活動は，呼気，吸気に関係なくみられ[17]，呼吸以外の機能としてとらえられているが，間接的な所見であり，横隔膜が体幹安定性に寄与する直接的なエビデンスはまだ得られていない[17,18]。

E. 骨盤底筋群

骨盤底筋群は尾骨筋，腸骨尾骨筋，恥骨尾骨筋，

8. インナーユニット

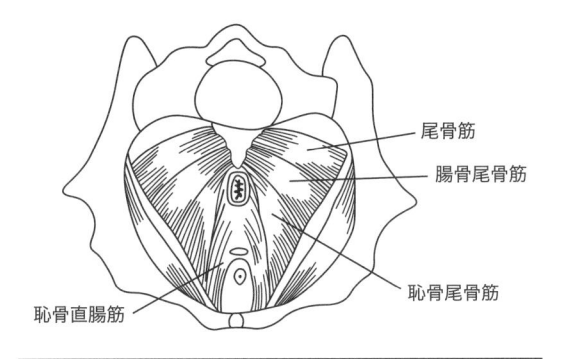

図8-5 骨盤底筋群

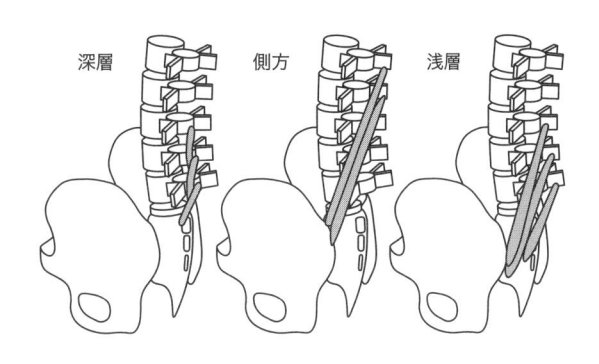

図8-6 多裂筋の走行

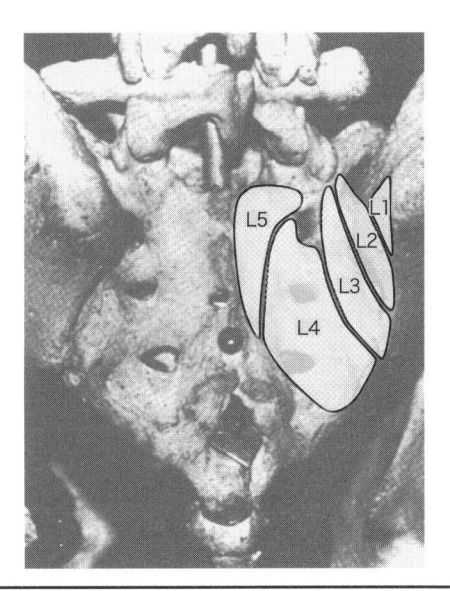

恥骨直腸筋など骨盤底にある筋の総称であり，その名が示す通り，骨盤の床をつくるように位置している筋群である（図8-5）。

1. 筋線維タイプ

骨盤底筋群の筋線維はタイプⅠ線維が67％以上と多く[19,20]，安静臥位においても緊張性に働くことが報告されている。

2. 骨盤底筋の機能

骨盤底筋は腹筋群と共同に作用し，腹腔内圧に関与するといわれているが[17,21,22]，単独の機能を評価した論文は少ない。Pool-Goudzwaardら[23]は，屍体を用い，各骨盤底筋の付着部を結ぶようにスプリングを配置することで，その機能を評価しようと試みた。その結果，骨盤底筋の収縮により仙腸関節には有意にカウンターニューテーションが起こることや，仙腸関節の安定性が増す可能性が示唆された。ただし，仙腸関節の運動自体が小さいことや，有意に安定性が高まったのは女性のみであったことなど疑問が残る点があり，今後の研究が待たれる。

F. 多裂筋

1. 筋線維タイプ

多裂筋においても骨盤底筋群や腹横筋と同様に

図8-7 多裂筋の付着部
L1：第1腰椎から起始する多裂筋の付着部，L2：第2腰椎から起始する多裂筋の付着部，L3：第3腰椎から起始する多裂筋の付着部，L4：第4腰椎から起始する多裂筋の付着部，L5：第5腰椎から起始する多裂筋の付着部。

タイプⅠ線維が多く，その割合は60％程度といわれ[24～26]，緊張性に作用するとされた。

2. 走 行

多裂筋についてMacintoshら[27]は5つに，Moseleyら[28]は深層，浅層，側方の3つに分類している（図8-6）。腰椎すべての棘突起と椎弓板に起始をもち，仙骨後面の停止部は大きな面積を有する（図8-7）。L4/5レベルにおける安定

性のうち最大で2/3を担うとされた[29]。

3. 動作時の筋活動

多裂筋は体幹回旋時に活動する筋として知られているが[30,31]，Moseleyら[28]は，腹横筋と同様に上肢挙上課題に対する反応として三角筋の活動に先行して筋活動がみられることから，姿勢の調節や体幹安定性に関与していると報告した。

4. 腰痛と多裂筋

多裂筋が腰痛に関与するかという問題に対し，Hidesら[32]は，腰痛患者に対し投薬と休養で加療するグループと，多裂筋の等尺性収縮訓練と深部腹筋・多裂筋の同時収縮訓練で加療するグループに分けて比較したところVAS（visual analog scalle）の値に差はなかった。この報告により，多裂筋と腰痛に関係はないと思われたが，同論文内で片側性の腰痛患者において，疼痛がある側の横断面積が小さいことが示され，多裂筋の訓練により左右差が解消すると報告している。その後，片側性の腰痛患者に対して検討が行われ[33]，draw-inエクササイズを13週間行った結果，左右差はなくなり疼痛も有意に改善したと報告された。

G. 協働作用

体幹筋機能については多数の報告がなされているが，個々の筋機能を生体で検討するには弊害が多く，実際には不可能に近い。また，生体では体幹筋が共同に作用し，結果として腹腔内圧や姿勢維持に関与していると考えられている。そこで，本項の最後に体幹の協働作用について述べる。

前述のように横隔膜や多裂筋は上肢挙上課題に際して腹部筋と同時期に働き，腹腔内圧に貢献しているが，骨盤底筋群においても同様の見解が示され[34]，骨盤底筋群を収縮させることにより，腹部筋群の活動が変化するかどうかも検討された[35]。さらに，hollowingを行う際，骨盤底筋群を収縮させて行った場合と収縮させないで行った場合では，骨盤底筋群を収縮させたほうが腹横筋の厚さは増加する[36]ことからも，骨盤底筋群が腹横筋の収縮を助ける働きがあると考えられる。

H. まとめ

1. すでに真実として承認されていること

● 腰痛患者において，腹横筋の筋活動時期に異常が認められる。

2. 議論の余地はあるが，今後の重要な研究テーマとなること

● 片側性腰痛患者における多裂筋横断面積の左右差と症状の関係は報告が少ないものの，臨床においても重要な情報と考えられる。

3. 真実と思われていたが，実は疑わしいこと

● 腹横筋の筋収縮により体幹の安定性が高まると考えられてきたが，腹横筋単独ではなく，腹背筋やインナーユニットを含む筋群の相互作用によることが示唆された。

I. 今後の課題

生体における各筋の機能を知ることはもちろん，相互の作用や活動時期をパターン化し，正常と異常が判断できる客観的な指標が作成されれば，治療においても有用であると考えられる。

文 献

1. Lee D. *The Pelvic Girdle*: an Approach to the examination and treatment of the lumbo-pelvic-hip region. Edinburgh, Churchill Livingstone. 1999; 57-60.
2. Haggmark T, Thorstensson A. Fibre types in human abdominal muscles. *Acta Physiol Scand*. 1979; 107: 319-25.
3. Urquhart DM, Hodges PW, Story IH. Postural activity of

the abdominal muscles varies between regions of these muscles and between body positions. *Gait Posture*. 2005; 22: 295-301.
4. Richardson CA, Snijders CJ, Hides JA, Damen L, Pas MS, Storm J. The relation between the transversus abdominis muscles, sacroiliac joint mechanics, and low back pain. *Spine*. 2002; 27: 399-405.
5. Barker PJ, Briggs CA, Bogeski G. Tensile transmission across the lumbar fasciae in unembalmed cadavers: effects of tension to various muscular attachments. *Spine*. 2004; 29: 129-38.
6. Barker PJ, Guggenheimer KT, Grkovic I, Briggs CA, Jones DC, Thomas CD, Hodges PW. Effects of tensioning the lumbar fasciae on segmental stiffness during flexion and extension. *Spine*. 2006; 31: 397-405.
7. Tesh KM, Dunn JS, Evans JH. The abdominal muscles and vertebral stability. *Spine*. 1987; 12: 501-8.
8. Stanton T, Kawchuk G. The effect of abdominal stabilization contractions on posteroanterior spinal stiffness. *Spine*. 2008; 33: 694-701.
9. Hodges PW, Richardson CA. Delayed postural contraction of transversus abdominis in low back pain associated with movement of the lower limb. *J Spinal Disord*. 1998; 11: 46-56.
10. Hodges PW, Richardson CA. Inefficient muscular stabilization of the lumbar spine associated with low back pain. A motor control evaluation of transversus abdominis. *Spine*. 1996; 21: 2640-50.
11. Moseley GL, Hodges PW. Are the changes in postural control associated with low back pain caused by pain interference? *Clin J Pain*. 2005; 21: 323-9.
12. Moseley GL, Nicholas MK, Hodges PW. Does anticipation of back pain predispose to back trouble? *Brain*. 2004; 127 (Pt 10): 2339-47.
13. Tsao H, Hodges PW. Immediate changes in feedforward postural adjustments following voluntary motor training. *Exp Brain Res*. 2007; 181: 537-46.
14. Tsao H, Hodges PW. Persistence of improvements in postural strategies following motor control training in people with recurrent low back pain. *J Electromyogr Kinesiol*. 2008; 18: 559-67.
15. O'Sullivan PB, Phyty GD, Twomey LT, Allison GT. Evaluation of specific stabilizing exercise in the treatment of chronic low back pain with radiologic diagnosis of spondylolysis or spondylolisthesis. *Spine*. 1997; 22: 2959-67.
16. Hodges PW, Gandevia SC. Changes in intra-abdominal pressure during postural and respiratory activation of the human diaphragm. *J Appl Physiol*. 2000; 89: 967-76.
17. Hodges PW, Butler JE, McKenzie DK, Gandevia SC. Contraction of the human diaphragm during rapid postural adjustments. *J Physiol*. 1997; 505 (Pt 2): 539-48.
18. Allison GT, Kendle K, Roll S, Schupelius J, Scott Q, Panizza J. The role of the diaphragm during abdominal hollowing exercises. *Aust J Physiother*. 1998; 44: 95-102.
19. Gilpin SA, Gosling JA, Smith AR, Warrell DW. The pathogenesis of genitourinary prolapse and stress incontinence of urine. A histological and histochemical study. *Br J Obstet Gynaecol*. 1989; 96: 15-23.
20. Koelbl H, Strassegger H, Riss PA, Gruber H. Morphologic and functional aspects of pelvic floor muscles in patients with pelvic relaxation and genuine stress incontinence. *Obstet Gynecol*. 1989; 74: 789-95.
21. Daggfeldt K, Thorstensson A. The role of intra-abdominal pressure in spinal unloading. *J Biomech*. 1997; 30 (11-12): 1149-55.
22. Grillner S, Nilsson J, Thorstensson A. Intra-abdominal pressure changes during natural movements in man. *Acta Physiol Scand*. 1978; 103: 275-83.
23. Pool-Goudzwaard A, van Dijke GH, van Gurp M, Mulder P, Snijders C, Stoeckart R. Contribution of pelvic floor muscles to stiffness of the pelvic ring. *Clin Biomech (Bristol, Avon)*. 2004; 19: 564-71.
24. Jorgensen K, Nicholaisen T, Kato M. Muscle fiber distribution, capillary density, and enzymatic activities in the lumbar paravertebral muscles of young men. Significance for isometric endurance. *Spine*. 1993; 18: 1439-50.
25. Thorstensson A, Carlson H. Fibre types in human lumbar back muscles. *Acta Physiol Scand*. 1987; 131: 195-202.
26. Zhao WP, Kawaguchi Y, Matsui H, Kanamori M, Kimura T. Histochemistry and morphology of the multifidus muscle in lumbar disc herniation: comparative study between diseased and normal sides. *Spine*. 2000; 25: 2191-9.
27. Macintosh JE, Valencia F, Bogduk N, Munro RR. The morphology of the human lumbar multifidus. *Clin Biomech (Bristol, Avon)*. 1986; 1: 196-204.
28. Moseley GL, Hodges PW, Gandevia SC. Deep and superficial fibers of the lumbar multifidus muscle are differentially active during voluntary arm movements. *Spine*. 2002; 27: E29-36.
29. Wilke HJ, Wolf S, Claes LE, Arand M, Wiesend A. Stability increase of the lumbar spine with different muscle groups. A biomechanical *in vitro* study. *Spine*. 1995; 20: 192-8.
30. Donisch EW, Basmajian JV. Electromyography of deep back muscles in man. *Am J Anat*. 1972; 133: 25-36.
31. Morris JM, Benner G, Lucas DB. An electromyographic study of the intrinsic muscles of the back in man. *J Anat*. 1962; 96 (Pt 4): 509-20.
32. Hides JA, Richardson CA, Jull GA. Multifidus muscle recovery is not automatic after resolution of acute, first-episode low back pain. *Spine*. 1996; 21: 2763-9.
33. Hides JA, Stanton WR, McMahon S, Sims K, Richardson CA. Effect of stabilization training on multifidus muscle cross-sectional area among young elite cricketers with low back pain. *J Orthop Sports Phys Ther*. 2008; 38: 101-8.
34. Sapsford RR, Hodges PW, Richardson CA, Cooper DH, Markwell SJ, Jull GA. Co-activation of the abdominal and pelvic floor muscles during voluntary exercises. *Neurourol Urodyn*. 2001; 20: 31-42.
35. Sapsford RR, Hodges PW. Contraction of the pelvic floor muscles during abdominal maneuvers. *Arch Phys Med Rehabil*. 2001; 82: 1081-8.
36. Critchley D. Instructing pelvic floor contraction facilitates transversus abdominis thickness increase during low-abdominal hollowing. *Physiother Res Int*. 2002; 7: 65-75.

(山内　弘喜)

9. 腹腔内圧のバイオメカニクス

はじめに

腹腔内圧（intra-abdominal pressure：IAP）は，腹腔を構成する横隔膜，腹筋群，骨盤底筋，脊柱起立筋群の共同的な収縮によって上昇する静水圧である[1〜3]。腹腔内圧の上昇は，横隔膜を押し上げる力と骨盤底筋を引き下げる力を介して脊柱の伸展モーメントに働くことから，かつては脊柱圧迫力を軽減させると報告されてきた[1]。しかし，腹腔内圧の上昇に伴い脊柱圧迫力も増大することが実測され[4]，脊柱への負荷は増大することが確認された[5]。

腹腔内圧の上昇は腰椎の連結を強固にして椎間関節の安定性を増大させると報告されているが[6〜9]，一方で，腹腔内圧の上昇が実質的な脊柱安定化に貢献するというよりも，むしろ腹腔内圧の上昇に関与する体幹筋群の貢献度のほうが高いという見解もある[10]。すなわち，腹腔内圧の上昇による脊柱安定化作用は，体幹筋群による脊柱安定化作用の二次副産物的な現象であると示唆された[10]。現在のところ，腹腔内圧の上昇による脊柱安定化作用やメカニズムについては結論にいたっていない。腹腔内圧の脊柱安定化作用に関する実測データは乏しく，推論的考察によって過大評価された報告も多い。

腹腔内圧の上昇は運動様式[2,9,11〜13]や強度[9,12]，体幹ベルトの有無[14〜16]などの外的要因，または呼吸パターン[17〜19]や体幹筋力[20〜22]などの内的要因の影響を受け，これらの要因が腹腔内圧上昇の生体力学的機能の理解をさらに複雑化させている。したがって，おのおのの要因が腹腔内圧上昇に及ぼす影響を明らかにすることは，腹腔内圧上昇の生体力学的機能を理解する一助となる。

そこで本項では，まず腹腔内圧上昇の脊柱安定化作用のメカニズムをまとめ，さらに腹腔内圧上昇に影響を及ぼす要因について，腹腔内圧が実測された研究を中心に考察する。

A. 文献検索方法

文献検索にはMedlineを利用し，「intra-abdominal pressure」と「biomechanics」「spine」「lumbar」「low back pain」のいずれかのキーワードを組み合わせて検索した結果，延べ207件の文献が検出された。このなかから目的に合致した合計39件の文献からレビューした。

B. 腹腔内圧上昇による脊柱安定化作用

1. 腹腔内圧上昇の脊柱安定化メカニズム

Keith[23]が腹腔内圧上昇による脊柱安定化作用を示唆して以来，腹腔内圧上昇に関する研究が進められてきた。現在，腹腔内圧上昇が脊柱安定性に貢献するメカニズムとして3つの仮説があげられる。

まず1つ目は，腹腔内圧上昇が脊柱伸展モーメントを発生させることに起因するメカニズムである。かつてMorrisら[1]は，76.5 kgの男性が体幹40°前傾位にて90 kgの重量を持ち上げたときに腰椎椎間板には932 kgの負荷が生じると算出したが，屍体の椎間板がより小さな外力で損壊

9. 腹腔内圧のバイオメカニクス

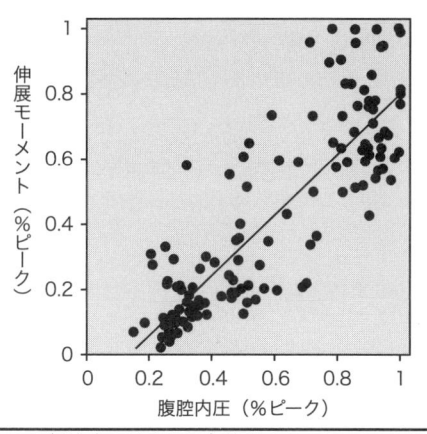

図9-1 腹腔内圧上昇と脊柱伸展モーメントとの関係（文献24より引用）
腹腔内圧は横隔神経への電気刺激で誘発された。図はピーク値に対する相対値で示されている。なお，腹腔内圧上昇がピーク値の90％まで上昇したときの脊柱伸展モーメントの絶対値は約40 Nmであった。

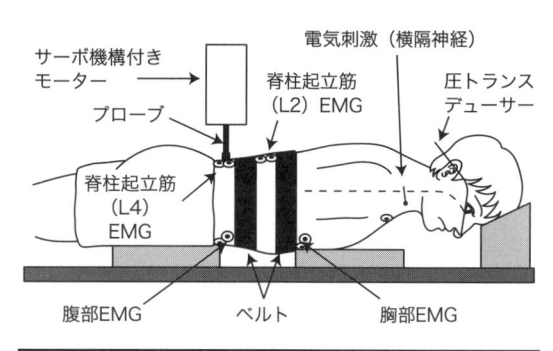

図9-2 腹腔内圧上昇と腰椎前後安定性の測定方法（生体実験）（文献6より作図）
腹腔内圧の上昇は横隔神経への電気刺激によって他動的に誘発された。体幹の筋電図（EMG）は体幹筋の活動が生じていないことを確認するために使用された。50〜110 Nの負荷を腰椎に与えたときの椎間の動揺性が測定された。腹腔内圧の上昇がピーク値の27〜61％に増大したとき，腰椎前後動揺性は安静時に比べて8〜31％減少した。

することを考慮すると，体幹筋や腹腔内圧などの脊柱安定化機構によって少なくとも270 kgの負荷が軽減されていると示唆した。この研究を背景として，腹腔内圧上昇が脊柱伸展モーメントに働くことによって椎間板内圧を減少させると考えられてきた。Hodgesら[24]の in vivo研究によって，確かに腹腔内圧上昇時には脊柱伸展モーメントが発生することが確認された（**図9-1**）。しかし，椎間板内圧の実測により，腹腔内圧上昇時には椎間板内圧は上昇することが示された[4]。この理由としてMcGillら[15]は，腹腔内圧上昇時に腹筋群の筋力発揮に由来する屈曲モーメントが腹腔内圧上昇に由来する伸展モーメントを相殺してしまうためと示唆した。近年では，腹筋群由来の屈曲モーメントと腹腔内圧由来の伸展モーメントの拮抗作用が，脊柱安定化効果をもたらすと推察されている[10]。

2つ目は，腹腔内圧上昇が脊椎椎間の配列を整えるように作用し，関節突起間関節の剪断力を最小限に抑えるというメカニズムである[5]。この仮説に対して，Hodgesら[6]は，生体の横隔神経に電気刺激を与えて腹腔内圧を上昇させることで，腹筋群の筋活動がない状況をつくり出し，腹腔内圧の上昇による実質的な脊柱安定化作用を検討した（**図9-2**）。その結果，腹腔内圧上昇がピーク値比が27〜61％に増大したとき，腰椎の前後動揺性が安静時に比べて8〜31％減少したことから，腹腔内圧上昇は腰椎椎間の安定性を増大させると推測した。

3つ目は，腹腔内圧上昇が腹腔内における幾何学的なフープ構造（hoop-like geometry）を維持するというメカニズムである。腹腔内圧上昇により腹筋群の短縮が抑制されることで，筋力発揮の効率化（筋の長さ-張力関係）や，体幹における力の伝導効率を高める効果が示唆されている[25]。一方，McGillら[5]によって，hoop-like geometryにより腹筋群と脊柱の間のレバーアームが増大するため，脊柱圧迫力を増大させる因子になりえると否定的な見解も示された。

総じて，腹腔内圧上昇による脊柱安定化作用は，①腹筋群との共同的・副次的な作用，②腹腔内圧上昇の直接的な作用，③腹筋群の筋活動に対する補助的な作用があげられた。これらの脊柱安定化作用のうち，それぞれがどの程度の貢献をしてい

第3章 運動機能

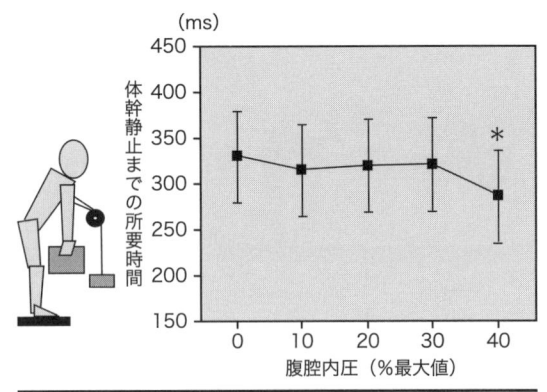

図9-3 外乱刺激から体幹静止までの所要時間（文献26より引用）
腹腔内圧は外乱刺激前にあらかじめ上昇させたうえで，5.2 kgの負荷を落下させて体幹屈曲を誘発させる外乱刺激に対して，体幹を静止させるまでに要した時間を示した。* $p < 0.05$ vs. 0 %。

るかは明示されていないが，複合的に脊柱安定化に貢献していると考えられる。

2. 腹腔内圧上昇の外乱刺激に対する制動効果

腹腔内圧上昇と体幹筋の筋活動は外乱刺激に対して体幹を制動する役割をになっている。Essendropら[26]は，体幹に取り付けたケーブルを介して5.2 kgの重錘を落下させて体幹を屈曲させる外乱刺激を与え，あらかじめ上昇させた腹腔内圧の大きさと体幹の静止に要した時間との関係について検討した。その結果，腹腔内圧を最大値の40 %まであらかじめ上昇させたとき，外乱刺激後に体幹を静止するまでに要した時間が有意に減少していた（**図9-3**）。Cholewickiら[27]は，腹腔内圧を最大値の40 %および80 %にあらかじめ上昇させたときの体幹安定性を0 %のときと比較した。体幹屈曲課題ではそれぞれ21 %と42 %，体幹側屈課題ではそれぞれ16 %と30 %の増大を示したが，体幹伸展課題では有意な増大を認めなかった（**図9-4**）。Essendropら[28]は，さまざまな条件下で外乱刺激を呈示し，L4-5における屈曲トルクと腹腔内圧とが正の相関関係にあることを報告した（**図9-5**）。

以上の結果から，腹腔内圧が少なくとも最大値の40 %以上のときには体幹の動揺性を低下させる傾向にあるようである。また，腹腔内圧は外的負荷のトルク量に相応して上昇することが示唆された。

3. 腹腔内圧上昇の立ち上がり

腹腔内圧は動作の開始や着地時の衝撃などに先行して上昇しはじめる。腹腔内圧上昇の立ち上がりは，デッドリフトでは重量物が離地する約300ミリ秒前[11]，ドロップジャンプ動作では着地の約45ミリ秒前[29]，または400～700ミリ秒前[7]であったと報告された。

体幹伸展動作では，腹腔内圧の立ち上がりは，動作速度が速いほど動作開始に対してより早期に生じ[30]，これらの間には相関関係が認められていた[31]（**図9-6**）。また，等尺性の動作やきわめて遅い動作では，腹腔内圧の立ち上がりと動作開始のタイミングがほぼ一致することが示された[30]。

Cresswellら[8]は，体幹を随意的に屈曲させる動作では，腹横筋の筋電活動と腹腔内圧の上昇が動作に先行して最も早期に発現し，両者の発現するタイミングがほぼ同時期であったことを報告した。さらに，Cresswellら[7]は，10週間の体幹回旋筋トレーニング前後に随意的な体幹屈曲動作を行わせたときの腹腔内圧の立ち上がりを比較した結果，トレーニング前では動作開始の192ミリ秒前に腹腔内圧が立ち上がり，トレーニング後では131ミリ秒前に立ち上がった。このことは，体幹筋力の増強によって，より短時間で腹腔内圧を上昇できるようになったためと示唆された。

以上の結果から，腹腔内圧上昇は動作開始に先行して発現し，動作速度が速いほどその先行時間は早期化されることが示唆された。

9. 腹腔内圧のバイオメカニクス

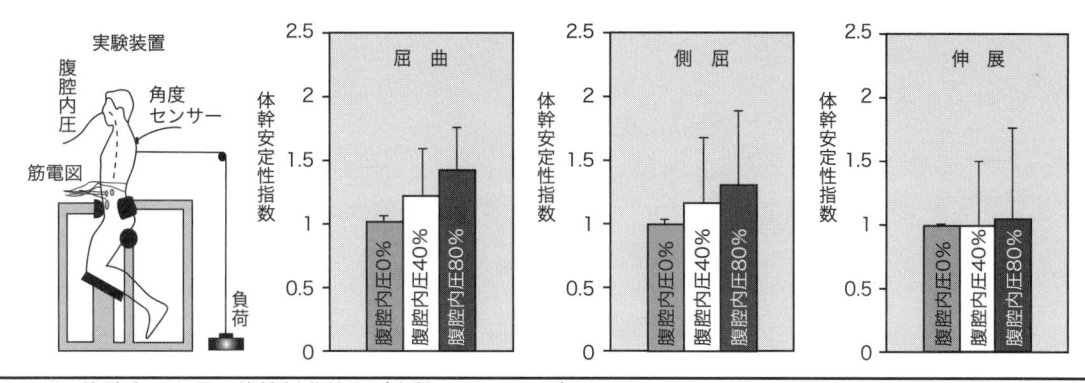

図9-4 腹腔内圧上昇の体幹制動効果（文献27より引用）

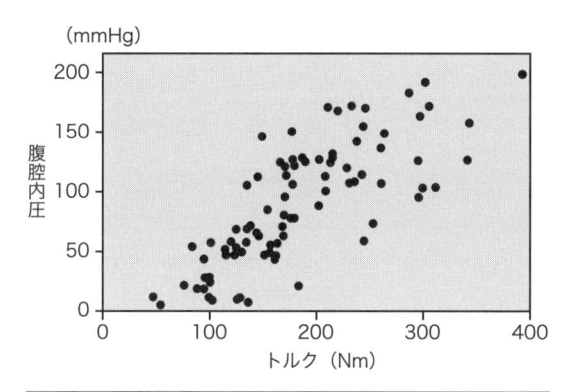

図9-5 外乱刺激による屈曲トルクと腹腔内圧上昇量（文献28より改変）

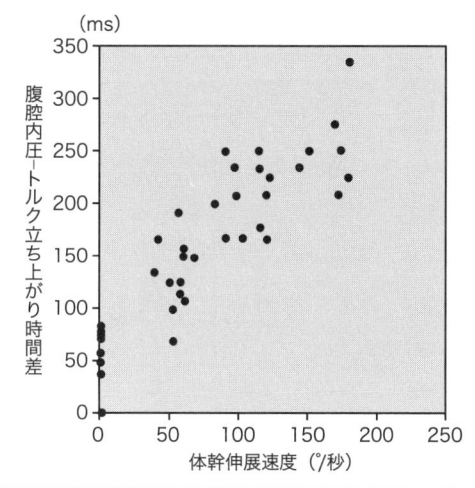

図9-6 動作速度と腹腔内圧上昇の先行時間との関係（文献31より改変）

C. 腹腔内圧上昇に影響を及ぼす因子

1. 筋活動の影響

腹腔内圧は体幹伸展・屈曲の両動作で上昇し，同様に腹横筋の筋活動も体幹伸展・屈曲の両動作で高い活動量を示した[32]（**図9-7**）。持ち上げ動作においても，内腹斜筋・腹横筋が高い筋活動を示した[33]。Cholewickiら[34]は，等尺性体幹屈曲・伸展動作において，体幹筋の筋活動量と腹腔内圧上昇量との間に相関関係を認めたと報告した（$r = 0.59 \sim 0.95$）。バルサルバ操作時の腹腔内圧の上昇には，腹直筋以外の他の腹筋群の貢献度が大きく，この腹腔内圧上昇量と筋活動量の大きさは相関関係にあると報告された（$r = 0.87 \sim$ 0.97）[32]（**図9-8**）。これらの結果は，腹横筋，腹斜筋を中心とした筋活動が腹腔内圧に大きく貢献していることを示唆している。

2. 姿勢の影響

Goldishら[2]は，体幹回旋位と体幹中間位でのバルサルバ操作時の最大腹腔内圧上昇量を比較し，体幹回旋位のほうが体幹中間位に比べて腹腔内圧の上昇量が少ないことを報告した（**表9-1**）。体幹回旋位では，体幹のねじれにより筋線維の一側が短縮位，他側が伸張位となるため，腹腔内圧上昇に関与する体幹筋群の筋収縮は生体力学的に不利になると考えられる。しかし，体幹伸展の動作中では，体幹回旋角度が大きくなるほど，体幹

第3章 運動機能

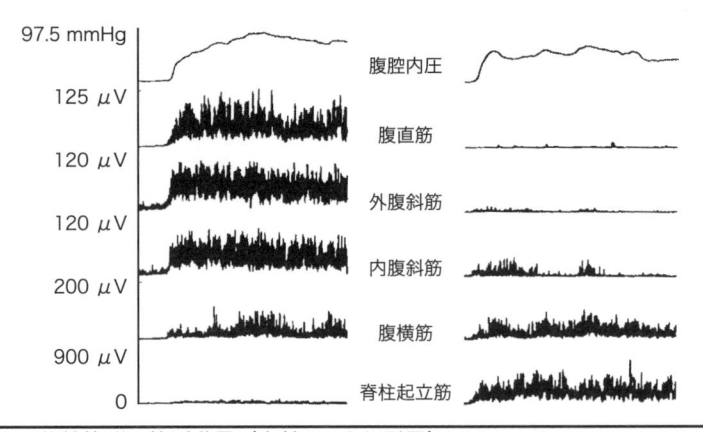

図9-7 腹腔内圧上昇と体幹筋群の筋活動量（文献32より引用）
等尺性体幹屈曲動作（左）と等尺性体幹伸展動作（右）。腹横筋は両動作ともに高い筋活動量を示した。

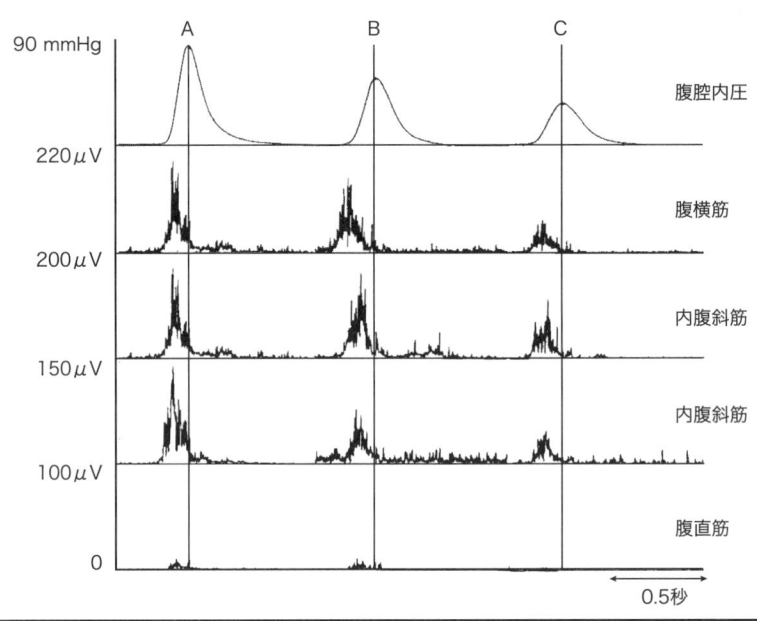

図9-8 バルサルバ操作中の腹腔内圧の上昇量と腹筋群の筋活動量（文献32より引用）
バルサルバ操作における腹腔内圧の上昇量の大きさと，腹横筋および腹斜筋群の筋活動量は相関関係にあるが，腹直筋の活動量は小さい。腹腔内圧の上昇量は最大値の75％（A），50％（B），25％（C）を示している。

表9-1 姿勢の腹腔内圧上昇への影響（文献2より引用）

	バルサルバ操作中の腹腔内圧最大値	
	体幹中間位	体幹回旋位
立位	214.6 (17.2)	186.1 (16.9)
前屈位	211.4 (12.3)	186.0 (13.5)
座位	214.6 (12.8)	196.2 (14.2)
スクワット	221.4 (14.0)	―

単位：mmHg，（　）内は標準誤差。体幹回旋位では，体幹中間位よりも腹腔内圧の最大値が低下した。

中間位に比べて腹腔内圧が大きく上昇していた[30]（**図9-9A～C**）。すなわち，体幹回旋位は腹腔内圧の上昇にとって不利な姿勢でありながら，動作中には腹腔内圧を大きく上昇させることを要求されている可能性がある。これらの結果は，体幹回旋動作由来の腰痛を説明するメカニズムの1つとして示唆されたが[2]，推論の域を超えていない。

Cresswellら[35]は，体幹傾斜角度を伸展位30°～屈曲位60°の各肢位で体幹伸展および屈曲

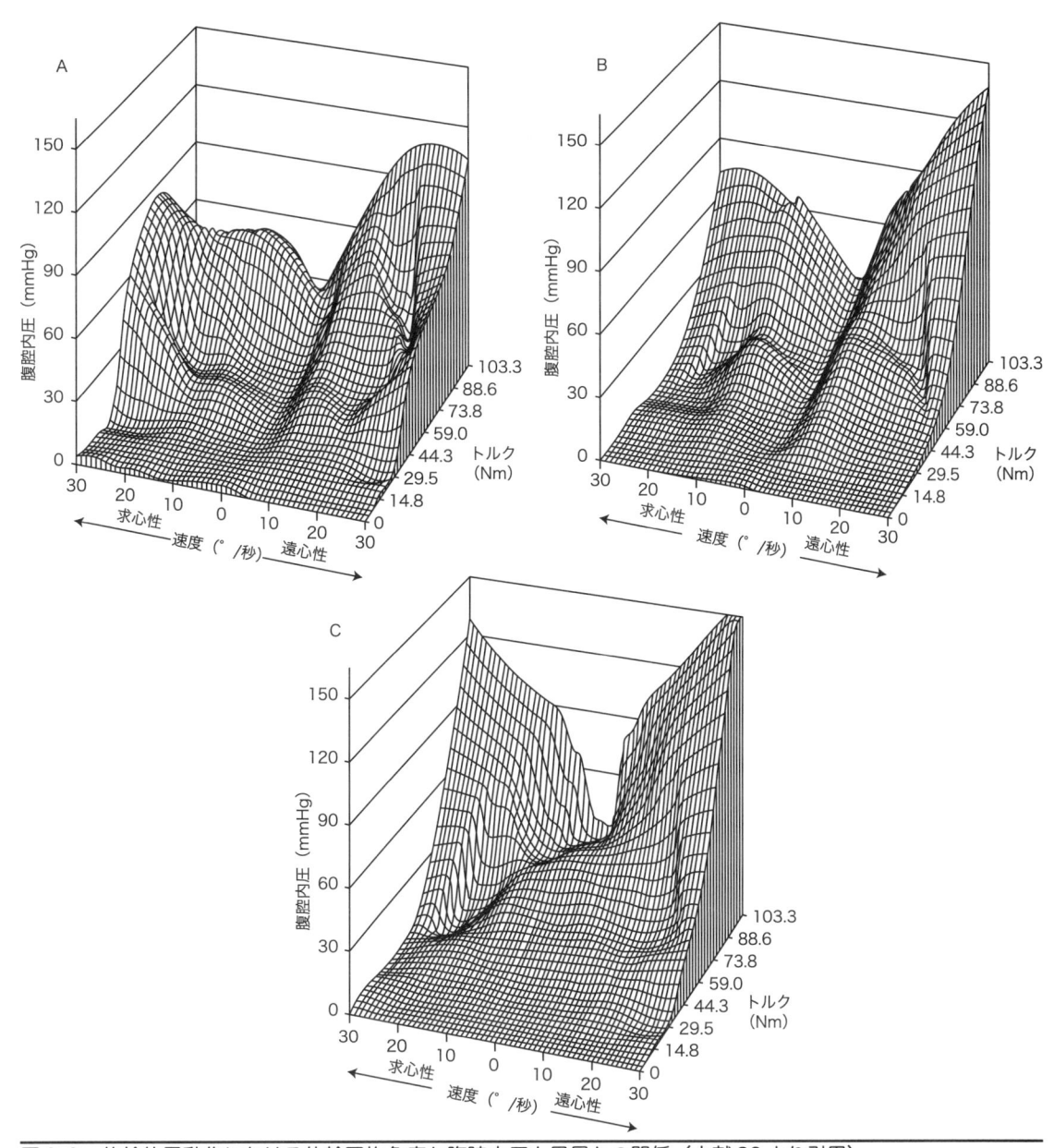

図9-9 体幹伸展動作における体幹回旋角度と腹腔内圧上昇量との関係（文献30より引用）
A：体幹中間位，B：体幹15°回旋位，C：体幹30°回旋位。体幹回旋角度の増大（C＞B＞A）によって体幹伸展動作中の腹腔内圧上昇量が増大した。

動作を行わせ，動作中に生じた腹腔内圧の上昇量を比較した。体幹伸展動作では屈曲位60°，体幹屈曲動作では伸展位30°からの動作で腹腔内圧の上昇量およびトルク発揮が最大値を示した。すなわち，姿勢変化に伴うトルク発揮と腹腔内圧の上昇量とは密接な関係にあることが示唆された。

3. 動作の種類・強度・速度の影響

Harmanら[11]は，バルサルバ操作で生じた腹腔内圧上昇量は，4 RM相当の強度を使用したベンチプレスやデッドリフトなどで生じた腹腔内圧上昇量よりも高値であったと報告した（**表9-2**）。バルサルバ操作による腹腔内圧の最大上昇量は，女性や筋力が低下した人では100 mmHgを下ま

表9-2 各動作における腹腔内圧上昇量（文献11より引用）

試行課題	腹腔内圧上昇量
ベンチプレス	80.3 (44.3)
垂直跳び	130.5 (43.5)
ドロップジャンプ	153.8 (44.3)
持ち上げ動作	159.8 (52.5)
デッドリフト	161.3 (41.3)
レッグプレス	161.3 (55.5)
漕動作	164.3 (39.8)
バルサルバ操作	200.0 (50.3)

単位：mmHg，（ ）内は標準偏差（n＝11）。試行課題は4RM相当の強度で試行され，ドロップジャンプは台高1mからの着地動作であった。バルサルバ操作中の腹腔内圧の上昇量が最高値を示した。

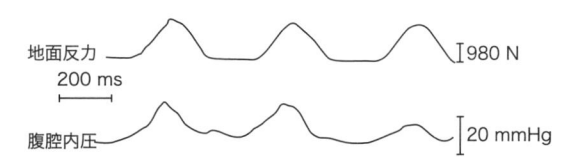

図9-10 走行中の腹腔内圧上昇と地面反力（文献13より引用）

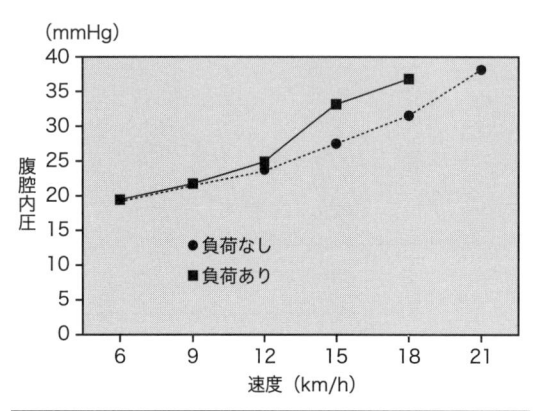

図9-11 走行速度と腹腔内圧上昇量との関係（文献13より改変）
負荷は被験者の体重によって19～27 kgから選択された。低速度では負荷による影響は認められないが，高速度では負荷ありのほうが腹腔内圧上昇量が増大した。

わったという報告[36]や，ウエイトリフティング選手では300 mmHgを上まわったという報告[15]がある。一方，安静立位や非努力性動作では1.5～7.0 mmHg程度にすぎないと報告されている[4,12]。

走行中における腹腔内圧の上昇は踵接地に先行して上昇を開始し，そのピーク出現時期は地面反力のピーク出現と一致していた[13]（図9-10）。また，走スピードの増大に伴い腹腔内圧のピーク値は漸増を示し，負荷を背負って走行した場合は，負荷なしに比べて時速15 km以上の走行で腹腔内圧が顕著に増大した（図9-11）。一方，時速12 km以下の走行では負荷の有無による影響は認められなかった。

ドロップジャンプの着地における腹腔内圧の上昇については，0.2 m，0.4 m，0.6 mの台高からの着地を比較したもの[7]，0.5 mと1.0 mの台高からの着地を比較したもの[12]がある。いずれの報告も台高の変化に伴う腹腔内圧の上昇量に有意差を認めなかった。しかし，着地時における下肢や体幹の関節角度が腹腔内圧の上昇量に影響を及ぼす可能性もあり，これらの影響を考慮して検討する必要がある。

Cresswellら[9]は，等速性ダイナモメータを使用し（図9-12A），25～75％MVC強度の持ち上げ動作と下ろし動作における腹腔内圧の上昇量を測定した。その結果，両動作ともに強度に比例して腹腔内圧が増大することが示された（図9-12B）。また，最大努力での持ち上げ動作と下ろし動作を，速度を変化させて行ったところ，速度0～0.48 m/sの持ち上げ動作では腹腔内圧の上昇は漸増し，速度0.48～0.96 m/sの持ち上げ動作では腹腔内圧の上昇は定常を示した[9]。一方，下ろし動作では全速度にわたり，腹腔内圧の上昇量はほぼ一定であり，持ち上げ動作に比べると低値であった（図9-12C）。

Marrasら[12]は，体幹伸展動作において動作速度に依存して腹腔内圧の上昇量が増大したと報告

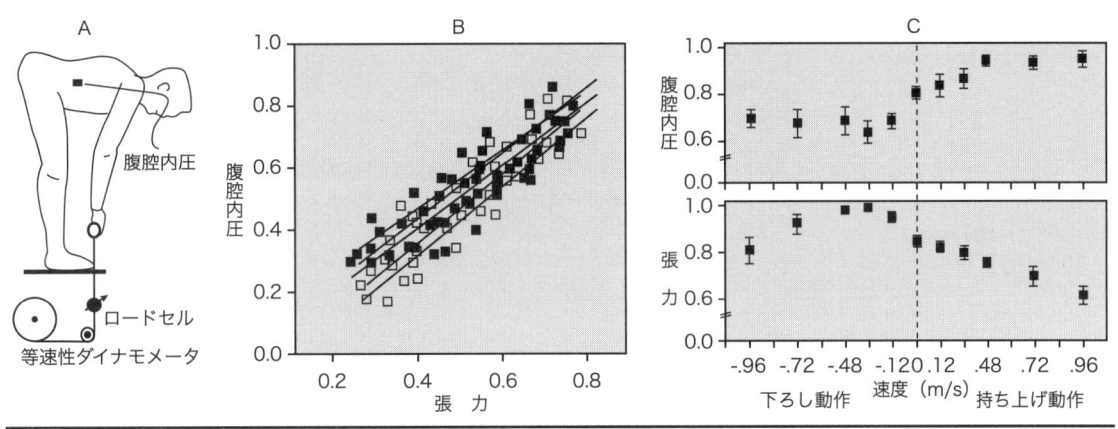

図 9-12　腹腔内圧の上昇量と張力・速度の関係（文献 9 より引用）
A：等速性の持ち上げ動作と下ろし動作．B：張力発揮と腹腔内圧上昇量との関係．動作速度は 0.48 m/s．□；持ち上げ動作，■；下ろし動作．張力発揮と腹腔内圧上昇量はそれぞれ相対値で示されている．C：動作速度と腹腔内圧上昇量との関係．下ろし動作では腹腔内圧上昇量は動作速度にかかわらずほぼ一定であるが，持ち上げ動作では動作速度の増大に伴い漸増する傾向を示した．

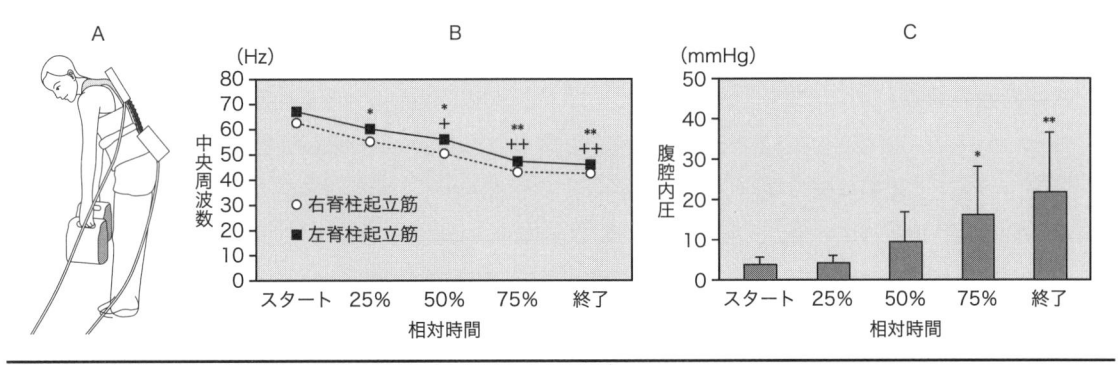

図 9-13　腹腔内圧の上昇量と疲労の関係（文献 37 より引用）
A：体幹前傾保持テスト．B：脊柱起立筋の中央周波数の経時的変化．脊柱起立筋は経時的に有意な低下を示した．* $p < 0.001$ 右脊柱起立筋（vs. スタート），+ $p < 0.001$ 左脊柱起立筋（vs. スタート），** $p < 0.001$ 右脊柱起立筋（vs. スタート，25 ％および 50 ％），++ $p < 0.001$ 左脊柱起立筋（vs. スタート，25 ％および 50 ％）．C：腹腔内圧上昇の経時的変化．* $p < 0.001$ vs. スタートおよび 25 ％，** $p < 0.001$ vs. スタート，25 ％および 50 ％．

した．しかしトルク発揮があまりに小さい場合，腹腔内圧の上昇量はわずかであり，実質的な増大は約 54 Nm 以上のトルクが発揮されたときであると報告した[30]（**図 9-9A〜C**）．

以上の結果より，腹腔内圧の上昇量は動作の種類や速度，トルク発揮や負荷量に影響を受けることが示唆された．

4. 疲労の影響

Essendrop ら[37]は，立位体幹 45°前傾位で体重の 15 ％相当の重錘を疲労困憊にいたるまで持続的に把持させ，腹腔内圧の経時的変化について検討した（**図 9-13A**）．持続的な課題遂行によって脊柱起立筋は経時的に筋疲労を呈したのに対して（**図 9-13B**），腹腔内圧の上昇量は経時的に漸増した（**図 9-13C**）．このことから，腹腔内圧の上昇による脊柱伸展モーメント作用が脊柱起立筋を代償したと考察した．しかし，体幹以外の動作，たとえば把握動作や足関節底屈の持続的な等尺性運動を疲労困憊にいたるまで行った場合でも，経時的に腹腔内圧が増大したことから[38]，疲労により動作遂行の相対的な努力度が増大したことによ

第3章 運動機能

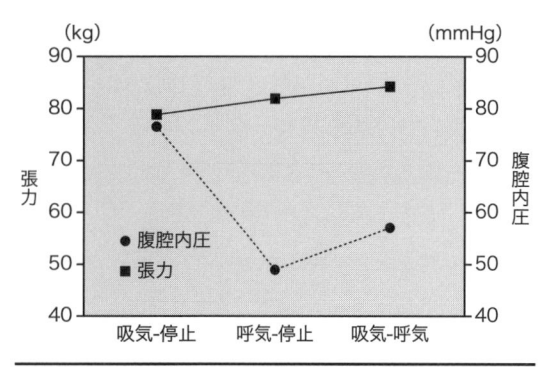

図9-14 呼吸パターンが腹腔内圧上昇量と持ち上げ張力に及ぼす影響
吸気位で呼吸停止させ，持ち上げ動作を行ったとき腹腔内圧の上昇量は有意に増大する．一方，持ち上げ張力は呼吸パターンによる有意な変化を認めなかった．

って，腹腔内圧が増大した可能性が考えられる．

5. 体幹筋力の影響

Hemborgらの一連の研究[20〜22]では，健常群と体幹筋力の低下した腰痛群の2群における持ち上げ動作中の腹腔内圧の上昇量が比較された．対象となった腰痛群の体幹屈曲筋力は，健常群に比べて25％低下しており，体幹伸展筋力は有意差を認めなかった．両群とも10 kg，25 kg，40 kg負荷の持ち上げ動作を行ったが，各負荷の持ち上げ動作における腹腔内圧の上昇量は両群で有意差を認めなかった[20]．しかし，両群の体幹筋力の違いを考慮すると，使用された同一負荷強度では両群の相対的負荷強度が異なることを意味しており，腹腔内圧の上昇量が過大評価または過小評価されている可能性がある．さらにHemborgらは，両群に対して5週間の等尺性腹筋トレーニングを実施させ，トレーニング前後における持ち上げ動作時の腹腔内圧の上昇量を比較した[21〜22]．その結果，トレーニング後では体幹屈曲筋力の有意な増大を認めたものの，持ち上げ動作中の腹腔内圧の上昇量に有意な変化は認められなかった．Goldishら[2]は，この結果を受けて，体幹筋力が増大したことによって体幹筋による安定化作用が

増大したために腹腔内圧の上昇量が変化しなかったと推察した．

Cresswellら[7]は，10週間の体幹回旋筋トレーニング前後で種々の動作中の腹腔内圧の上昇量を比較した．トレーニング後では体幹回旋筋力が約30％増大し，バルサルバ操作時の腹腔内圧の上昇量は約11.6％増大した．しかし，ドロップジャンプの着地動作や体幹への外乱刺激課題で生じた腹腔内圧の上昇量は，トレーニング前後で有意差を認めなかった．一方，トレーニング後の動作では，腹腔内圧の上昇時間が有意に短縮したことから，より短時間で必要量の腹腔内圧が獲得できるようになったと推察された．したがって，体幹の筋力トレーニング効果は，バルサルバ操作のような静的動作では腹腔内圧の量的な増大をもたらし，動的な動作では量的な増大よりもむしろ上昇率の改善といった質的な改善をもたらす可能性が示唆された．

6. 呼吸の影響

腹腔内圧上昇に関与する横隔膜と腹筋群はともに主要な呼吸筋であり，腹腔内圧上昇は呼吸パターンに影響を受ける．Haginsら[17, 18]は，①持ち上げ動作前に吸気を行い，持ち上げ動作と同時に呼吸を止める，②持ち上げ動作前に呼気を行い，持ち上げ動作と同時に呼吸を止める，③持ち上げ動作前に吸気を行い，持ち上げ動作中は持続的な呼気を行う，という3つの呼吸パターンで持ち上げ動作を行った時の腹腔内圧の上昇量と最大持ち上げ張力を比較した．その結果，①の呼吸パターンでは，②③の呼吸パターンに比べて腹腔内圧の上昇量が有意に増大していた（図9-14）．一方，最大持ち上げ張力は3つの呼吸パターンで有意差を認めなかった．すなわち，呼吸パターンは腹腔内圧の上昇量を変化させるが，これらの影響が必ずしも持ち上げ張力に影響を及ぼすとはいえないことが示唆された．

9. 腹腔内圧のバイオメカニクス

　Hemborgら[20]は，持ち上げ動作において呼吸パターンを規定しない自然呼吸を分析し，持ち上げ動作時の換気量は腹腔内圧の上昇量と直接的な関係を認めなかったと報告した。一方Haginsら[17,18]は，この研究の欠点を改善した方法を用いて，自然呼吸の換気量が持ち上げ強度に対応して変化することを報告し，腹腔内圧の上昇を補助する目的で自然呼吸がコントロールされている可能性を示唆した。

　重量物の持ち上げ動作では，腹腔内圧の上昇量と胸腔内圧の上昇量は相関関係にあると報告された[34]（図9-15）。腹腔内圧が横隔膜に対して上方への押し上げ力，胸腔内圧は下方への押し下げ力として均衡すると考えられる[17,18]。しかし，胸腔内圧が上昇することは声門の閉鎖に伴う呼吸の継続性の破綻を意味する。McGill[39]は，体幹筋群の共同収縮を維持しながら自由に呼吸できる能力は，動作中の脊柱安定化を持続するために重要であると述べた。Cholewickiら[34]は，腹腔内圧の上昇と胸腔内圧の上昇が分離できるかどうかを検討したが，腹腔内圧の上昇を維持しつつ胸腔内圧を減少させることができたのは被験者5名のうち1名のみであった（図9-16）。この1名の身体的特性については示されていないが，彼ら[34]は体幹のトレーニングによって腹腔内圧の上昇と呼吸を分離できる能力が獲得されるかもしれないと述べた。いかなるトレーニング法が有益かについては今後の研究が待たれる。

7. 体幹ベルトの影響

　体幹ベルトに関する研究は，皮製のウエイトリフティング用ベルトが使用されているものが多い。Harmanら[14]は，1RMの90％相当負荷のデッドリフトにおいて，ベルト着用によって腹腔内圧の上昇量が約12％増大したと報告した。McGillら[15]は，72～90kgのスクワットリフトにおいて，平均で約21％増大したと報告したが，

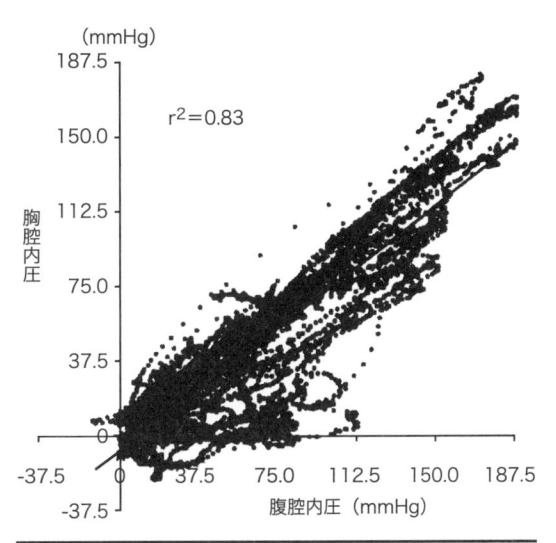

図9-15　腹腔内圧の上昇量と胸腔内圧の上昇量の関係（文献34より引用）

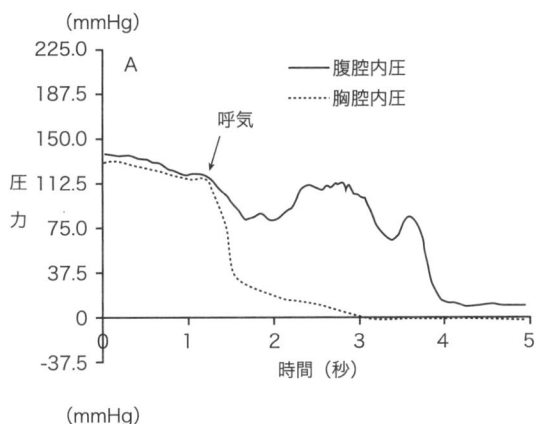

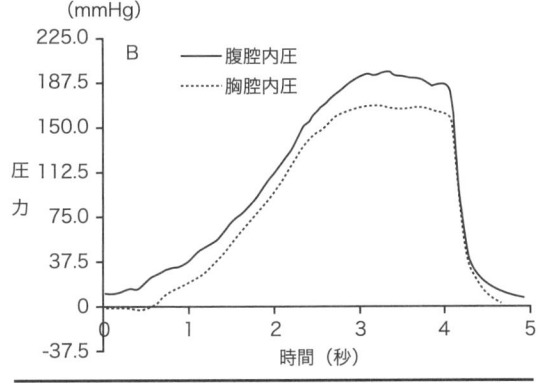

図9-16　腹腔内圧と胸腔内圧との関係（文献34より引用）
A：腹腔内圧の上昇を維持したまま呼気動作にて胸腔内圧が減少した1例。B：典型的な腹腔内圧と胸腔内圧の上昇曲線。

ベルト着用に伴う腹腔内圧の上昇によって脊柱圧迫力も増大したことから，ベルトの処方が腰痛に対して効果的であるという根拠を示すにはいたっていないと結論づけた。一方で，Miyamotoら[16]は，バルサルバ操作および等尺性持ち上げ動作において，ベルト着用によって腹腔内圧の上昇に有意な増大を認めず，脊柱起立筋の筋内圧のみが有意に増大したと報告しており，ベルト着用に関しては一致した見解が得られていない。

D. まとめ

1. すでに真実として承認されていること

- 腹腔内圧の上昇は，脊柱伸展モーメントを生じさせる。
- 腹腔内圧の上昇時には椎間板内圧も増大する。
- 腹腔内圧の上昇が腰椎椎体間の前後動揺性を減少させる。
- 腹腔内圧の立ち上がりは動作開始や外乱刺激に先行する。
- バルサルバ操作による腹腔内圧の上昇において，腹筋群のなかで腹横筋の貢献度が最も高く，腹直筋が最も低い。
- 持ち上げ動作で生じる腹腔内圧の上昇量は動作の頻度や強度，速度の影響を受ける。
- トルク発揮があまりにも小さい動作では，腹腔内圧の著明な上昇は生じない。
- 呼吸停止状態での努力性動作では腹腔内圧の上昇量が大きく，特に吸気位で呼吸停止させたときのほうが，呼気位で呼吸停止させたときよりも腹腔内圧の上昇量が大きい。

2. 議論の余地はあるが，今後の重要な研究テーマとなること

- 体幹筋力トレーニング前後の腹腔内圧の変化について。
- 腹腔内圧が腰椎椎間関節の回旋安定性に及ぼす影響について。
- 呼吸の継続と腹腔内圧の上昇との両課題を遂行可能とする身体的要因や効果的なトレーニング法について。

3. 真実と思われていたが，実は疑わしいこと

- 体幹ベルトの着用によって腹腔内圧上昇量が増大すること。

文　献

1. Morris JM, Lucas DB, Bresler B. Role of the trunk in stability of the spine. *J Bone Joint Surg Am*. 1961; 43: 327-51.
2. Goldish GD, Quast JE, Blow JJ, Kuskowski MA. Postural effects on intra-abdominal pressure during Valsalva maneuver. *Arch Phys Med Rehabil*. 1994; 75: 324-7.
3. Tzelepis GE, Nasiff L, McCool FD, Hammond J. Transmission of pressure within the abdomen. *J Appl Physiol*. 1996; 81: 1111-4.
4. Nachemson AL, Andersson BJ, Schultz AB. Valsalva maneuver biomechanics. Effects on lumbar trunk loads of elevated intraabdominal pressures. *Spine*. 1986; 11: 476-9.
5. McGill SM, Norman RW. Reassessment of the role of intra-abdominal pressure in spinal compression. *Ergonomics*. 1987; 30: 1565-88.
6. Hodges PW, Eriksson AE, Shirley D, Gandevia SC. Intra-abdominal pressure increases stiffness of the lumbar spine. *J Biomech*. 2005; 38: 1873-80.
7. Cresswell AG, Blake PL, Thorstensson A. The effect of an abdominal muscle training program on intra-abdominal pressure. *Scand J Rehabil Med*. 1994; 26: 79-86.
8. Cresswell AG, Oddsson L, Thorstensson A. The influence of sudden perturbations on trunk muscle activity and intra-abdominal pressure while standing. *Exp Brain Res*. 1994; 98: 336-41.
9. Cresswell AG, Thorstensson A. Changes in intra-abdominal pressure, trunk muscle activation and force during isokinetic lifting and lowering. *Eur J Appl Physiol Occup Physiol*. 1994; 68: 315-21.
10. Cholewicki J, Juluru K, McGill SM. Intra-abdominal pressure mechanism for stabilizing the lumbar spine. *J Biomech*. 1999; 32: 13-7.
11. Harman EA, Frykman PN, Clagett ER, Kraemer WJ. Intra-abdominal and intra-thoracic pressures during lifting and jumping. *Med Sci Sports Exerc*. 1988; 20: 195-201.
12. Marras WS, Mirka GA. Intra-abdominal pressure during trunk extension motions. *Clin Biomech (Bristol, Avon)*. 1996; 11: 267-74.
13. Grillner S, Nilsson J, Thorstensson A. Intra-abdominal pressure changes during natural movements in man. *Acta*

14. Harman EA, Rosenstein RM, Frykman PN, Nigro GA. Effects of a belt on intra-abdominal pressure during weight lifting. *Med Sci Sports Exerc.* 1989; 21: 186-90.
15. McGill SM, Norman RW, Sharratt MT. The effect of an abdominal belt on trunk muscle activity and intra-abdominal pressure during squat lifts. *Ergonomics.* 1990; 33: 147-60.
16. Miyamoto K, Iinuma N, Maeda M, Wada E, Shimizu K. Effects of abdominal belts on intra-abdominal pressure, intra-muscular pressure in the erector spinae muscles and myoelectrical activities of trunk muscles. *Clin Biomech (Bristol, Avon).* 1999; 14: 79-87.
17. Hagins M, Pietrek M, Sheikhzadeh A, Nordin M, Axen K. The effects of breath control on intra-abdominal pressure during lifting tasks. *Spine.* 2004; 29: 464-9.
18. Hagins M, Pietrek M, Sheikhzadeh A, Nordin M. The effects of breath control on maximum force and IAP during a maximum isometric lifting task. *Clin Biomech (Bristol, Avon).* 2006; 21: 775-80.
19. Hemborg B, Moritz U, Löwing H. Intra-abdominal pressure and trunk muscle activity during lifting. IV. The causal factors of the intra-abdominal pressure rise. *Scand J Rehabil Med.* 1985; 17: 25-38.
20. Hemborg B, Moritz U. Intra-abdominal pressure and trunk muscle activity during lifting. II. Chronic low-back patients. *Scand J Rehabil Med.* 1985; 17: 5-13.
21. Hemborg B, Moritz U, Hamberg J, Löwing H, Akesson I. Intraabdominal pressure and trunk muscle activity during lifting: effect of abdominal muscle training in healthy subjects. *Scand J Rehabil Med.* 1983; 15: 183-96.
22. Hemborg B, Moritz U, Hamberg J, Holmström E, Löwing H, Akesson I. Intra-abdominal pressure and trunk muscle activity during lifting. III. Effect of abdominal muscle training in chronic low-back patients. *Scand J Rehabil Med.* 1985; 17: 15-24.
23. Keith A. Mans posture: its evolution and disorders. Lecture IV. The adaptations of the abdomen and its viscera to the orthograde posture. *Br Med J.* 1923; 1: 587-90.
24. Hodges PW, Cresswell AG, Daggfeldt K, Thorstensson A. *In vivo* measurement of the effect of intra-abdominal pressure on the human spine. *J Biomech.* 2001; 34: 347-53.
25. Daggfeldt K, Thorstensson A. The role of intra-abdominal pressure in spinal unloading. *J Biomech.* 1997; 30: 1149-55.
26. Essendrop M, Andersen TB, Schibye B. Increase in spinal stability obtained at levels of intra-abdominal pressure and back muscle activity realistic to work situations. *Appl Ergon.* 2002; 33: 471-6.
27. Cholewicki J, Juluru K, Radebold A, Panjabi MM, McGill SM. Lumbar spine stability can be augmented with an abdominal belt and/or increased intra-abdominal pressure. *Eur Spine J.* 1999; 8: 388-95.
28. Essendrop M, Hye-Knudsen TC, Skotte J, Hansen FA, Schibye B. Fast development of high intra-abdominal pressure when a trained participant is exposed to heavy, sudden trunk loads. *Spine.* 2004; 29: 94-9.
29. Kawabata M, Kagaya Y, Shima N, Nishizono H. Changes in intra-abdominal pressure and trunk activation during drop jump. *Jpn J Phys Fitness Sports Med.* 2008; 57: 225-34.
30. Marras WS, King AI, Joynt RL. Measurement of loads on the lumbar spine under isometric and isokinetic conditions. *Spine.* 1984; 9: 176-87.
31. Marras WS, Joynt RL, King AI. The force-velocity relation and intra-abdominal pressure during lifting activities. *Ergonomics.* 1985; 28: 603-13.
32. Cresswell AG, Grundström H, Thorstensson A. Observations on intra-abdominal pressure and patterns of abdominal intra-muscular activity in man. *Acta Physiol Scand.* 1992; 144: 409-18.
33. Arjmand N, Shirazi-Adl A. Role of intra-abdominal pressure in the unloading and stabilization of the human spine during static lifting tasks. *Eur Spine J.* 2006; 15: 265-75.
34. Cholewicki J, Ivancic PC, Radebold A. Can increased intra-abdominal pressure in humans be decoupled from trunk muscle co-contraction during steady state isometric exertions? *Eur J Appl Physiol.* 2002; 87: 127-33.
35. Cresswell AG, Thorstensson A. The role of the abdominal musculature in the elevation of the intra-abdominal pressure during specified tasks. *Ergonomics.* 1989; 32: 1237-46.
36. Baty D, Stubbs DA. Postural stress in geriatric nursing. *Int J Nurs Stud.* 1987; 24: 339-44.
37. Essendrop M, Schibye B, Hye-Knudsen C. Intra-abdominal pressure increases during exhausting back extension in humans. *Eur J Appl Physiol.* 2002; 87: 167-73.
38. Williams CA, Lind AR. The influence of straining maneuvers on the pressor response during isometric exercise. *Eur J Appl Physiol Occup Physiol.* 1987; 56: 230-7.
39. McGill SM. *Low Back Disorders: evidence-based prevention and rehabilitation.* Human Kinetics, IL, Champain, 2002.

(河端　将司)

第4章
スポーツ動作と腰痛の機械的機序

　スポーツ選手の腰痛症は特定の動作の反復により発現する例が多い。そのメカニズムの理解には各種スポーツ動作の詳細な分析から腰部へのストレスを考察することが重要である。腰部へのストレスは主に屈曲・伸展・側屈・回旋などに分類され，臨床評価でも運動時の疼痛誘発はスポーツ動作を想定して検討することが多い。よって本章では，スポーツ活動時に腰部に生じる主な運動を「屈曲」「伸展」「回旋」と大別し，各運動を行う代表的なスポーツの疫学やバイオメカニクス研究，また各運動による局所へのストレスに関する文献をレビューし，体幹運動がもたらす腰痛発症の機械的機序という視点でまとめた。

　屈曲パターンは，体幹の屈曲動作を反復し腰痛の発症率が高いとされるボート競技の報告をまとめた。腰痛発症の機械的機序を動作，筋活動に分類し整理した。また，体幹の屈曲姿勢を保持するスポーツ種目の代表として，自転車競技を取り上げた。腰痛発症のメカニズムを動作，筋活動，関節可動域，用具（自転車パーツ）などの視点からレビューした。

　伸展パターンは，はじめに脊椎伸展運動時にその制動要素である構造体（椎間関節や椎間板）に生じる変化から，伸展型腰痛の発生機序を検討した。次いで，過度な体幹伸展動作を要求されるスポーツ種目として，器械体操，新体操，クラシックバレエ，フィギュアスケートに着目し腰痛の発生率を疫学的にまとめた。また，体幹伸展動作やその際の筋活動の特徴を腰痛群と健常群で比較した報告や，前述した競技のスポーツ選手の身体特性や動作の特徴から腰痛の機械的機序を検討した報告を整理した。

　最後の回旋パターンは，体幹の回旋動作を頻回し腰痛発症率が高いとされるゴルフのスイング動作や野球の投球動作において，脊椎や骨盤帯の各回旋運動を分析した報告をまとめた。また，過剰な回旋運動や回旋に側屈運動が加わるなどの回旋運動由来の力学的ストレスが腰痛の機械的機序につながることを考察した。最後に，体幹回旋時の筋活動やそこから考察される腰痛発症のメカニズムをゴルフ，テニスなどの種目を例に整理し，さらにパフォーマンスとの関連を考察した。

　以上のように腰痛発症の機械的機序に関する報告を体幹運動のパターン別にレビューした。そこから，実際のスポーツ動作と腰痛との関連について現在まで得られているエビデンスの有無や今後検討が必要な事項を整理し，今後の課題とした。

第4章編集担当：鈴川　仁人

10. 屈曲パターン

はじめに

　腰痛発生の因子として，スポーツ種目，トレーニング頻度，トレーニング強度，技術的な問題などが考えられている[1]。さまざまな腰痛の因子のなかから，本項では体幹の屈曲を特徴とするスポーツ種目の腰痛の機械的機序に関して文献的考察を行った。

　体幹の屈曲を特徴とするスポーツは，「体幹の屈曲を反復する種目」と「体幹の屈曲姿勢を保持する種目」の2パターンに大別することができる。前者は，ボート競技やデットリフトといった種目があげられ，後者は，自転車競技，スケート，スキーといった種目があげられる。本項では，「体幹の屈曲を反復する種目」の代表例をボート競技，「体幹の屈曲姿勢を保持する種目」の代表例を自転車競技とし，2つの異なる屈曲パターンによる腰痛の機械的機序の考察を行う。

A. 文献検索方法

　文献検索にはPubMedを用いた。「low back pain」をキーワードに，体幹の屈曲を特徴とするスポーツ種目「rowing」「cycling」の検索を行い，先行研究を含め最終的にrowingに関する文献18件，cyclingに関する文献12件の合計30件の文献を選択した。

B. ボート競技（体幹の屈曲を反復する種目）

1. ボート競技の特徴

　ボート競技は，1人の競技者が1本のオールを使用するスィープローイングと2本のオールを使用するスカルローイングの2種のスタイルがある。ストロークは，どちらのスタイルにおいてもキャッチ，ドライブ，フィニッシュ，リカバリーの4相からなり[2]（図10-1），ボートは主にドライブ相における膝関節，股関節，体幹の伸展および上肢のプル動作により加速される。

2. 疫学調査

　ボート競技における疫学調査の結果を表10-1に示す。腰痛を含む腰部の外傷の発生率は，全体の18～36％を占め，膝関節や手関節とならび，ボート競技における主要な外傷の1つであると報告された[3～5]。また，O'Kaneら[5]は，大学生選手

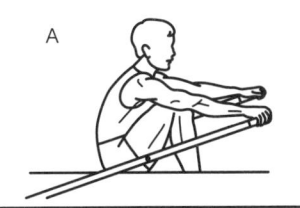

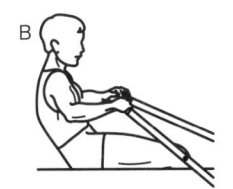

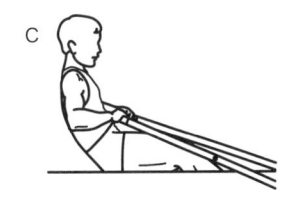

図10-1　ボート競技におけるストローク（文献2より引用）
A：キャッチ，B：ドライブ，C：フィニッシュ。フィニッシュからキャッチにもどる相をリカバリーという。

第4章 スポーツ動作と腰痛の機械的機序

表10-1 ボート競技における腰部外傷の発生率

発表者（発表年）	対象（人）	割合（％）
O'Kane（2003）[5]	1,829	36.6
Teiz（2002）[4]	1,632	32.0
Hickey（1997）[3]	172	18.7

表10-2 腰痛による競技休止期間（文献5より引用）

復帰までに要した時間	割合（％）
1週間以内	61.9
1週間～1ヵ月	20.0
1ヵ月～シーズン終了	18.1

表10-3 ボート競技における腰痛発生因子

運動	屈曲運動の反復によるストレス 競技特性上の過屈曲
筋活動	競技中の脊柱起立筋の過活動
軸圧	ドライブ相において腰椎に加わるストレス

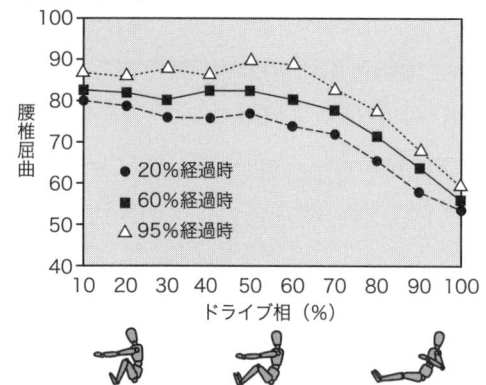

図10-2 ボート運動における腰椎の屈曲の経時的変化（文献7より引用）

を対象に、腰痛により練習を休止する期間を調査し、半数以上は1週間以内に復帰していることを報告し、ボート競技における腰痛は好発するが重症にはいたらないことを示唆した（表10-2）。

3. ボート競技における腰痛発生のメカニズム

ボート競技に関するレビューや過去の研究から、腰痛発生のメカニズムとして運動、筋活動、軸圧の3項目があげられる。運動に関しては屈曲運動の反復および競技特性上の過屈曲のストレスが、筋活動に関しては競技中の脊柱起立筋の過活動によるストレスが、軸圧に関してはドライブ相において腰椎に加わる軸圧が腰痛と関連していると考えられており、それらに関して文献的考察を行った（表10-3）。

1）運動

(1) 屈曲運動の反復によるストレス

ボート競技は、ストロークによる体幹の屈曲運動の反復を特徴とするスポーツで、その反復回数は、90分間の練習で1,800回に及ぶといわれている[6]。Caldwellら[7]は、ストロークの反復が体幹の運動に与える影響について調査した。2,000 mボート運動時の、20％経過時、60％経過時、95％経過時で比較すると、腰椎の屈曲角度は経時的に増加することが示された（図10-2）。また、腰椎の屈曲の経時的な増加に関しては、Holtら[8]によって、同様の結果が報告されており、腰痛との関連が示唆された。腰椎の屈曲が腰部に与えるストレスに関する基礎研究では、腰椎の過屈曲は棘上靱帯や椎間関節包などの腰部の軟部組織へ伸張ストレスを与えること[9]、棘上靱帯への伸張ストレスが増大すると反射的に多裂筋の筋活動が増大すること[10] が報告されており、腰痛の要因になることが示唆された。よって、経時的にストローク運動を反復することにより腰椎の屈曲が増加し、その結果、腰部の軟部組織などへの伸張ストレスが増大することが腰痛の一因であると考えられる。

(2) 競技特性上の腰椎の過屈曲

健常な選手を対象とした研究では、脊柱はキャッチポジションで20°屈曲し、フィニッシュポジションで30°伸展することが報告された[11]。キャ

ッチポジションにおける腰椎の過屈曲は，ストロークの延長を試みる際に生じやすく，特に技術が未熟な選手にみられ，腰痛との関連が示唆された[12]。Howell[13]は，腰椎の過屈曲が生じる選手に腰痛既往者が多いことを報告し，腰椎の屈曲と腰痛の関連を示唆した。しかし，腰痛を有する選手と健常な選手のキャッチ姿勢をMRI画像により比較すると，腰痛を有する選手に腰椎の過屈曲はみられず，逆に腰椎の屈曲は減少し，骨盤の前傾が増加しており[14]（図10-3），腰椎の過屈曲と腰痛の関連は否定的である。

したがって，競技特性上の腰椎の過屈曲に関しては，腰痛と関連する可能性は考えられるものの，後ろ向き調査では，腰痛を有する選手のフォームに腰椎の過屈曲はみられなかった。今後，前向き研究による要因の解明が望まれる。

2）筋活動

ボートの加速は主に下肢の筋群の働きにより生じるが，腰背部の伸筋群もボートの加速に寄与する。また，腰部の伸筋群はストローク中の腰椎屈曲の調整にも大きく貢献し，腰椎屈曲の増加によるストレスを制御している。そのため，腰部伸筋の疲労は，腰椎屈曲を増加させ腰痛の一因となると推察された[7]。前述したCaldwellら[7]は，脊柱起立筋および多裂筋の活動の経時的な変化を調査し，腰部伸筋群の活動量は経時的に50％MVCから80％MVCまで増加することを報告した（図10-4）。彼らは，継続的なストローク運動は腰椎の屈曲を増加させるとともに腰部の筋群の活動を増加させることを示し，腰痛との関連を示唆した。

McGregorら[15]は，健常なボート選手と腰痛を有するボート選手のL4-5レベルの多裂筋および脊柱起立筋の筋断面積をMRI画像により比較し，腰痛を有する選手の筋断面積が大きいことを報告した（図10-5）。この結果は，多裂筋および

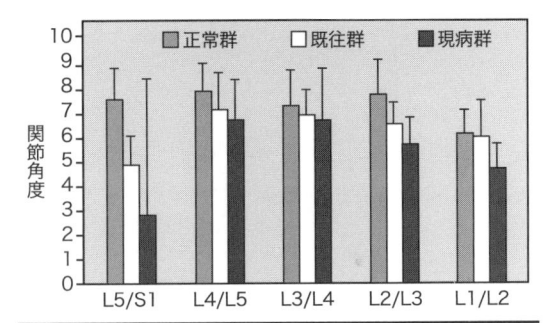

図10-3 キャッチ姿勢における腰椎の屈曲角度の比較（文献14より引用）
$p < 0.05$。

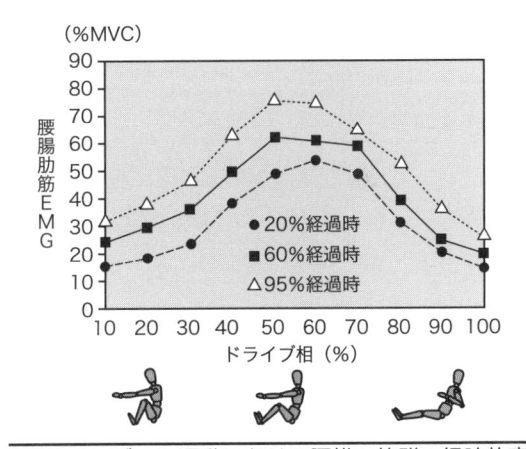

図10-4 ボート運動における腰椎の筋群の経時的変化（文献7より引用）

脊柱起立筋の筋断面積が減少する一般の腰痛者の特徴[16]とは異なり，ボート競技者の腰痛の特徴であることが示唆される。

以上より，持続的な運動による筋疲労の結果，腰椎の屈曲が増加することが腰痛の一因であると考えられる。また，腰部の筋の筋断面積が増加していることから，腰痛を有する選手は下肢の筋力不足を体幹の伸展で代償していることが示唆され，腰部の筋群の過活動が腰痛の一因と考えられる。

3）軸　圧

ストローク時，腰椎に加わる軸圧は腰痛の要因であると考えられている。ドライブ相ではL4-5の椎体には体重の4.6倍の軸圧がかかる[17]。また，

第4章 スポーツ動作と腰痛の機械的機序

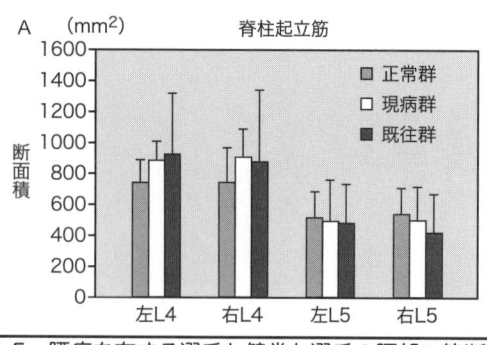

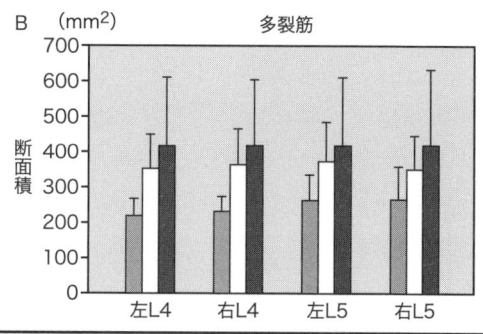

図10-5 腰痛を有する選手と健常な選手の腰部の筋断面積の比較（文献15より引用）

表10-4 自転車競技における腰部外傷の発生率

発表者（発表年）	対象（人）	割合（％）
Collaghan（1996）[19]	523	60.0
Wilber（1995）[20]	518	30.3

表10-5 自転車競技における腰痛発生因子

運動	体幹屈曲姿勢の持続 体幹屈曲姿勢における回旋運動
筋活動	筋活動のアンバランス
関節可動域	股関節周囲の筋群のタイトネス
自転車パーツ	サドルの角度 ハンドルの位置

骨に対して繰り返し刺激が加わることにより，ボート選手の腰椎の骨密度は増加していると報告された[17, 18]。しかし，これらの研究は健常な選手を対象としており，腰椎に加わる軸圧と腰痛の関連は明らかにされていない。

C. 自転車競技（体幹の屈曲姿勢を保持する種目）

1. 自転車競技

自転車競技はトラックを走るトラックレース，公道など舗装された路面を走るロードレース，山道など未舗装の路面を走るオフロードレースなどがある。種目により走行距離もさまざまで，求められる性能も異なるため，使用する自転車の形状，重量，タイヤやサドルなどのパーツも異なる。

2. 疫学調査

自転車競技における腰痛の発生率は，競技者を対象とした調査[19]では60.0％，愛好家を対象とした調査[20]では30.3％と報告された。頸部や膝関節の障害とならび発生率が高い（表10-4）。

3. 自転車競技における腰痛発生のメカニズム

自転車競技に関するレビューや過去の研究を参考に，腰痛発生のメカニズムとして，運動，筋活動，関節可動域，自転車パーツの4項目をあげた。運動に関しては屈曲姿勢の持続および屈曲姿勢での回旋運動が，筋活動に関しては筋の過活動や機能不全といった筋活動のアンバランスがストレスになると考えられている。また，股関節周囲の筋群の可動域制限が腰部へのストレスを増大する可能性や，サドルやハンドルなどの自転車パーツが腰痛と関連していることが考えられており，それらに関して文献的考察を行った（表10-5）。

1）運動

(1) 持続的な屈曲姿勢

自転車競技は，前方のハンドルを握るため体幹を屈曲させた姿勢が基本姿勢となる。自転車競技の練習は一部の筋力トレーニングを除き，自転車を用いて行うため，自転車競技者は長時間の体幹屈曲姿勢が強いられる。この持続的な屈曲姿勢と腰痛との関連が考えられている。

Burnettら[21]は，自転車駆動時の脊椎運動の変

10. 屈曲パターン

化に関して，腰痛を有する選手と健常な選手の比較検討を行った．腰痛を有する選手の運動の特徴として，下位胸椎屈曲の増加，下位腰椎の屈曲および回旋の増加傾向があげられた．腰椎の屈曲の増加は，腰部の伸張ストレスを増大させることから腰痛の要因であると考えられる．また，持続的に運動を継続することで，腰椎の屈曲がさらに増加することが腰痛の要因となることが考えられたが，実験では腰椎の屈曲の経時的な増加はみられず，腰痛との関連は示されなかった．したがって，自転車駆動姿勢における体幹の屈曲は腰痛の一因となることが考えられるが，持続的に運動を行うことで腰部へのストレスが増大することに関しては否定的である．

(2) 屈曲姿勢における回旋運動

自転車競技は，体幹屈曲姿勢を保持したまま，股関節の屈曲伸展運動によりペダルを漕ぐスポーツである．この股関節の屈曲は，骨盤帯を介して腰椎の回旋運動を伴い，体幹屈曲姿勢における腰椎回旋の反復は腰痛と関係していると考えられている．Burnettら[21]は，腰痛を有する選手の運動の特徴として，下位腰椎の屈曲および回旋の増加傾向をあげた．一方，基礎実験では，腰椎屈曲姿勢では腰椎の回旋運動が減少することが報告された[22,23]（図10-6）．腰椎の回旋運動が減少する腰椎屈曲位において，過度な回旋運動の反復により，周囲軟部組織などの構造体への伸張ストレスを増大させることが考えられ，これらが腰痛発症の一因となることが示唆された．

2) 筋活動

自転車競技は，体幹を固定した姿勢で左右対称の下肢の運動を行う競技である．姿勢を保持する体幹の筋群やペダルを漕ぐ下肢の筋群が協調的に働くことで，安定した運動が実施できる．そのため，左右の筋活動のアンバランスや，グローバル

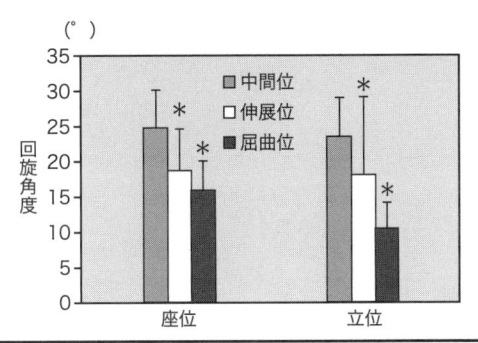

図10-6 腰椎屈曲姿勢における腰椎回旋角度の変化
（文献22より引用）

筋（脊柱起立筋の一部，外腹斜筋，腹直筋など）とローカル筋（多裂筋，腰横筋など）の筋活動のアンバランスは腰痛と関連すると考えられている．

Burnettら[22]は，持続的な自転車駆動時の体幹の筋活動に関して，腰痛を有する選手と健常な選手の比較検討を行い，腰痛を有する選手において，片側の腹直筋の活動の増加傾向，片側の内腹斜筋の活動の減少傾向および左右多裂筋の同時収縮の不全傾向を報告した．

多裂筋は下部腰椎の屈曲および回旋を制御し，腰椎の安定性に寄与する[24]．腰部の屈曲および回旋時，健常者の多裂筋は両側が対称的に活動するが，一般腰痛者においては多裂筋の左右対称な同時収縮の不全がみられると報告された[25]．腰痛を有する選手にみられた多裂筋の機能不全傾向は，腰部屈曲および回旋時の安定性を低下させ，腰痛の一因となる可能性が考えられる．また，腹直筋有意な筋活動は，内腹斜筋など体幹の安定性に寄与する筋群の活動を阻害し，腰痛の要因となると考察された[26]．そのため，腰痛を有する選手においてみられた腹直筋の筋活動の増加および内腹斜筋の筋活動の低下は腰痛と関連していることが示唆される．

3) 関節可動域

股関節周囲筋の柔軟性の低下は，股関節の可動

第4章 スポーツ動作と腰痛の機械的機序

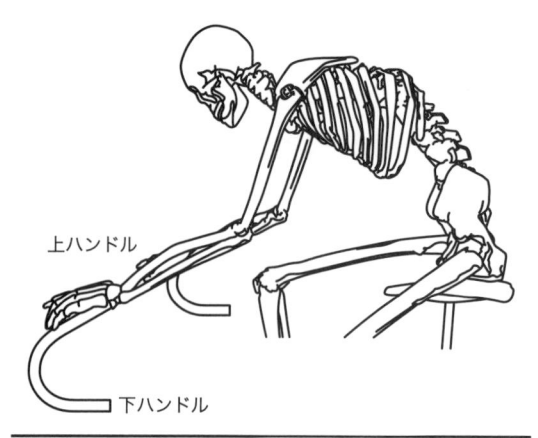

図10-7 ハンドルの位置（文献29より引用）

性の低下をまねき，腰部への負担が増加すると考えられている。

関節可動域と腰痛に関して，Brierら[27]が，腰部および股関節の柔軟性と腰痛の関連を調査した。しかし，腰痛群と正常群に有意差はみられず，腰部および股関節の柔軟性と腰痛に関連はみられなかった。臨床的には，股関節の柔軟性の向上は腰痛予防につながると考えられているが，柔軟性と腰痛の関連に着眼した研究自体が少なく，今後の研究が望まれる。

4）自転車パーツ

自転車は，目的によりタイヤ，サドル，ハンドルなどのパーツの形状，角度や位置が異なる。サドルの高さや角度，ハンドルの高さ，ハンドルとサドルの距離などは，自転車駆動姿勢に影響を及ぼすことから，パーツの違いによる運動の変化や腰痛への影響が研究されてきた。

（1）サドルの角度

Salaiら[28]は，サドルの前傾角度の変化による腰椎-骨盤の前傾角度の変化を調査し，サドルの前傾角度が増加することで骨盤の前傾角度が増加することを報告した。また，骨盤の前傾の増加により腰痛の減少傾向がみられ，骨盤の前傾の増加による腰椎の屈曲の減少が腰部への伸張ストレスを減少させたと考察した[28]。

（2）ハンドルの位置

Bresselら[29]は，上ハンドルと下ハンドルを用いて，ハンドルの高さが体幹の屈曲に及ぼす影響を検討し，下ハンドルにおいて骨盤の前傾および体幹の前傾が増加することを報告した（図10-7）。また，Usabiagaら[30]は，ハンドル位置が下になることで，体幹の前傾の増加に伴い腰椎の後弯が強まることを報告し，ハンドルの位置により腰椎の過屈曲を強いられることが腰痛の要因となることを考察した。サドルの高さや角度，ハンドルの高さ，ハンドルとサドルの距離などにより，自転車駆動姿勢は影響を受ける可能性が考えられるが，研究が少なく，今後の研究が期待される。

D. まとめ

1．ボート競技

ボート競技では，腰痛の発生率が高い点に関してはコンセンサスが得られているが，腰痛の因子に関しては統一された見解は得られていないのが現状である。

1）すでに真実として承認されていること
- 腰痛を有する選手は腰椎運動の減少および骨盤運動の増加傾向がみられる。
- 腰痛を有する選手は腰部筋群の筋断面積の増大がみられる。
- 継続的なストロークにより，腰部筋群の活動量の増加および腰椎の屈曲角度が増大する。

2）議論の余地はあるが，今後の重要な研究テーマになること
- 腰椎に加わる軸圧と腰痛の関連。
- ストローク中における腰部および下肢筋群の筋活動。

3）真実と思われていたが，実は疑わしいこと
- 競技中の腰椎の屈曲角度が大きい選手が腰痛になりやすい。

2．自転車競技
1）すでに真実として承認されていること
- 自転車競技において腰痛の発生率が高い。
- 自転車駆動姿勢と腰痛に関連がある。

2）議論の余地はあるが，今後の重要な研究テーマとなること
- 自転車のパーツと腰痛の関連について。
- 自転車駆動時の腰椎の屈曲や屈曲姿勢における回旋運動の変化と腰痛と関連について。
- 腰痛を有する選手と健常な選手の運動時の筋活動の差異と腰痛の関連について。

3）真実と思われていたが，実は疑わしいこと
- 継続的な運動により，運動や筋活動が変化し腰痛の要因となる。
- 体幹や股関節の柔軟性が低下することが腰痛の要因となる。

E．今後の課題

1．ボート競技
- 多くの研究は，腰痛に関する後ろ向き研究であった。今後，前向き研究により，筋力や柔軟性といった身体特性の観点や，フォームなどバイオメカニクスの観点から，腰痛の危険因子を見出す必要がある。
- 大規模サンプルの前向き研究により，腰痛群と非腰痛群の身体特性を検証することが望まれる。
- 多くの研究は陸上で行われているため，ストローク動作をより詳細に検討するためには，水上での動作分析が重要であると考えられる。

2．自転車競技
- 対象者が少ない研究が多いため，大きなサンプルサイズで，腰痛を有する選手の特徴を把握する必要がある。
- 前向き研究により，自転車競技における腰痛の危険因子を見出す必要がある。

文 献

1. Bono CM. Low-back pain in athletes. *J Bone Joint Surg Am*. 2004; 86: 382-96.
2. Timm KE. Sacroiliac joint dysfunction in elite rowers. *J Orthop Sports Phys Ther*. 1999; 29: 288-93.
3. Hickey GJ, Fricker PA, McDonald WA. Injuries of young elite female basketball players over a six-year period. *Clin J Sport Med*. 1997; 7: 252-6.
4. Teitz CC, O'Kane J, Lind BK, Hannafin JA. Back pain in intercollegiate rowers. *Am J Sports Med*. 2002; 30: 674-9.
5. O'Kane JW, Teitz CC, Lind BK. Effect of preexisting back pain on the incidence and severity of back pain in intercollegiate rowers. *Am J Sports Med*. 2003; 31: 80-2.
6. Rumball JS, Lebrun CM, Di Ciacca SR, Orlando K. Rowing injuries. *Sports Med*. 2005; 35: 537-55.
7. Caldwell JS, McNair PJ, Williams M. The effects of repetitive motion on lumbar flexion and erector spinae muscle activity in rowers. *Clin Biomech (Bristol, Avon)*. 2003; 18: 704-11.
8. Holt PJE, Bull AMJ, Cashman PMM, McGregor AH. Kinematics of spinal motion during prolonged rowing. *Int J Sports Med*. 2003; 24: 597-602.
9. Dolan P, Adams MA. Repetitive lifting tasks fatigue the back muscles and increase the bending moment acting on the lumbar spine. *J Biomech*. 1998; 31: 713-21.
10. Solomonow M, Zhou BH, Harris M, Lu Y, Baratta RV. The ligamento-muscular stabilizing system of the spine. *Spine*. 1998; 23: 2552-62.
11. Bull AM, McGregor AH. Measuring spinal motion in rowers: the use of an electromagnetic device. *Clin Biomech (Bristol, Avon)*. 2000; 15: 772-6.
12. McNally E, Wilson D, Seiler S. Rowing injuries. *Semin Musculoskelet Radiol*. 2005; 9: 379-96.
13. Howell DW. Musculoskeletal profile and incidence of musculoskeletal injuries in lightweight women rowers. *Am J Sports Med*. 1984; 12: 278-82.
14. McGregor A, Anderton L, Gedroyc W. The assessment of intersegmental motion and pelvic tilt in elite oarsmen. *Med Sci Sports Exerc*. 2002; 34: 1143-9.
15. McGregor AH, Anderton L, Gedroyc WM. The trunk muscles of elite oarsmen. *Br J Sports Med*. 2002; 36: 214-7.
16. Parkkola R, Rytokoski U, Kormano M. Magnetic resonance imaging of the discs and trunk muscles in patients with chronic low back pain and healthy control subjects. *Spine*. 1993; 18: 830-6.

17. Morris FL, Smith RM, Payne WR, Galloway MA, Wark JD. Compressive and shear force generated in the lumbar spine of female rowers. *Int J Sports Med*. 2000; 21: 518-23.
18. Lariviere JA, Robinson TL, Snow CM. Spine bone mineral density increases in experienced but not novice collegiate female rowers. *Med Sci Sports Exerc*. 2003; 35: 1740-4.
19. Callaghan MJ, Jarvis C. Evaluation of elite British cyclists: the role of the squad medical. *Br J Sports Med*. 1996; 30: 349-53.
20. Wilber CA, Holland GJ, Madison RE, Loy SF. An epidemiological analysis of overuse injuries among recreational cyclists. *Int J Sports Med*. 1995; 16: 201-6.
21. Burnett AF, Cornelius MW, Dankaerts W, O'Sullivan PB. Spinal kinematics and trunk muscle activity in cyclists: a comparison between healthy controls and non-specific chronic low back pain subjects -a pilot investigation. *Man Ther*. 2004; 9: 211-9.
22. Burnett A, O'Sullivan P, Ankarberg L, Gooding M, Nelis R, Offermann F, Persson J. Lower lumbar spine axial rotation is reduced in end-range sagittal postures when compared to a neutral spine posture. *Man Ther*. 2007; 13: 300-6.
23. Gunzburg R, Hutton W, Fraser R. Axial rotation of the lumbar spine and the effect of flexion. An *in vitro* and *in vivo* biomechanical study. *Spine*. 1991; 16: 22-8.
24. Danneels LA, Vanderstraeten GG, Cambier DC, Witvrouw EE, Stevens VK, De Cuyper HJ. A functional subdivision of hip, abdominal, and back muscles during asymmetric lifting. *Spine*. 2001; 26: E114-21.
25. Grabiner MD, Koh TJ, el Ghazawi A. Decoupling of bilateral paraspinal excitation in subjects with low back pain. *Spine*. 1992; 17: 1219-23.
26. O'Sullivan P, Twomey L, Allison G, Sinclair J, Miller K. Altered patterns of abdominal muscle activation in patients with chronic low back pain. *Aust J Physiother*. 1997; 43: 91-8.
27. Brier SR, Nyfield B. A comparison of hip and lumbopelvic inflexibility and low back pain in runners and cyclists. *J Manipulative Physiol Ther*. 1995; 18: 25-8.
28. Salai M, Brosh T, Blankstein A, Oran A, Chechik A. Effect of changing the saddle angle on the incidence of low back pain in recreational bicyclists. *Br J Sports Med*. 1999; 33: 398-400.
29. Bressel E, Larson BJ. Bicycle seat designs and their effect on pelvic angle, trunk angle, and comfort. *Med Sci Sports Exerc*. 2003; 35: 327-32.
30. Usabiaga J, Crespo R, Iza I, Aramendi J, Terrados N, Poza JJ. Adaptation of the lumbar spine to different positions in bicycle racing. *Spine*. 1997; 22: 1965-9.

（木村　佑，永野　康治，小笠原雅子）

11. 伸展パターン

はじめに

　体幹や股関節の伸展動作は，スポーツ活動中に求められることが多い動作である。体操やフィギュアスケートなど，競技によっては大きな可動域が要求される場合もあるため，それに耐えうる柔軟性や筋力が必要となる。臨床的には過度な腰椎前弯や胸椎後弯などのアライメント不良や，腰椎・股関節柔軟性の欠如，腹筋群や殿筋群の筋力低下などが存在すると，腰痛発生の危険性が高いと推測される。また，生理的な可動域の限界を超えるような伸展動作の繰り返しによる腰椎への機械的ストレスは，椎体や椎間関節・椎間板などの構造体に何らかの異常をきたす可能性があり，これが異常な筋活動を生み出すことで筋・筋膜性腰痛の発症につながるとも考えられる。そこで本項では，伸展型スポーツとして体幹・股関節の大きな伸展動作が求められる器械体操・新体操・バレエ・フィギュアスケートの4種目に焦点を当て，筋・筋膜性腰痛の発生機序についてバイオメカニクスや発生率，危険因子などの文献をレビューする。

A. 文献検索方法

　文献検索にはMedlineを使用し，「low back」OR「lumbar」AND「extension」のキーワードで検索した。ヒット件数は2,491件だった。そこから「biomechanics」「gymnast」「dance」「ballet」「rhythmic gym」「skating」のキーワードを追加し，レビューした文献で引用されている文献を含めて，最終的に33文献をレビューした。

B. 腰椎伸展動作のバイオメカニクス

　腰椎の伸展動作が腰椎構造体に及ぼす影響については，屍体を用いた実験より明らかにされてきた。Adamsら[1,2]は，屍体腰椎を伸展させた際の椎間板内圧を測定した。その結果，2°伸展時には椎間板後方における圧縮ストレスのピーク値が有意に上昇することが示された（図11-1）。しかし同様の実験から，椎間板中央部における圧縮ストレスは伸展角度の上昇とともに低下すると報告された（図11-2）。また椎間板変性モデル（椎間板高0.55 mm減少）では，腰椎屈曲・伸展時ともに正常モデルと比較して椎間板内圧は低下したとされており，伸展角度の上昇や椎間板高の減少は腰椎伸展時の椎間板内圧を低下させる要因と考えられる。しかし，椎間関節切除後には腰椎伸展に伴って椎間板内圧が上昇することが報告されて

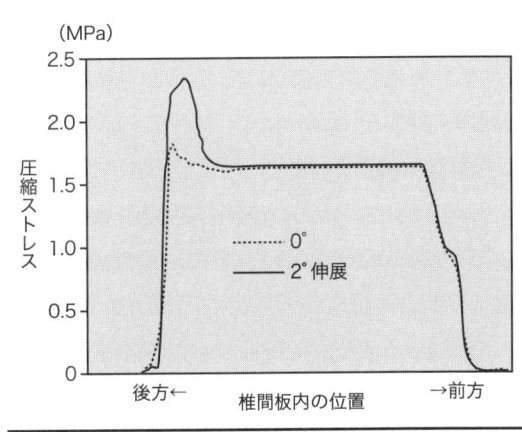

図11-1　椎間板内圧の変化（文献1より改変）

第4章 スポーツ動作と腰痛の機械的機序

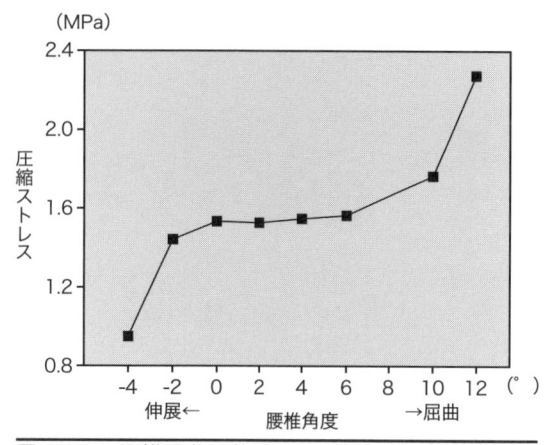

図11-2 腰椎屈曲・伸展時の椎間板内圧の変化（文献2より改変）

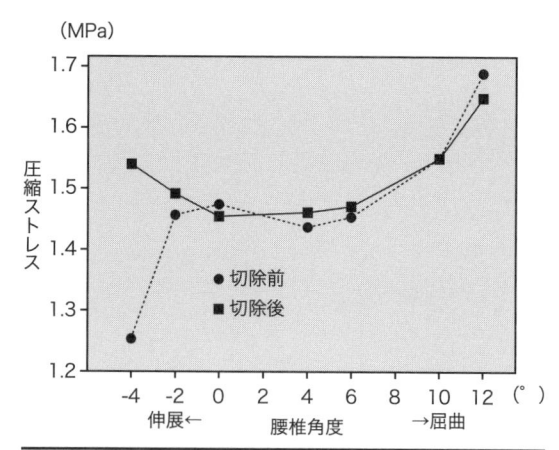

図11-3 椎間関節切除による椎間板内圧の変化（文献2より改変）

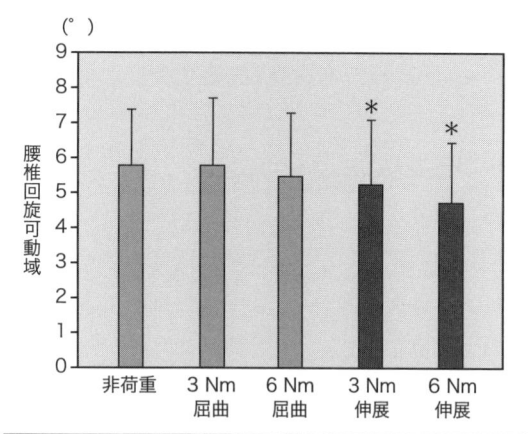

図11-4 腰椎屈曲・伸展時の回旋可動域（文献5より改変）

おり（**図11-3**）[2]，腰椎伸展角度の上昇や椎間板高の減少は椎間関節へのストレスを増加させるため[1,3,4]，結果として椎間板内圧が減少すると考察された。

腰椎伸展時の回旋運動に関しては，Haberlら[5]が屍体実験より，軸圧を加えずに下位腰椎を回旋させた際の回旋可動域と比較して，軸圧（200 N）下で伸展モーメント（3 Nm，6 Nm）を加えた際の回旋可動域のほうが有意に減少したと報告し（**図11-4**），下位腰椎伸展時の回旋可動域はほぼ0°であるとしたPanjabiら[6]の結果を支持した。またCT画像を用いた三次元モデルから，腰椎伸展時に反対側椎間関節が接触することを報告し，腰椎の回旋は椎間関節の接触により制限されると考察した。

これらの結果より，腰椎の伸展動作は椎間関節や椎間板後方へストレスを加えると考えられ，椎間板変性による椎間板高の減少は，椎間関節へのストレスをより大きくすると推測される。また腰椎の回旋可動域は腰椎伸展時に減少し，反対側椎間関節へストレスを加えることが考えられる。

C. 伸展型スポーツの腰痛発生率

伸展型スポーツにおける腰痛発生率についての疫学調査は多数存在するものの，筋・筋膜性腰痛を厳密に定義した報告はみられず，"low back pain"という"急性・慢性的に腰部に疼痛を有したもの"という大きな概念で定義された調査がほとんどである。そのため本項でも，筋・筋膜性腰痛のみならず構造的疾患を含んだ競技ごとの腰痛の発生率についてレビューする。

器械体操における腰痛の発生率については1980年代から報告がみられるが，ここでは対象数が比較的多く，前方視的に調査されているものを中心にまとめる。Caineら[7]は，女性器械体操選手50名（平均年齢12.6歳，平均練習時間20〜27時間/週）の1年間の外傷追跡調査を行い，

11. 伸展パターン

腰部慢性外傷の発生は全外傷147件中15件（10.2％）で，急性のものを含めると12.2％であったと報告した。またKoltら[8]は，女性器械体操選手の代表レベル24名（平均年齢12.5歳，平均練習時間33.3時間/週）と州レベル40名（平均年齢14.4歳，平均練習時間16.8時間/週）の3シーズンにおける外傷追跡調査を行い，腰部外傷の発生は代表レベル選手では全外傷151件中14件（9.2％），州レベル選手では198件中38件（19.4％），全体では14.9％であったと報告した。Marshallら[9]は，1988〜1989年のシーズンから2003〜2004年のシーズンまでの16年間におけるアメリカ大学ディビジョンⅠ〜Ⅲの女性器械体操選手の大規模な外傷追跡調査を行い，全外傷における筋・筋膜性腰痛の発生率は，練習時に6.1％，競技時に3.2％であり，足関節捻挫・膝靭帯損傷に次いで高かったと報告した。また，1人の選手における1回の練習または試合での発生率（athlete-exposures：AE）は，練習時は0.37（1,000 AE），競技時には0.49（1,000 AE）であったと報告した。

新体操における腰痛の発生率については，Hutchinson[10]が代表レベルの女性新体操選手7名（平均年齢16歳，平均練習時間34時間/週）の7週間の外傷追跡調査を行い，全外傷における腰痛の発生率は24.5％で最も高かったと報告した。また，Cupistiら[11]は，クラブレベルの女性新体操選手70名（平均年齢14.7歳）の8ヵ月間の外傷追跡調査を行い，全外傷における腰痛の発生は49件中8件（16.3％）で足部・足関節，膝関節に次いで高い値であったと報告した。同じくクラブレベルの女性新体操選手67名（平均年齢14.7歳）における外傷既往の質問紙調査[12]では，腰痛の既往を有した選手は7名（10.4％）であったと報告した。

バレエにおいては，Garrickら[13]が，プロバレエダンサー70名の3年間の外傷追跡調査を行い，腰部外傷の発生は全外傷309件中71件（23.0％）であり，最多だったと報告した。また，McMeekenら[14]は，バレエダンサー155名（男性51名，女性104名，平均年齢17.7歳，平均練習時間27.4時間/週）における腰痛の既往歴を質問紙にて調査した。その結果，腰痛の既往を有する選手は男性59％，女性49％にも及び，1週間の練習時間が30時間以上の選手は，それ以下の選手と比較して有意に腰痛の既往が多かったと報告した。

フィギュアスケートにおける腰痛の発生率の報告については，既往歴を調査した後方視的なものが2件みられた。Fortinら[15]は，フィギュアスケート国際大会出場レベル選手208名（平均年齢18.3歳）の外傷既往歴を質問紙にて調査した。その結果，腰部の既往を訴えた選手は44名（21.2％）であったと報告した。Dubravcic-Simunjakら[16]は，同じくフィギュアスケート国際大会出場レベル選手469名（男性233名，女性236名，平均年齢17.0歳）の外傷既往歴を質問紙にて調査し，腰部の既往を訴えたのは42名（9.0％）で，種目別でみるとアイスダンスではみられず，シングル・ペアの選手に多い傾向であったと報告した。

過去には器械体操選手を対象として，単純X線やMRIを用いて腰椎や椎間板の器質的異常が存在するかを調査した報告もみられる。Jacksonら[17]は，ジュニアからエリートレベルの女性器械体操選手100名（平均年齢14歳，平均練習時間20〜40時間）の腰椎側面像をX線にて撮像して椎間関節の異常の有無を調査し，11名（11％）に腰椎分離症の所見がみられ，うち6名はすべり症を有していたと報告した。また，Solerら[18]は，1988〜1997年に受診したエリートスポーツ選手3,152名（男性2,141名，女性1,011名，平均年齢20.6歳）の腰椎X線撮影の結果から，器械体操選手235名中33名

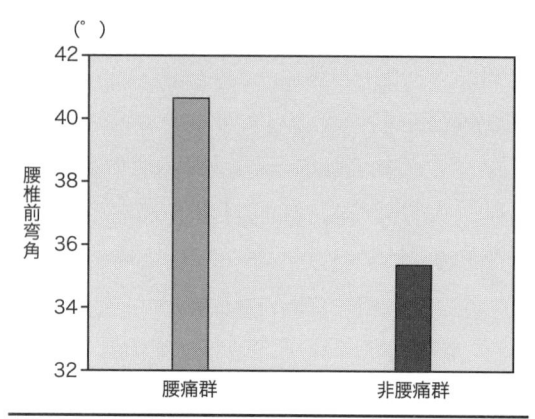

図11-5 腰痛群と非腰痛群での腰椎前弯角（文献26のデータより作図）

（14.0％）に腰椎分離症の所見がみられ，投てき・漕艇選手に次いで多かったと報告した。

MRIを用いて椎間板変性などの所見をみた報告が存在する。Swardら[19]は，ナショナルレベルの男性器械体操選手24名（平均年齢23.0歳）のうち18名（75％）で椎間板変性がみられたと報告した。Bennettら[20]は，オリンピックレベルの女性器械体操選手19名（平均年齢16.0歳）のうち12名（63.2％）で同じく椎間板変性がみられたと報告した。このように，腰椎伸展動作を多く行う器械体操選手に椎間板変性や椎間関節の異常が比較的多くみられることが過去の報告からも明らかであり，先述した基礎研究の結果を裏づけるものとなっていた。

D. 体幹伸展動作と腰痛

体幹伸展動作時の筋電図や動作解析を健常群と腰痛群で比較した研究もある。これらの研究は，スポーツを行っていない一般成人を対象としているが，伸展型スポーツにおける腰痛発生のメカニズムを考察するうえで重要であると考える。三次元動作解析装置を用いて体幹伸展動作を測定した報告によると，立位膝伸展位での体幹伸展動作において，健常群では股関節伸展角度（13.9°）よりも腰椎伸展角度（17.5°）のほうが大きく，伸展角速度の最大値も股関節（14.6°/秒）よりも腰椎（21.7°/秒）のほうが大きいことが示された[21]。これより，股関節よりも腰椎のほうがより大きく貢献していると考えられる。これに対して，健常群と腰痛群の比較では，腰痛群のほうが腰椎の伸展角度が有意に小さいとする報告[22]と，有意差がないとする報告[23]があり，一致した見解は得られていない。また股関節の伸展角度については，Wongら[22]が，腰痛群のほうが健常群と比較して有意に小さいと報告した。

体幹伸展動作時の筋活動については，Cholewickiら[24]が，膝立ち位で屈曲方向に負荷をかけた状態から，急激に負荷を開放した際の体幹筋活動を表面筋電により調査し，腰痛群では負荷を開放した直後の腹直筋・内外腹斜筋の筋電活動が，健常群と比較して有意に減少するとした。また腰痛群では負荷開放直後の広背筋や脊柱起立筋の筋活動停止時間と，腹直筋や内外腹斜筋の筋活動開始時間の有意な遅延がみられたことを報告した[24,25]。

これらの報告より，体幹伸展動作は股関節よりも腰椎での運動が大きく，腰痛群では股関節の伸展が制限されることによって，腰椎により大きな運動が求められている可能性がある。また腰痛群では腹筋群よりも広背筋や脊柱起立筋などの体幹伸展筋群優位な活動パターンがみられるため，このような動作の繰り返しが伸展筋群の筋スパズムにつながる危険性が推測される。

E. 伸展型スポーツの腰痛発生機序

伸展型スポーツ選手を対象として身体特性や動作と腰痛の関連を調査した研究は少ない。Ohlenら[26]は，女性器械体操選手（平均年齢11.6歳）を対象として，矢状面脊椎アライメント（胸椎後弯角・腰椎前弯角）と脊椎可動性（屈曲・伸展）

11. 伸展パターン

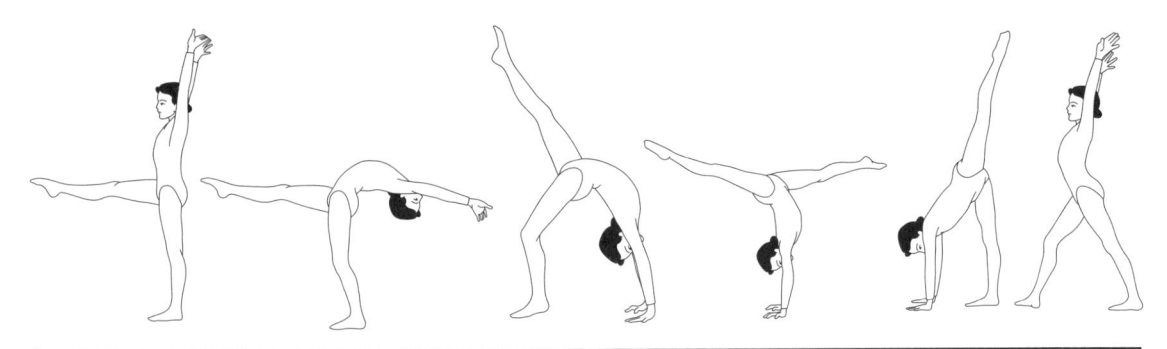

図 11-6　バックウォークオーバー
フロントウォークオーバーはバックウォークオーバーと逆の動作。

をkyphometerで計測し，腰痛群13名と非腰痛群34名で比較した．その結果，腰痛群のほうが有意に腰椎前弯角が大きく（**図11-5**），腰椎の可動性には2群間で有意差がないと報告し，腰椎前弯角の増加が腰椎伸展可動域を減少させる可能性があると考察した．Kujalaら[27]もバレエ群（18名，平均年齢11.8歳），体操・フィギュアスケート群（31名，平均年齢11.7歳）と対照群（17名，平均年齢11.9歳）における腰椎・股関節可動性の比較より，腰痛の有無による腰椎可動性に有意差はないと報告した．またバレエ群では他の2群と比較して有意に股関節伸展可動域が大きいと述べた．一方でFortinら[15]は，フィギュアスケート国際大会出場選手208名のうち，大会期間中に腰痛を訴えた8名全員に股関節の伸展制限がみられたと報告した．これらより，伸展型スポーツ選手では股関節伸展可動域が大きい傾向があるものの，腰痛を有する選手では可動域に制限がある可能性があり，また腰椎可動性と腰痛の有無には相関がみられない可能性が示唆された．

伸展型スポーツにおける動作と腰痛の関係については，Hall[28]が大学トップレベル女性器械体操選手4名を対象として，Th12-L1棘突起間とL5-S1棘突起間にマーカーを貼付して体操動作中（フロントウォークオーバー・バックウォークオーバー・フロントハンドスプリング・バックハンドスプリング）（**図11-6**）における腰椎伸展角

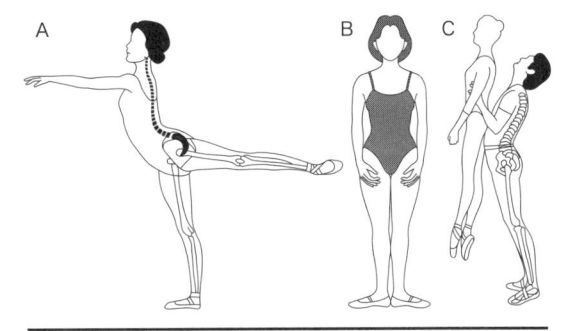

図 11-7　バレエにおける特徴的動作
A：アラベスク，B：ターンアウト，C：リフト．

度をビデオカメラで測定した．その結果，各動作とも約6〜12°の腰椎伸展角度を示した．またJacksonら[17]は，女性器械体操選手89名（平均年齢14歳）のX線測定より，腰椎分離症が確認された選手11名全例において，疼痛を最初に自覚した動作はウォークオーバーやハンドスプリングなどの腰椎過伸展動作であったと報告した．このような過伸展動作の繰り返しが椎間関節などの腰椎後方組織へのストレスを増大させるのではないかと考察した．

バレエについては"アラベスク""ターンアウト""リフト"（**図11-7**）の3つの動作と腰痛の関係について多くの報告がある[29〜33]．"アラベスク"は股関節伸展制限による腰椎の過伸展，"ターンアウト"は股関節外旋制限による腰椎の過伸展，"リフト"は上肢・体幹筋力の低下による腰椎の過伸展がそれぞれ腰痛と関係のある動作とさ

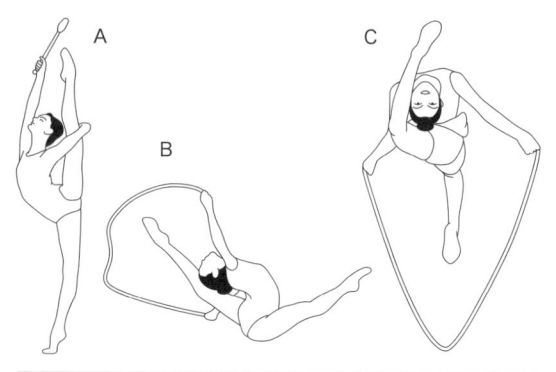

図11-8 新体操における特徴的動作
A：アーチ，B：アーチ＋スタッグリープ，C：アーチ＋スプリットリープ。

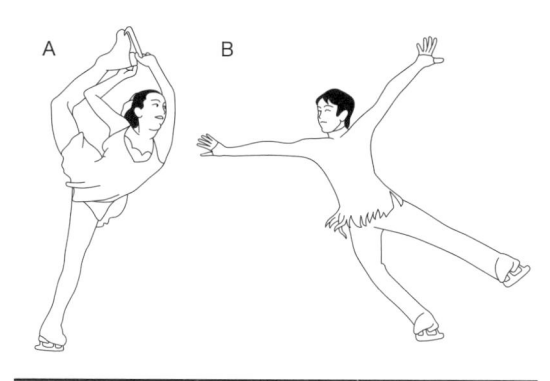

図11-9 フィギュアスケートにおける特徴的動作
A：ビールマンスピン，B：着氷。

れた．しかし，いずれも考察レベルであり，これらを裏づけるデータは存在しない．また新体操については"アーチ"や"アーチ"しながらの"スタッグリープ"，"スプリットリープ"（**図11-8**）などの腰椎過伸展動作と腰椎過伸展を伴った股関節外転・伸展動作の繰り返しが腰痛の原因となりうるとされ[10]，フィギュアスケートでは"スピン"や"着氷"（**図11-9**）などの腰椎過伸展に軸圧や回旋が加わった動作の繰り返しが腰痛の原因になりうると報告された[15]．しかし，これらもあくまで考察レベルにすぎず，裏づけるデータが待たれる．

F. まとめ

以上の報告より，腰椎伸展動作と腰痛発生機序についてまとめる．

1. すでに真実として承認されていること

- 屍体レベルにおいて，腰椎の伸展は椎間関節や椎間板後方へのストレスを増加させ，腰椎回旋可動域を減少させる．
- 体操やバレエなどの伸展型スポーツにおいては，腰痛の発生率が比較的高い．
- 股関節の伸展可動域制限が，体幹伸展動作時の腰椎伸展ストレスを増加させる．

2. 議論の余地はあるが，今後の重要な研究テーマとなること

- 生体レベルでの腰椎伸展動作における椎間板内圧や腰椎回旋可動性の変化について．
- 腰痛者における，体幹伸展時の関節運動と筋活動について．
- 伸展型スポーツにおける，腰痛発生因子と発生メカニズムについて．

3. 真実と思われていたが，実は疑わしいこと

- 伸展型スポーツ選手において，腰椎・股関節可動域制限が腰痛発生因子になりうるという点．

G. 今後の課題

現時点で伸展型スポーツにおける腰痛に関しての研究は少なく，そのほとんどが疫学調査である．今後は伸展型スポーツ選手において，腰痛発生と関連する身体特性についての前向き研究や，伸展型スポーツにおける特徴的動作の詳細な解析が必要と考えられる．これらの研究が進むことで，伸展型スポーツ選手の腰痛に対して，より効果的なリハビリテーションが行え，腰痛発生の予防につながると思われる．

文　献

1. Adams MA, May S, Freeman BJ, Morrison HP, Dolan P. Effects of backward bending on lumbar intervertebral discs. Relevance to physical therapy treatments for low back pain. *Spine*. 2000; 25: 431-7; discussion 438.
2. Adams MA, McNally DS, Chinn H, Dolan P. Posture and the compressive strength of the lumbar spine. *Clin Biomech (Bristol, Avon)*. 1994; 9: 5-14.
3. Adams MA, Hutton WC. The effect of posture on the role of the apophysial joints in resisting intervertebral compressive forces. *J Bone Joint Surg Br*. 1980; 62: 358-62.
4. Dunlop RB, Adams MA, Hutton WC. Disc space narrowing and the lumbar facet joints. *J Bone Joint Surg Br*. 1984; 66: 706-10.
5. Haberl H, Cripton PA, Orr TE, Beutler T, Frei H, Lanksch WR, Nolte LP. Kinematic response of lumbar functional spinal units to axial torsion with and without superimposed compression and flexion/extension. *Eur Spine J*. 2004; 13: 560-6.
6. Panjabi M, Yamamoto I, Oxland T, Crisco J. How does posture affect coupling in the lumbar spine? *Spine*. 1989; 14: 1002-11.
7. Caine D, Cochrane B, Caine C, Zemper E. An epidemiologic investigation of injuries affecting young competitive female gymnasts. *Am J Sports Med*. 1989; 17: 811-20.
8. Kolt GS, Kirkby RJ. Epidemiology of injury in elite and subelite female gymnasts: a comparison of retrospective and prospective findings. *Br J Sports Med*. 1999; 33: 312-8.
9. Marshall SW, Covassin T, Dick R, Nassar LG, Agel J. Descriptive epidemiology of collegiate women's gymnastics injuries: National Collegiate Athletic Association Injury Surveillance System, 1988-1989 through 2003-2004. *J Athl Train*. 2007; 42: 234-40.
10. Hutchinson MR. Low back pain in elite rhythmic gymnasts. *Med Sci Sports Exerc*. 1999; 31: 1686-8.
11. Cupisti A, D'Alessandro C, Evangelisti I, Umbri C, Rossi M, Galetta F, Panicucci E, Lopes Pegna S, Piazza M. Injury survey in competitive sub-elite rhythmic gymnasts: results from a prospective controlled study. *J Sports Med Phys Fitness*. 2007; 47: 203-7.
12. Cupisti A, D'Alessandro C, Evangelisti I, Piazza M, Galetta F, Morelli E. Low back pain in competitive rhythmic gymnasts. *J Sports Med Phys Fitness*. 2004; 44: 49-53.
13. Garrick JG, Requa RK. Ballet injuries. An analysis of epidemiology and financial outcome. *Am J Sports Med*. 1993; 21: 586-90.
14. McMeeken J, Tully E, Stillman B, Nattrass C, Bygott IL, Story I. The experience of back pain in young Australians. *Man Ther*. 2001; 6: 213-20.
15. Fortin JD, Roberts D. Competitive figure skating injuries. *Pain Physician*. 2003; 6: 313-8.
16. Dubravcic-Simunjak S, Pecina M, Kuipers H, Moran J, Haspl M. The incidence of injuries in elite junior figure skaters. *Am J Sports Med*. 2003; 31: 511-7.
17. Jackson DW, Wiltse LL, Cirincoine RJ. Spondylolysis in the female gymnast. *Clin Orthop Relat Res*. 1976; (117): 68-73.
18. Soler T, Calderon C. The prevalence of spondylolysis in the Spanish elite athlete. *Am J Sports Med*. 2000; 28: 57-62.
19. Sward L, Hellstrom M, Jacobsson B, Nyman R, Peterson L. Disc degeneration and associated abnormalities of the spine in elite gymnasts. A magnetic resonance imaging study. *Spine*. 1991; 16: 437-43.
20. Bennett DL, Nassar L, DeLano MC. Lumbar spine MRI in the elite-level female gymnast with low back pain. *Skeletal Radiol*. 2006; 35: 503-9.
21. Milosavljevic S, Pal P, Bain D, Johnson G. Kinematic and temporal interactions of the lumbar spine and hip during trunk extension in healthy male subjects. *Eur Spine J*. 2008; 17: 122-8.
22. Wong TK, Lee RY. Effects of low back pain on the relationship between the movements of the lumbar spine and hip. *Hum Mov Sci*. 2004; 23: 21-34.
23. Milosavljevic S, Milburn PD, Knox BW. The influence of occupation on lumbar sagittal motion and posture. *Ergonomics*. 2005; 48: 657-67.
24. Cholewicki J, Greene HS, Polzhofer GK, Galloway MT, Shah RA, Radebold A. Neuromuscular function in athletes following recovery from a recent acute low back injury. *J Orthop Sports Phys Ther*. 2002; 32: 568-75.
25. Radebold A, Cholewicki J, Panjabi MM, Patel TC. Muscle response pattern to sudden trunk loading in healthy individuals and in patients with chronic low back pain. *Spine*. 2000; 25: 947-54.
26. Ohlen G, Wredmark T, Spangfort E. Spinal sagittal configuration and mobility related to low-back pain in the female gymnast. *Spine*. 1989; 14: 847-50.
27. Kujala UM, Oksanen A, Taimela S, Salminen JJ. Training does not increase maximal lumbar extension in healthy adolescents. *Clin Biomech (Bristol, Avon)*. 1997; 12: 181-4.
28. Hall SJ. Mechanical contribution to lumbar stress injuries in female gymnasts. *Med Sci Sports Exerc*. 1986; 18: 599-602.
29. Bachrach RM. Team physician #3. The relationship of low back/pelvic somatic dysfunctions to dance injuries. *Orthop Rev*. 1988; 17: 1037-43.
30. Coplan JA. Ballet dancer's turnout and its relationship to self-reported injury. *J Orthop Sports Phys Ther*. 2002; 32: 579-84.
31. Gelabert R. Dancer's spinal syndromes. *J Orthop Sports Phys Ther*. 1986; 7: 181-91.
32. Khan K, Brown J, Way S, Vass N, Crichton K, Alexander R, Baxter A, Butler M, Wark J. Overuse injuries in classical ballet. *Sports Med*. 1995; 19: 341-5.
33. Solomon R, Brown T, Gerbino PG, Micheli LJ. The young dancer. *Clin Sports Med*. 2000; 19: 717-39.

〔小林　匠，河合　誠，安井淳一郎〕

12. 回旋パターン

はじめに

日常生活動作やスポーツ動作において，体幹の回旋運動は多く行われる[1]。疫学研究によると，体幹回旋動作を多く行うことで腰痛のリスクは高まるとされる[2]。体幹の回旋運動を伴うスポーツ（回旋スポーツ）はゴルフ，テニス，野球など多く存在する。本項では回旋スポーツにおける腰痛の機械的機序について整理する。はじめに回旋スポーツにおける脊柱の運動という視点から腰背部にかかるストレスについて考察し，次に体幹周囲筋の筋活動の視点から回旋スポーツにおける腰痛の機械的機序について推察する。

A. 文献検索方法

文献検索にはPubMedを用い，「low back」と「pain」あるいは「rotation」というキーワードで検索した結果302件がヒットした。そこから「trunk」「pelvis」「hip」「activation」「golf」「tennis」「baseball」「throwing」「batting」などのキーワードを用いて選択した。文献中に引用されている参考文献も含め，最終的に回旋スポーツにおける腰痛の機械的機序に関連する文献69件をレビューした。

B. 疫　学

ゴルフプレーヤーにおける1年間の障害追跡調査をした研究によると，腰痛の発生率が18.3％と最も高く，次いで肘関節（17.2％），足関節・足部（12.9％）と続いた[3]。テニスにおいても腰痛の発生率が最も多く16～18％と報告された[4,5]。それらに比べ野球での腰部の損傷は少なく，全体の1.8％であった[6]。

C. スポーツ動作からみた腰痛の機械的機序

1. 動作解析の手法

回旋スポーツの動作解析に関する報告において，脊柱の運動を実際に測定した報告は見当たらない。多くの文献で体幹と骨盤をそれぞれ1つの剛体ととらえて解析していた。なかでも赤外線カメラとマーカーを用いた報告が多く，両肩峰や上前腸骨棘，ときに下位頸椎や腰椎棘突起を加えて，それらから体幹と骨盤それぞれの剛体をモデリン

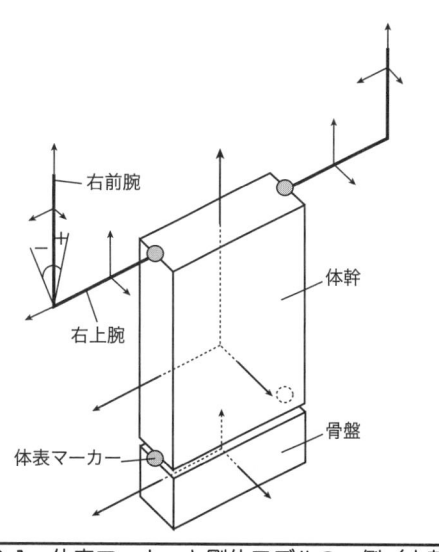

図12-1　体表マーカーと剛体モデルの一例（文献7より改変）

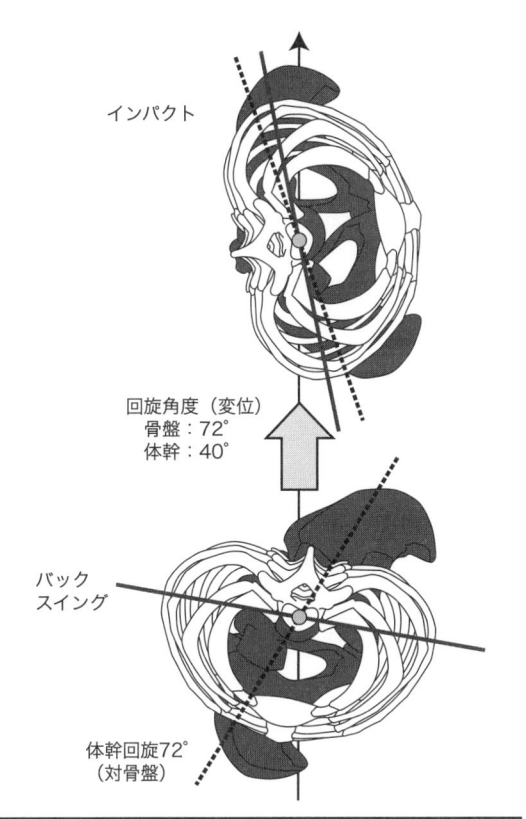

図12-2 ゴルフスイング時の体幹と骨盤の運動（水平面）（文献8より作図）

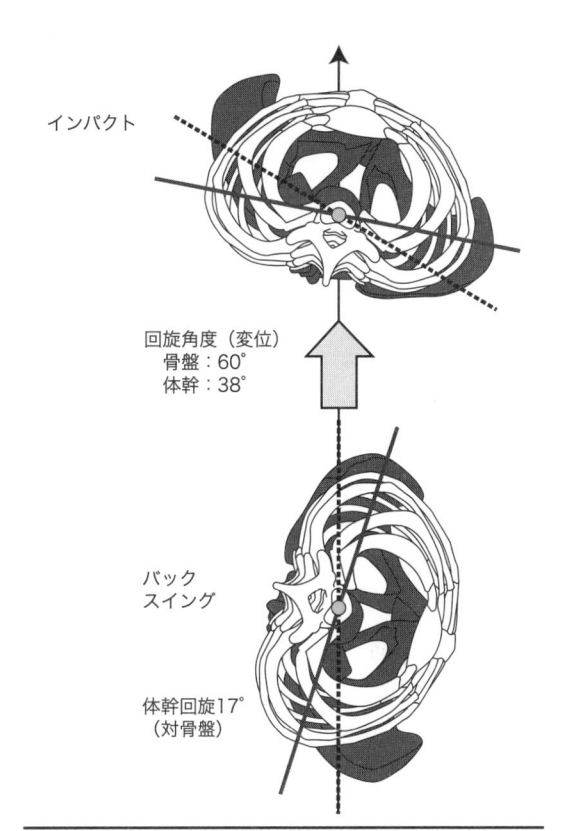

図12-3 テニスのフォアハンドストローク時の体幹と骨盤の運動（水平面）（文献10より作図）

グしていた（**図12-1**）[7]。それらの剛体の位置関係から脊柱の運動を推測し，また投球方向や打球方向に対する各剛体の位置関係について検討していた。それらの文献中，肩峰などの位置をもとに作製された剛体は体幹・上部体幹・肩・胸郭などと表現され，上前腸骨棘などをもとに作製された剛体は骨盤・股関節などと表現されていた。本項ではそれぞれを体幹と骨盤という用語で表現を統一する。

2. 回旋スポーツにおける脊柱の運動

回旋スポーツにおける水平面上での運動についての報告は数多くみられる。Burdenら[8]は，ゴルフスイング中の体幹と骨盤の運動について報告した（**図12-2**）。それによるとゴルフクラブを後方に引くバックスイングでは，骨盤は反打球方向に32°回旋しており，体幹は骨盤に対し72°回旋していた。そこからクラブをボールに向けて振り出すダウンスイングのはじめには，骨盤は打球方向に回旋し，体幹は反対方向に回旋するカウンタームーブメントが観察された。その後，体幹も打球方向に回旋する。バックスイング終了からインパクトにかけて骨盤は72°打球方向に回旋したのに対し，体幹は骨盤に対し40°回旋した。またゴルフスイング時の脊柱の運動は，単純な回旋運動だけではない。バックスイングからインパクトにかけて体幹は骨盤に対し35°右に傾斜する（右打ちの場合）[9]。ゴルフは脊柱の回旋運動（水平面）と側屈運動（前額面）を伴う複合動作である。

Iino[10]は，テニスのフォアハンドストローク時の体幹と骨盤の運動について解析した（**図12-3**）。バックスイング時には打球方向に対し骨盤はほぼ平行であり，体幹は骨盤に対し17°回旋していた。そこからラケットを振り出すフォワードスイング

第4章 スポーツ動作と腰痛の機械的機序

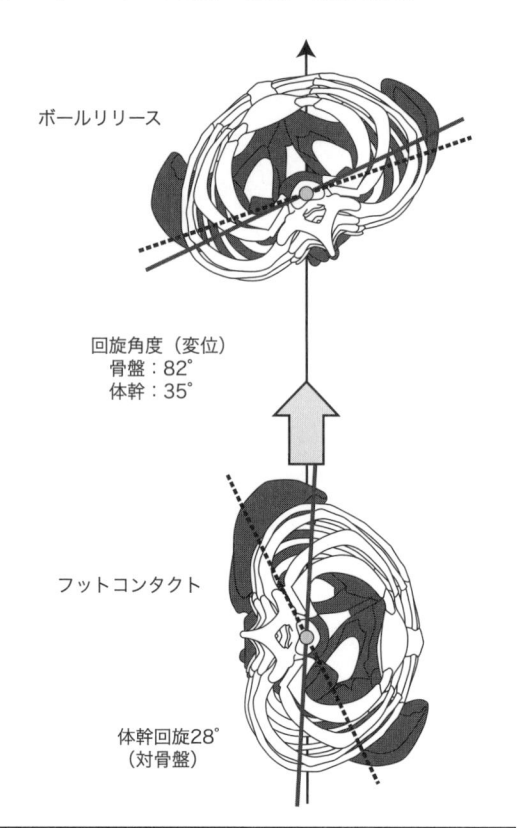

図12-4 投球動作における体幹と骨盤の運動（水平面）（文献12より作図）

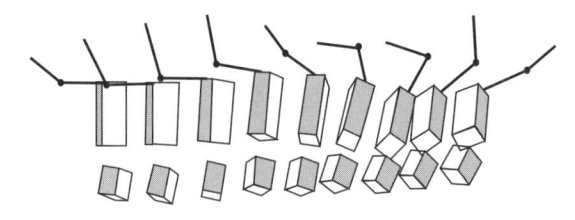

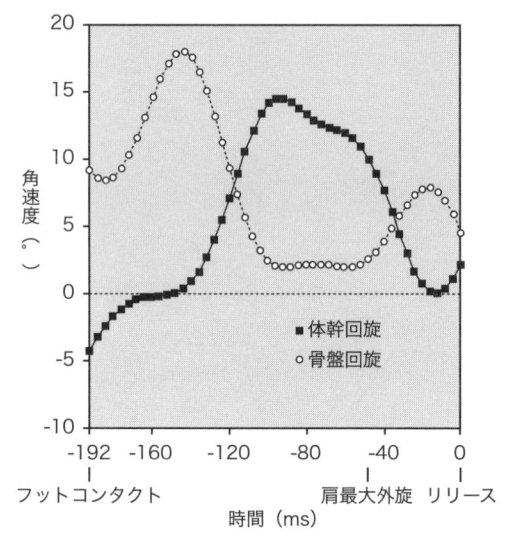

図12-5 投球動作時の体幹と骨盤の回旋角速度（文献7より引用）

では骨盤の打球方向への回旋に遅れて体幹が回旋した。フォワードスイング開始からインパクトにかけて骨盤は60°，体幹は38°回旋していた。Reidら[11]はサービス動作について報告した。それによるとフォワードスイング開始からインパクトにかけて体幹は骨盤に対し22°回旋し，同時に体幹は17°左に傾斜した（右打ち）。

野球のピッチング（右投げ）では，踏み込み足が接地した時点（フットコンタクト）で体幹は骨盤に対し28°右回旋し，そこからリリースにかけて骨盤は82°，体幹は骨盤に対し35°左回旋した（**図12-4**）[12]。前額面上では体幹は骨盤に対し26°左に傾斜していた（右投げ）[12]。Hongら[7]は，体幹と骨盤の回旋角速度について報告した（**図12-5**）。それによると骨盤回旋角速度が増大した後に体幹の回旋角速度が増大し，骨盤と体幹の運動連鎖がみられた。

以上，回旋スポーツ動作の共通点として，打球あるいは投球方向の回旋動作がはじまる前の準備段階から骨盤が先行して回旋し，遅れて体幹が回旋することがあげられる。またいずれの回旋スポーツにおいても体幹の回旋よりも骨盤の回旋によるところが大きい。さらに回旋動作は単純な水平面上での回旋運動ではなく，側屈運動を伴った複合運動である。回旋スポーツ動作は骨盤から体幹までの精密な運動連鎖でなり立っている[7]。このうちで大きな割合を占める骨盤回旋動作の破綻は，その精密な運動連鎖を破綻させる可能性がある。このことによる脊柱にかかるストレスの増大が想像される。

3．回旋動作と腰背部にかかるストレス

体幹回旋時には脊柱に力学的なストレスが加わる。Arjmandら[13]は，最大努力下での体幹回旋

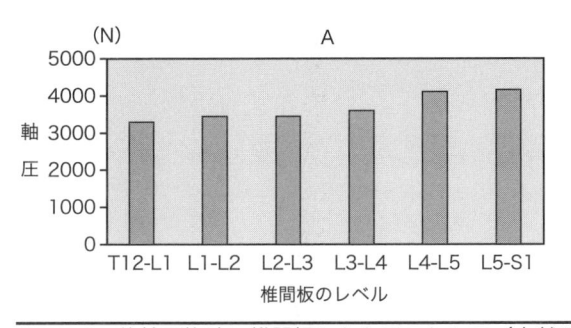

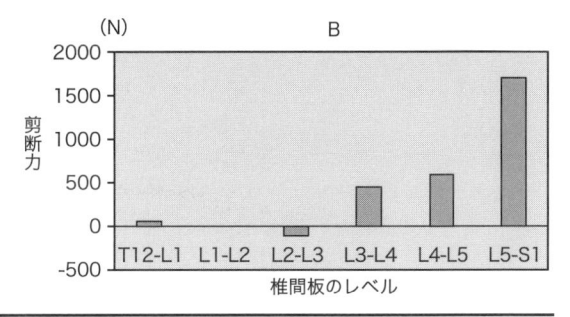

図12-6 体幹回旋時に椎間板にかかるストレス（文献13より引用）
A：軸圧，B：剪断力。

時に脊柱にかかる負荷について，椎間板には軸圧（**図12-6A**）や剪断力（**図12-6B**）が加わるとした。

脊柱の運動と腰背部にかかるストレスを報告した文献は，回旋スポーツのなかでもゴルフに関するものが多い。Sugayaら[14]は，ゴルファーの腰痛の発生部位について，右側が最多であり，椎体や椎間関節の骨変化も右側に多かったと報告した。また痛みが出現する場面と疼痛部位についても調査した結果，インパクトからフォロースルーにかけて腰痛を訴えた者の多くが右側に症状を有していた。これらのことから，インパクトからフォロースルーにかけて右腰背部に何らかのストレスが加わる可能性が高い。

Morganら[15]は，ゴルフスイング中，体幹回旋角速度および右側屈角度がインパクトにおいて最大になると報告し，Sugayaら[9]も同様の結果を報告した。これを"crunch factor"[15]と呼び，腰痛発生の危険因子として提唱した（**図12-7**）。Hoseaら[16, 17]は，スイング中にL3-4にかかる負荷をシミュレーションし，その結果，側屈・剪断・軸圧・回旋ストレスがかかるとした（**図12-8**）。特に軸圧ストレスは体重の8倍近くであった。また側屈・剪断ストレスについてはプロに比べアマチュアにおいてその度合いが大きいとし，これらが腰痛発生のリスクになると考察した。

椎体間の軸圧は脊柱の安定化に作用する重要な機能である[18]が，過剰なストレスは椎体周囲の

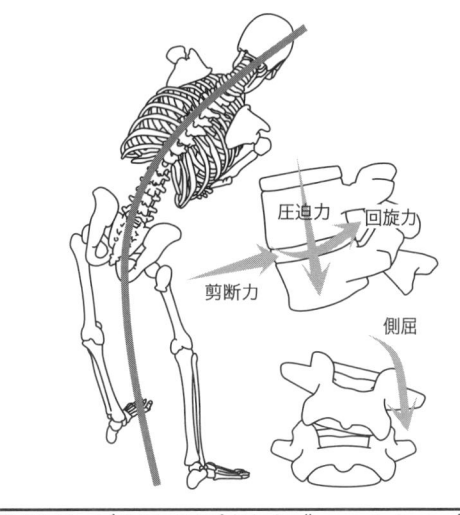

図12-7 ゴルフインパクトと"crunch factor"

軟部組織にストレスを加えることとなる。Sugayaら[14]は，ゴルフのような側屈運動を伴う回旋スポーツは，そのスイング自体が腰痛発生の原因となりうると考察した。前述のように，回旋スポーツのいずれも回旋と側屈運動を含めた複合運動であり，その繰り返しにより腰椎部へのストレスが慢性的にかかることで腰痛が発症する可能性がある。

Lindsayら[19]は，後ろ向き研究ではあるが，実際に腰痛を有するゴルファーのフォームを健常群と比較した。それによると，アドレスにおいては健常群・腰痛群ともに約10°右側屈位となっており，腰痛群では体幹屈曲が約10°増大していた。健常群はバックスイングにかけて右回旋しながら体幹が左側に側屈し，バックスイング完了時には

第4章 スポーツ動作と腰痛の機械的機序

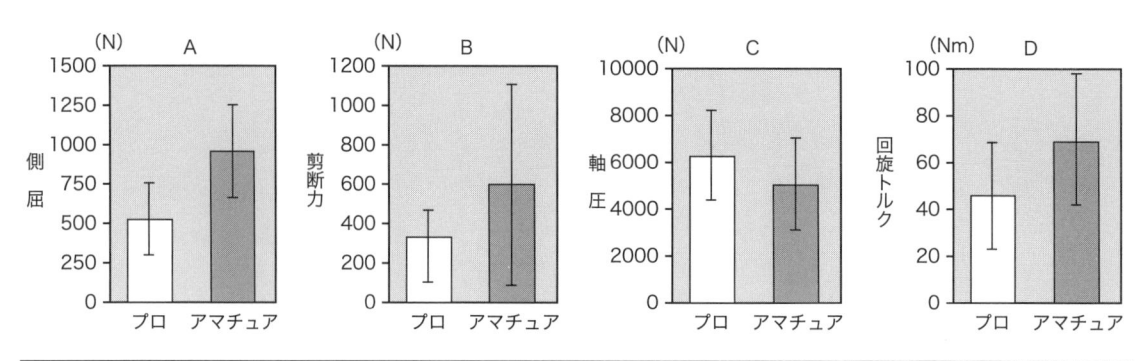

図12-8 ゴルフスイング中にかかる側屈負荷（A），剪断負荷（B），軸圧負荷（C），回旋負荷（D）（文献17より引用）

側屈角度が0°とほぼニュートラルになった。それに対し，腰痛群ではさらに左側屈し，その角度が約10°増大していた。インパクトにおける側屈角度は両群とも約30°右側屈位となっており，バックスイングからインパクトまでの角度偏位でみると腰痛群において右側屈がより大きく起きていた。またダウンスイング時の体幹の屈曲角速度は正常群の約1/2であり，また屈曲角度偏位も正常群に対し有意に減少していた。これらの結果より，腰痛を有する群ではスイング中，脊柱の側屈の振幅が大きく，また屈曲運動が減少する傾向にあると思われた。Lindsayら[19]は，これを体幹筋の機能低下によるものと推察した。また彼ら[19]は，腰痛群ではフォロースルーにおける体幹の左回旋角が自動での体幹回旋可動域よりも増大していたと報告した。これを"hyper rotation"と呼び，腰痛発生の危険因子としてあげた。

以上，回旋スポーツにおける脊柱の運動からみた腰痛の機械的機序に関する報告を整理すると，回旋動作時の体幹の回旋運動に加え，体幹の側屈運動という複合運動が腰痛発生のリスクとなりうる（"crunch factor"）。また"hyper rotation"という，可動域を超えたスイング中の回旋運動も腰背部への過剰なストレスとなる可能性が示唆された。

4. 動作に変化を及ぼす因子

骨盤の運動に変化をおよぼす因子として重要なものに股関節の柔軟性がある。Vadら[20,21]は，ゴルフとテニスプレーヤーの股関節の柔軟性について検討した。それによると，ゴルフでは腰痛群において左股関節内旋・開排制限がみられた[20]。またテニスにおいても同様に腰痛群の左右の股関節において股関節内旋・開排制限がみられた[21]。両種目とも左下肢は踏み込み足となるため，股関節可動域の低下は，骨盤運動の制限因子となりうる。このような股関節の柔軟性の低下は骨盤運動を阻害し，体幹の過度の回旋を引き起こし，腰背部への過剰なストレスとなる可能性がある。

Grimshawら[22]は，腰痛を有するゴルファーの症例を報告した。ゴルフスイング中に腰痛を訴える症例に3ヵ月の筋へのコンディショニングとコーチングを行った結果，バックスイングで骨盤の回旋が40°増大し，それによりダウンスイングでの体幹レベルでの側屈と屈曲の減少，左側脊柱起立筋の活動の減少，疼痛の消失がみられたと述べた。症例報告ではあるが，これは腰痛群に対する骨盤の回旋増大が腰背部へのストレスを減弱させる可能性を示唆するだけでなく，骨盤の回旋が体幹レベルでの側屈と関連する可能性を示唆しており興味深い。

体幹回旋運動時には単純な水平面上でのトルクのほか，カップリングトルクという前額面や矢状

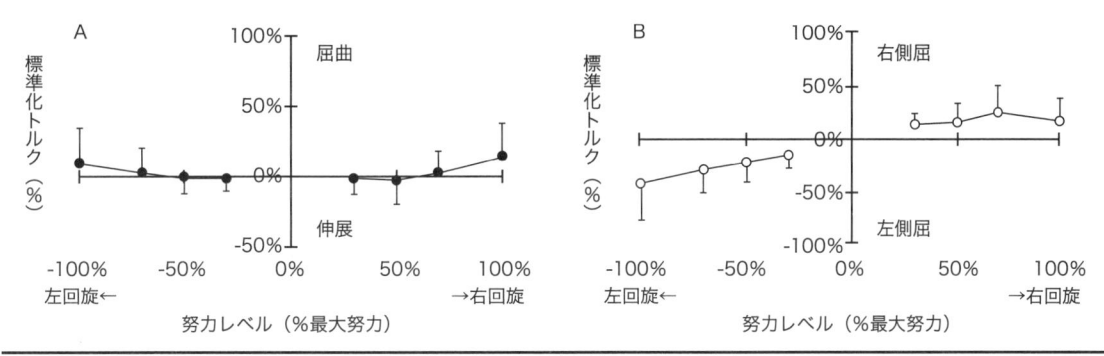

図12-9 体幹回旋トルク発揮時のカップリングトルク（文献24より引用）
A：屈曲-伸展，B：側屈。

面上でのトルクが生じることが示された[23〜26]。Ngら[24]は，体幹回旋のトルク発揮増大に伴い，屈曲および体幹回旋と同側の側屈方向のトルクが発生するとした（**図12-9**）。このように回旋動作時の体幹回旋トルク発揮，すなわちスイングの強さにより，回旋動作には側屈や屈曲運動といった複合運動を伴いやすい可能性がある。

当然ながら，プレースタイルも動作に変化を及ぼす。Kawasakiら[27]は，テニスのバックハンドストローク時の体幹回旋角がシングルハンドよりダブルハンドにて大きいと報告した。Reidら[11]は，テニスサーブ時の足のステップの仕方による動作の違いについて報告した。そのなかで，フォワードスイング時の体幹回旋角は足をステップしたよりステップしないほうがやや大きい傾向がみられたと報告した。このように，プレースタイルの違いにより腰椎へのストレスが変化する可能性が示唆され，診療場面においてもパフォーマンスの違いをとらえる必要があると考えられる。

D. 筋活動からみた腰痛の機械的機序

1. 体幹回旋時の筋活動

Kumarら[28〜30]は，一連の実験で体幹回旋時の体幹周囲筋機能を次のように結論づけた（**表12-1**）。すなわち，体幹回旋の主動作筋として対側の外腹斜筋と同側の広背筋・内腹斜筋・腸肋筋が

表12-1 体幹回旋時の筋機能

筋	機　能
対側外腹斜筋，同側広背筋・内腹斜筋・腸肋筋	体幹回旋の主動作筋
多裂筋	脊柱の安定化作用

作用し，それに対し多裂筋は脊柱の安定化作用に寄与していたとした[28〜30]。さらに，多裂筋の機能として最大回旋位から正中位までは回旋方向と同側の筋の活動が対側よりも大きく，逆に正中位から最大回旋位までは回旋方向と対側の筋の活動が大きいと報告した[31]。このような体幹安定性に貢献する多裂筋の収縮に加え，Ngら[23]は，体幹回旋時には体幹筋の遠心性収縮も起きているとした（同時性収縮）。この同時性収縮もまた体幹の安定性に寄与することが示された[32]。

近年，針筋電図を用いて体幹回旋時の右側の体幹筋群の活動について述べた報告がある[33]。腹横筋の活動について，腹横筋中・下部は同側回旋した際に収縮が増大し，対側回旋した際には上部のみその活動が増大すると報告された（**図12-10**）[33]。腹横筋の上部の走向は垂直方向にあるのに対し，中・下部は水平方向になる[34]。Urquhartら[33]は，体幹回旋時に，腹横筋中・下部は対側外腹斜筋の収縮により腱膜の部分が上外方に牽引されるのに抗する働きをしている可能性があると述べた。また腹横筋上部は対側の内腹斜筋が腱膜を内下方に牽引する力に抗している可能

第4章 スポーツ動作と腰痛の機械的機序

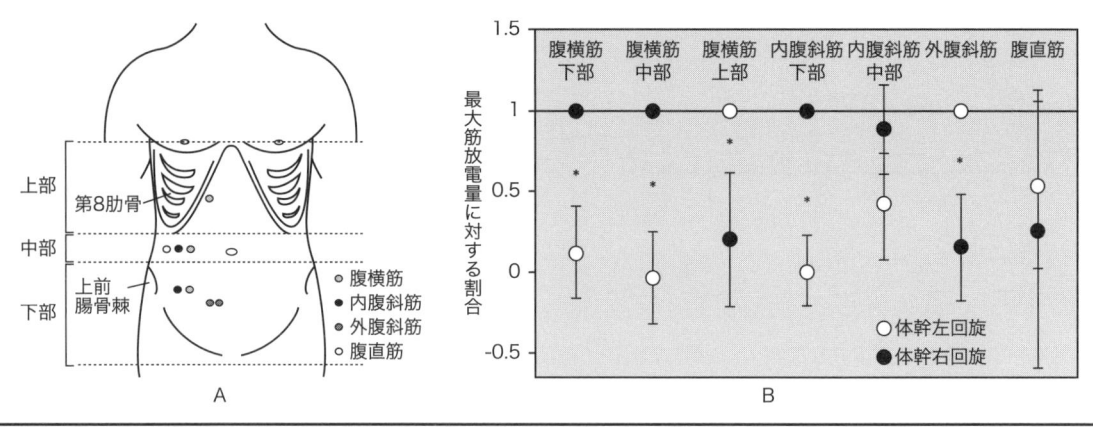

図12-10 体幹回旋時における右側の体幹周囲筋活動（文献33より引用）
A：針筋電計計測位置，B：筋活動。* 体幹左右回旋運動時の筋活動の間に有意差あり（有意水準5％）。

性を示唆した。ただし回旋時の腹横筋の機能については，体幹回旋時に同側の活動が増大するという報告[35]や回旋時に腹横筋収縮の左右差はみられないとする報告[36]があり，一定の見解は得られていない。

2. 筋活動からみた腰痛

腰痛を有する症例の体幹筋の筋活動について，これまでの研究により，脊柱起立筋の左右差の出現や一貫性のない筋活動パターンが出現することがわかってきた[37]。またこれらに加え，脊柱の安定のための筋活動の遅延もその特徴としてあげられた[38]。そもそも脊柱も他の関節同様，靱帯や椎体などの静的な組織による安定性に加え，筋による動的な安定性によりその運動が保たれている[39]。特に椎体は体幹回旋時の可動域を増大させるほか[40,41]，椎体の損傷はその上下の椎体との圧迫力を減少させ，脊柱の安定性が減少すると報告された[42]。Panjabiら[39,43]は，脊椎の不安定性の増大は体幹（胸郭）や骨盤といった剛体の過度の回旋を生み出すとし，それらが腰痛を発生させる可能性があると報告した。このような脊柱の安定性の低下を補うため，脊柱起立筋は過剰に活動することを強いられる[44]。筋活動の増大は筋スパズムを引き起こし，筋自体に疼痛を引き起こす可能性がある[38]。またvan Dieenら[38]は，靱帯や椎間板の損傷が治癒した後も，治癒前の筋活動の変化が残存する可能性があると報告し，腰痛が慢性化する要因の1つとなると考察した。

Ngら[25]は，腰痛群の回旋運動時における体幹筋活動を健常群と比較した。それによると，腰痛群では健常群より左回旋時に外腹斜筋の活動が高いのに対し，多裂筋の活動は低い値を示した（**図12-11**）。これは腰痛群において体幹安定化作用が低下した結果であるといえる。Ngら[25]は，同時に腰痛群と健常群のカップリングトルクの比較も行った。その結果，左回旋時の屈曲トルクの増大が観察された（**図12-12**）。これらと左回旋時の多裂筋機能低下が関連することを示し，脊柱の不安定性が増大した状態での回旋動作は，椎体や靱帯などの静的安定化組織の損傷を引き起こすリスクがあると考察した。

以上より，繰り返しの回旋動作による靱帯や椎間板へのダメージは，脊柱の安定性を減少させ，結果として起立筋の過活動を引き起こし，それらが腰痛のリスクとなる可能性があることがわかる。また，実際に腰痛を有する状態で回旋動作を行うと安定化作用をもつ筋が主動作筋の活動に対し相対的に減弱し，結果として脊柱の不安定性を増大させ，他の軟部組織を損傷する可能性がある。

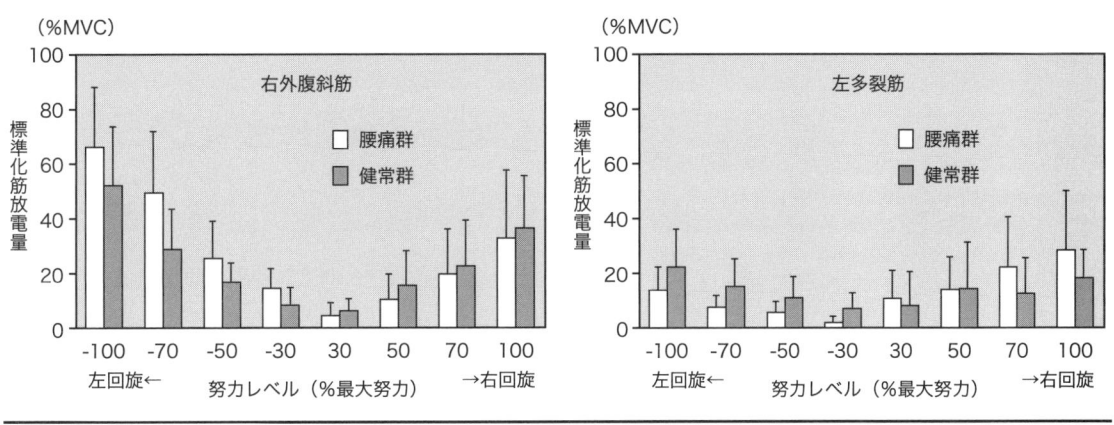

図12-11　体幹回旋時の外腹斜筋と多裂筋の活動（健常群 vs. 腰痛群）（文献25より引用）

3. 筋活動に変化を与える因子

　筋活動に変化を与える因子の代表的なものとして疲労があげられる。疲労による筋活動の変化について，Kumarら[45]は，体幹回旋に関与する7つの筋〔脊柱起立筋（第10胸椎・第3腰椎部），広背筋，内・外腹斜筋，腹直筋，大胸筋〕について，回旋負荷に抗して等尺性に2分間姿勢を維持した際の筋活動を測定した。課題の10％ごとに筋放電の周波数中央値を抽出した結果，各筋の疲労の度合いはそれぞれ異なることが示された（**図12-13**）。これは繰り返しの回旋動作による筋疲労の差が，筋の動員に変化を及ぼす可能性を示唆した。筋の動員が変われば脊柱の運動も変化する可能性があり，しいては腰痛のリスクとなる。このような疲労と動作の変化，それに腰痛との関連性については議論の余地がある。

　腰痛群の筋疲労による体幹筋活動の変化について，外腹斜筋や広背筋の疲労が少ないのに対し，多裂筋の疲労度が高い傾向があった[26]。このような主動作筋優位の活動は，脊柱の安定化作用をもつ筋の活動を減少させ，結果として脊柱の不安定性の増大を引き起こす可能性がある。

4. 回旋スポーツ動作時の筋活動

　実際の回旋スポーツ動作時の体幹筋活動について述べる。ゴルフではバックスイングでは左の脊柱起立筋および外腹斜筋が有意に活動し，ダウンスイングでは右の外腹斜筋および左の内腹斜筋が有意に活動する[46,47]。前述のスイング中の脊柱の運動と合わせて考察すると，バックスイング時には体幹の左側屈を伴いながら右回旋するためより左側の筋が活動し，ダウンスイングでは強い左回旋が起きるためその主動作筋である内外腹斜筋の活動が高まったと考えられる。Pinkら[48]は，ダウンスイングをより詳細に分析し，ダウンスイングの開始初期では右の脊柱起立筋と内外腹斜筋の活動が強まり，インパクト直前では左の同筋の活

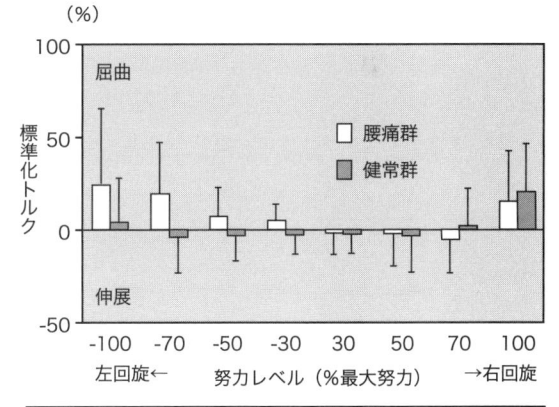

図12-12　体幹回旋時における屈曲伸展方向のカップリングトルク（健常群 vs. 腰痛群）（文献25より引用）

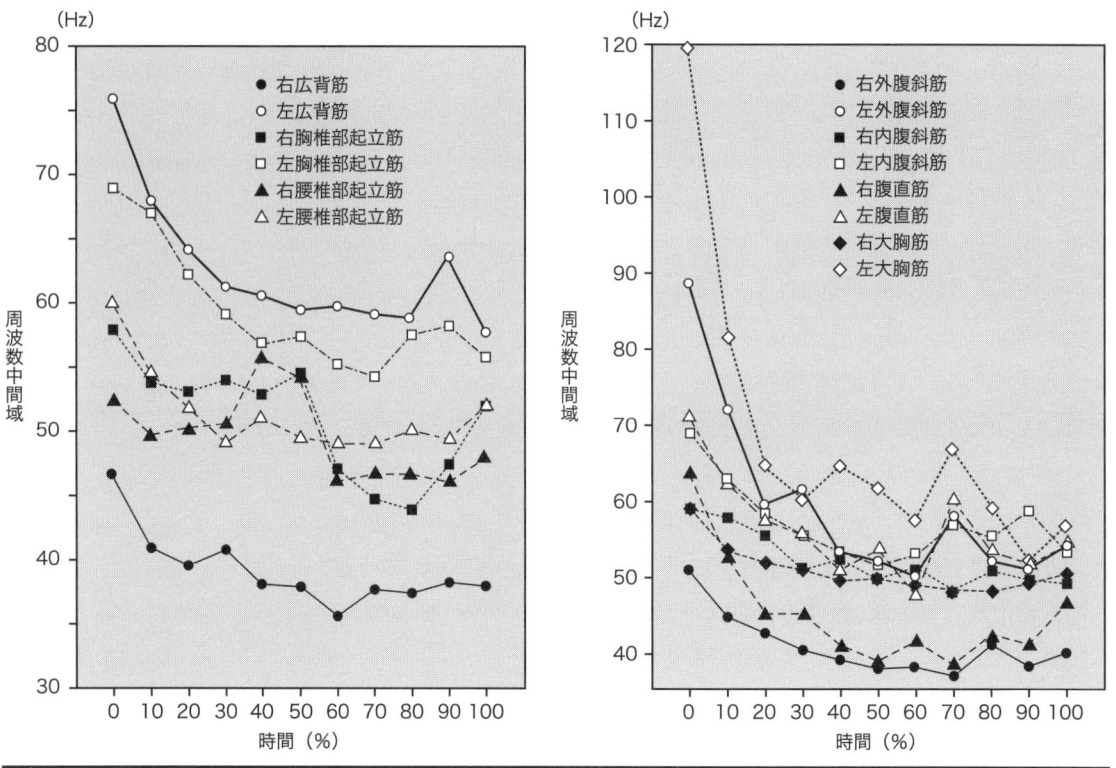

図12-13 体幹回旋筋の疲労の推移（文献45より引用）

動が高まるとした。またフォロースルーでは，腹斜筋群の活動が両側性に高まることで体幹の安定が高まった[46, 48]。ゴルフスイング中の腰痛群と正常群を比較した報告[46]では，バックスイングでは左外腹斜筋の収縮が有意に遅延し，ダウンスイングでは左の内腹斜筋・右の外腹斜筋の収縮が遅延する傾向がみられた。このことから，腰痛を有する選手では回旋スポーツ時に脊柱の安定性が低下している可能性がある。

テニスのフォアハンドストロークでは，両脊柱起立筋の活動が高まるが，左側のほうが有意に活動し，外腹斜筋は右側が有意に活動していた[49]。またサーブにおいても脊柱起立筋および外腹斜筋の活動に左右差があると報告された[50]。

このように，繰り返しの回旋スポーツ動作は非対称性の筋活動の連続である。一側の筋を有意に活動させる動作の繰り返しは，その反復により筋のアンバランスを助長させる可能性があり，腰痛のリスクにつながる可能性がある[51]。

5．筋のアンバランス

ここでは筋力や断面積，筋線維のタイプ，体幹筋の柔軟性における左右や前後のアンバランスが腰痛に及ぼす影響について述べる。

筋力に関する報告は，腰痛に関するものよりもパフォーマンスとの関連をみているものが多い。ゴルファーにおいてパフォーマンスが高いほど体幹回旋筋力が高い傾向があるという報告[52]，一般に比べテニスプレーヤーでは体幹伸展筋力に対する屈曲筋力の割合が増大するという報告[53]やプレースタイルによって左右の体幹回旋筋力の違いがある[54]というものなどさまざまである。

腰痛群における筋断面積のアンバランスについて，Hidesら[55～57]は，片側性の急性および慢性腰痛患者と健常群の多裂筋の断面積を計測した。その結果，急性腰痛では疼痛がある高さの椎体の

レベルで，疼痛側の断面積が減少している傾向がみられた。それに対し慢性腰痛では疼痛がある高さの椎体の両側と疼痛側の脊柱起立筋全体の断面積が減少していた。

腰痛の有無で筋線維の組成を比較し，タイプⅡ線維の減少がみられたとの報告もある[58]。腰痛患者の筋持久力の低下についても報告があり[59,60]，これらは腰痛と筋力との関連を示すものである。

Hidesら[51]は，投球動作を多く行うクリケット選手において，腰痛群と健常群の体幹筋の筋断面積を超音波診断装置を用いて比較した。全体の傾向として，利き手と同側の腰方形筋と脊柱起立筋，反対側の内腹斜筋が肥大していた。腰痛群では，腰方形筋と脊柱起立筋の左右差が正常群と比べて大きく，また腹横筋の収縮が有意に減少していたと報告した。Gombattoら[61]は，体幹側屈の他動的な軟部組織特性と腰痛に関して報告した。他動的に体幹を側屈させた際のトルク-体幹側屈曲線の積分値を体幹の弾性エネルギー（Nm・°）と定義し，体幹伸展位での回旋で疼痛がある群と健常群とを比較した結果，腰痛群において弾性エネルギーの左右差がみられたと報告した（図2-14）。このような他動的な体幹側屈時の軟部組織特性の左右の違いは体幹回旋時の動作に影響を及ぼす可能性がある。

以上，筋のアンバランスについて，腰痛群では筋力，断面積，筋組成，筋の弾性力に特徴があることがわかる。特に筋力や断面積についてはHidesら[55〜57]の報告のような腰痛群にみられる神経的な抑制によるもののほか，健常者にもみられる回旋スポーツの特性やパフォーマンスの違いによる左右の体幹筋のアンバランスの可能性があることも考慮する必要がある。

E. パフォーマンスと腰痛

これまで回旋スポーツにおける腰痛の機械的機序について述べてきた。脊柱の運動という観点からは"crunch factor"と"hyper rotation"という機序が考えられ，筋活動の観点からは，左右の体幹筋のアンバランス，脊柱起立筋の機能低下による脊柱の不安定性やそれを補う脊柱起立筋の過活動が腰痛の機序となりうることがわかってきた。このような回旋スポーツにおける腰痛のリスクとなる要素は，医学的見地に立てば当然改善すべきものである。この項をまとめるにあたり，最後に医学的見地からみれば防ぐべき要素がパフォーマンスにどのような影響を及ぼすのかについて述べる。

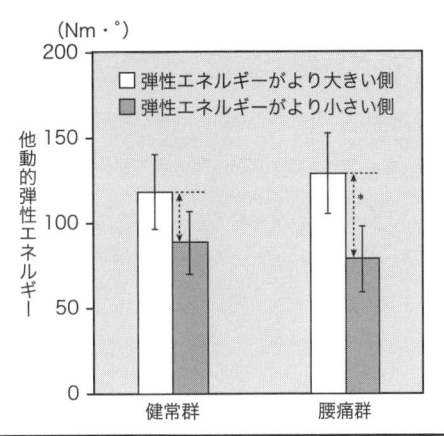

図12-14 体幹側屈時の弾性エネルギーの左右差（腰痛群 vs. 健常群）（文献61より引用）

骨盤と体幹の"ねじれ"に関してはパフォーマンス上，ストレッチショートニングの動きとして推奨された[62]。筋は伸張された状態から収縮を行うことで筋力発揮が増大するとされる[63,64]。Myersら[65]は，実際に体幹と骨盤の回旋とボールスピード（パフォーマンス）との関連性について検討した。それによると，バックスイング時の骨盤に対する体幹の回旋のねじれの度合いと体幹の回旋角速度およびボールスピードとの間には相関がみられた。このことから，パフォーマンスを向上させるためには骨盤に対する体幹の回旋の度合いを増加させることが重要であると述べた。これを"X-factor"[66]と呼び，推奨される動きであ

ると提唱した。また興味深いことに，このMyersら[65]の報告や他の報告[67]でも，骨盤回旋の位置や回旋角速度とボールスピードには相関はみられていない。これは股関節に対するアプローチではパフォーマンスの低下が起きにくいといえるかもしれない。パフォーマンス上では体幹と骨盤のいわゆる"ねじれ"が重要になってくるのである。

パフォーマンスにおけるもう1つの重要な要素として正確性があげられ，パッティング時の正確性に関するバイオメカニクス的な研究[65]がある。それによるとシャフトの長さ[68]など道具による精度の違いはあるものの，動作としてはバックスイングを小さく取ることが重要であるとした。ゴルフではテイクバックを小さくすることでドライブショットの正確性やクラブヘッドスピードは変わらないという報告[69]がある。さらにBulbulianら[69]は，筋電図の計測結果では加速期における左の脊柱起立筋の活動が有意に減少するため腰痛のリスクも減少する可能性があると述べた。しかし，同時に右の広背筋と大胸筋の活動も増大しており，一概にバックスイングを減少させることは推奨できない。

このように，パフォーマンスに対する"功"と腰痛に対する"罪"は必ずしも一致していない可能性があり，回旋スポーツにおける腰痛を加療する際には，その結果がパフォーマンスにどのように影響を及ぼす可能性があるのかを十分に検討する必要がある。

F. まとめ

1. すでに真実として承認されていること
- スポーツでの回旋動作は骨盤によるところが大きく，体幹側屈要素も加わる複合運動である。
- 回旋スポーツでの腰痛危険因子として"crunch factor""hyper rotation"がある。
- "crunch factor""hyper rotation"は骨盤回旋制限により引き起こされる可能性がある。
- 体幹回旋の主動作筋として対側外腹斜筋と同側広背筋・内腹斜筋・腸肋筋，脊柱の安定化作用をもつ筋として多裂筋がある。
- 脊柱の不安定性を補うために安定化作用を有する起立筋の活動の増大が起こる。
- 多裂筋の活動低下や主動作筋の有意な活動や発揮の遅延は脊柱の不安定性を増大させる。
- 繰り返しの回旋動作は筋のアンバランスを生み出す。

2. 議論の余地はあるが，今後の重要な研究テーマとなること
- スポーツ動作や筋活動・身体特性と腰痛発生に関する前向き研究。
- スポーツ動作時の脊柱の運動に対する他関節の影響。
- 腰痛群をより詳細に分類した形での研究。

3. 真実と思われていたが，実は疑わしいこと
- 脊柱起立筋の過活動のみが腰痛発生の要因とはかぎらない。

文 献

1. Manning DP, Mitchell RG, Blanchfield LP. Body movements and events contributing to accidental and nonaccidental back injuries. *Spine*. 1984; 9: 734-9.
2. Fathallah FA, Marras WS, Parnianpour M. The role of complex, simultaneous trunk motions in the risk of occupation-related low back disorders. *Spine*. 1998; 23: 1035-42.
3. McHardy A, Pollard H, Luo K. One-year follow-up study on golf injuries in Australian amateur golfers. *Am J Sports Med*. 2007; 35: 1354-60.
4. Hainline B. Low back injury. *Clin Sports Med*. 1995; 14: 241-65.
5. Hutchinson MR, Laprade RF, Burnett QM 2nd, Moss R, Terpstra J. Injury surveillance at the USTA Boys' Tennis Championships: a 6-yr study. *Med Sci Sports Exerc*. 1995; 27: 826-30.
6. Marshall SW, Hamstra-Wright KL, Dick R, Grove KA, Agel J. Descriptive epidemiology of collegiate women's softball injuries: National Collegiate Athletic Association Injury Surveillance System, 1988-1989 through 2003-2004. *J Athl Train*. 2007; 42: 286-94.

7. Hong DA, Cheung TK, Roberts EM. A three-dimensional, six-segment chain analysis of forceful overarm throwing. *J Electromyogr Kinesiol*. 2001; 11: 95-112.
8. Burden AM, Grimshaw PN, Wallace ES. Hip and shoulder rotations during the golf swing of sub-10 handicap players. *J Sports Sci*. 1998; 16: 165-76.
9. Sugaya HT, Moriya AH. Motion analysis of the trunk during the golf swing. *Jpn J Orthop Sports Med*. 1996; 16: 1-8.
10. Iino K. Torque acting on the pelvis about its superior-inferior axis through the hip joints during a tennis forehand stroke. *J Hum Mov Stud*. 2001; 40: 269-90.
11. Reid M, Elliott B, Alderson J. Lower-limb coordination and shoulder joint mechanics in the tennis serve. *Med Sci Sports Exerc*. 2008; 40: 308-15.
12. Nissen CW, Westwell M, Ounpuu S, Patel M, Tate JP, Pierz K, Burns JP, Bicos J. Adolescent baseball pitching technique: a detailed three-dimensional biomechanical analysis. *Med Sci Sports Exerc*. 2007; 39: 1347-57.
13. Arjmand N, Shirazi-Adl A, Parnianpour M. Trunk biomechanics during maximum isometric axial torque exertions in upright standing. *Clin Biomech (Bristol, Avon)*. 2008; 23: 969-78.
14. Sugaya HT, Moriya AH. Low-back injury in elite and professional golfers an epidemiologic and radiographic study. *Science and Golf*. 1998; III: 83-91.
15. Morgan D, Cook F, Banks S, Sugaya H, Moriya H. The influence of age on lumbar mechanics during the golf swing. *Science and Golf*. 1998; III: 120-6.
16. Hosea TG, Gatt CJ. Biomechanical analysis of the golfer's back. *Science and Golf*. 1990; I: 43-8.
17. Hosea TM, Gatt CJ Jr. Back pain in golf. *Clin Sports Med*. 1996; 15: 37-53.
18. Stokes IA, Gardner-Morse M. Spinal stiffness increases with axial load: another stabilizing consequence of muscle action. *J Electromyogr Kinesiol*. 2003; 13: 397-402.
19. Lindsay D, Horton J. Comparison of spine motion in elite golfers with and without low back pain. *J Sports Sci*. 2002; 20: 599-605.
20. Vad VB, Bhat AL, Basrai D, Gebeh A, Aspergren DD, Andrews JR. Low back pain in professional golfers: the role of associated hip and low back range-of-motion deficits. *Am J Sports Med*. 2004; 32: 494-7.
21. Vad VB, Gebeh A, Dines D, Altchek D, Norris B. Hip and shoulder internal rotation range of motion deficits in professional tennis players. *J Sci Med Sport*. 2003; 6: 71-5.
22. Grimshaw PN, Burden AM. Case report: reduction of low back pain in a professional golfer. *Med Sci Sports Exerc*. 2000; 32: 1667-73.
23. Ng JK, Parnianpour M, Richardson CA, Kippers V. Effect of fatigue on torque output and electromyographic measures of trunk muscles during isometric axial rotation. *Arch Phys Med Rehabil*. 2003; 84: 374-81.
24. Ng JK, Parnianpour M, Richardson CA, Kippers V. Functional roles of abdominal and back muscles during isometric axial rotation of the trunk. *J Orthop Res*. 2001; 19: 463-71.
25. Ng JK, Richardson CA, Parnianpour M, Kippers V. EMG activity of trunk muscles and torque output during isometric axial rotation exertion: a comparison between back pain patients and matched controls. *J Orthop Res*. 2002; 20: 112-21.
26. Ng JK, Richardson CA, Parnianpour M, Kippers V. Fatigue-related changes in torque output and electromyographic parameters of trunk muscles during isometric axial rotation exertion: an investigation in patients with back pain and in healthy subjects. *Spine*. 2002; 27: 637-46.
27. Kawasaki S, Imai S, Inaoka H, Masuda T, Ishida A, Okawa A, Shinomiya K. The lower lumbar spine moment and the axial rotational motion of a body during one-handed and double-handed backhand stroke in tennis. *Int J Sports Med*. 2005; 26: 617-21.
28. Kumar S, Narayan Y, Garand D. An electromyographic study of isokinetic axial rotation in young adults. *Spine J*. 2003; 3: 46-54.
29. Kumar S, Narayan Y, Garand D. Electromyography of trunk muscles in isometric graded axial rotation. *J Electromyogr Kinesiol*. 2002; 12: 317-28.
30. Kumar S, Narayan Y, Garand D. Isometric axial rotation of the human trunk from pre-rotated postures. *Eur J Appl Physiol*. 2002; 87: 7-16.
31. Kumar S, Narayan Y. Torque and EMG in rotation extension of the torso from pre-rotated and flexed postures. *Clin Biomech (Bristol, Avon)*. 2006; 21: 920-31.
32. Gardner-Morse MG, Stokes IA. The effects of abdominal muscle coactivation on lumbar spine stability. *Spine*. 1998; 23: 86-91; discussion 91-2.
33. Urquhart DM, Hodges PW. Differential activity of regions of transversus abdominis during trunk rotation. *Eur Spine J*. 2005; 14: 393-400.
34. Urquhart DM, Barker PJ, Hodges PW, Story IH, Briggs CA. Regional morphology of the transversus abdominis and obliquus internus and externus abdominis muscles. *Clin Biomech (Bristol, Avon)*. 2005; 20: 233-41.
35. Cresswell AG, Grundstrom H, Thorstensson A. Observations on intra-abdominal pressure and patterns of abdominal intra-muscular activity in man. *Acta Physiol Scand*. 1992; 144: 409-18.
36. Juker D, McGill S, Kropf P, Steffen T. Quantitative intramuscular myoelectric activity of lumbar portions of psoas and the abdominal wall during a wide variety of tasks. *Med Sci Sports Exerc*. 1998; 30: 301-10.
37. Grabiner MD, Koh TJ, el Ghazawi A. Decoupling of bilateral paraspinal excitation in subjects with low back pain. *Spine*. 1992; 17: 1219-23.
38. van Dieen JH, Selen LP, Cholewicki J. Trunk muscle activation in low-back pain patients, an analysis of the literature. *J Electromyogr Kinesiol*. 2003; 13: 333-51.
39. Panjabi MM. The stabilizing system of the spine. Part I. Function, dysfunction, adaptation, and enhancement. *J Spinal Disord*. 1992; 5: 383-9; discussion 397.
40. Kaigle AM, Holm SH, Hansson TH. Kinematic behavior of the porcine lumbar spine: a chronic lesion model. *Spine*. 1997; 22: 2796-806.
41. Kaigle AM, Holm SH, Hansson TH. Experimental instability in the lumbar spine. *Spine*. 1995; 20: 421-30.

42. Wilder DG, Pope MH, Frymoyer JW. The biomechanics of lumbar disc herniation and the effect of overload and instability. *J Spinal Disord*. 1988; 1: 16-32.
43. Panjabi MM. The stabilizing system of the spine. Part II. Neutral zone and instability hypothesis. *J Spinal Disord*. 1992; 5: 390-6; discussion 397.
44. van Dieen JH, Cholewicki J, Radebold A. Trunk muscle recruitment patterns in patients with low back pain enhance the stability of the lumbar spine. *Spine*. 2003; 28: 834-41.
45. Kumar S, Narayan Y. Spectral parameters of trunk muscles during fatiguing isometric axial rotation in neutral posture. *J Electromyogr Kinesiol*. 1998; 8: 257-67.
46. Horton JF, Lindsay DM, Macintosh BR. Abdominal muscle activation of elite male golfers with chronic low back pain. *Med Sci Sports Exerc*. 2001; 33: 1647-54.
47. McHardy A, Pollard H. Muscle activity during the golf swing. *Br J Sports Med*. 2005; 39: 799-804.
48. Pink M, Perry J, Jobe FW. Electromyographic analysis of the trunk in golfers. *Am J Sports Med*. 1993; 21: 385-8.
49. Knudson D, Blackwell J. Trunk muscle activation in open stance and square stance tennis forehands. *Int J Sports Med*. 2000; 21: 321-4.
50. Chow JW, Shim JH, Lim YT. Lower trunk muscle activity during the tennis serve. *J Sci Med Sport*. 2003; 6: 512-8.
51. Hides J, Stanton W, Freke M, Wilson S, McMahon S, Richardson C. MRI study of the size, symmetry and function of the trunk muscles among elite cricketers with and without low back pain. *Br J Sports Med*. 2008; 42: 509-13.
52. Sell TC, Tsai YS, Smoliga JM, Myers JB, Lephart SM. Strength, flexibility, and balance characteristics of highly proficient golfers. *J Strength Cond Res*. 2007; 21: 1166-71.
53. Roetert EP, McCormick TJ, Brown SW, Ellenbecker TS. Relationship between isokinetic and functional trunk strength in elite junior tennis players. *Isokinet Exerc Sci*. 1996; 6: 15-20.
54. Ellenbecker TS, Roetert EP. An isokinetic profile of trunk rotation strength in elite tennis players. *Med Sci Sports Exerc*. 2004; 36: 1959-63.
55. Hides J, Gilmore C, Stanton W, Bohlscheid E. Multifidus size and symmetry among chronic LBP and healthy asymptomatic subjects. *Man Ther*. 2008; 13: 43-9.
56. Hides JA, Richardson CA, Jull GA. Magnetic resonance imaging and ultrasonography of the lumbar multifidus muscle. Comparison of two different modalities. *Spine*. 1995; 20: 54-8.
57. Hides JA, Richardson CA, Jull GA. Multifidus muscle recovery is not automatic after resolution of acute, first-episode low back pain. *Spine*. 1996; 21: 2763-9.
58. Mannion AF. Fibre type characteristics and function of the human paraspinal muscles: normal values and changes in association with low back pain. *J Electromyogr Kinesiol*. 1999; 9: 363-77.
59. Mayer TG, Kondraske G, Mooney V, Carmichael TW, Butsch R. Lumbar myoelectric spectral analysis for endurance assessment. A comparison of normals with deconditioned patients. *Spine*. 1989; 14: 986-91.
60. Roy SH, De Luca CJ, Casavant DA. Lumbar muscle fatigue and chronic lower back pain. *Spine*. 1989; 14: 992-1001.
61. Gombatto SP, Norton BJ, Scholtes SA, Van Dillen LR. Differences in symmetry of lumbar region passive tissue characteristics between people with and people without low back pain. *Clin Biomech (Bristol, Avon)*. 2008; 23: 986-95.
62. Fletcher IM, Hartwell M. Effect of an 8-week combined weights and plyometrics training program on golf drive performance. *J Strength Cond Res*. 2004; 18: 59-62.
63. Komi PV. Physiological and biomechanical correlates of muscle function: effects of muscle structure and stretch-shortening cycle on force and speed. *Exerc Sport Sci Rev*. 1984; 12: 81-121.
64. Komi PV. Stretch-shortening cycle: a powerful model to study normal and fatigued muscle. *J Biomech*. 2000; 33: 1197-206.
65. Myers J, Lephart S, Tsai YS, Sell T, Smoliga J, Jolly J. The role of upper torso and pelvis rotation in driving performance during the golf swing. *J Sports Sci*. 2008; 26: 181-8.
66. Hume PA, Keogh J, Reid D. The role of biomechanics in maximising distance and accuracy of golf shots. *Sports Med*. 2005; 35: 429-49.
67. Lephart SM, Smoliga JM, Myers JB, Sell TC, Tsai YS. An eight-week golf-specific exercise program improves physical characteristics, swing mechanics, and golf performance in recreational golfers. *J Strength Cond Res*. 2007; 21: 860-9.
68. Karlsen J, Nilsson J. Club shaft weight in putting accuracy and perception of swing parameters in golf putting. *Percept Mot Skills*. 2007; 105: 29-38.
69. Bulbulian R, Ball KA, Seaman DR. The short golf backswing: effects on performance and spinal health implications. *J Manipulative Physiol Ther*. 2001; 24: 569-75.

(坂田　淳)

第5章
私の腰痛治療プログラム

　医学が飛躍的な進歩を遂げつつあるなかで，腰痛の治療に関するエビデンスの蓄積は十分とはいえない。現実として，腰痛治療のゴールドスタンダードは存在せず，整形外科医，理学療法士，東洋医学の治療家，トレーナーなどにおいて多種多様な腰痛治療・対策が講じられている。その背景として，腰痛のメカニズム特定と予後予測の困難さ，治療法に直結する腰痛分類の未整備，そして確実な腰痛治療をもたらす治療技術と運動プログラムの未発達を指摘せざるをえない。

　スポーツ選手の腰痛の大部分を「非特異的腰痛」が占める。これらは，慢性化することが多く，構築学的なダメージが出現する前段階ともとらえられる。これに対し，このSPTSシリーズ第4巻では，何らかの臨床的なヒントを得るべく，臨床的な視点を加えていくつかの治療概念を紹介する本章を加えさせていただいた。以下の4項で，腰痛治療の臨床的アイデアが網羅されているものではないが，読者の治療概念を発展させるヒントは多数含まれていると思われる。読者の方々には，第4章までの文献的情報と第5章の臨床的概念を有機的に組み合わせていただき，是非とも臨床や研究に役立てていただくことを切願する。

　本章の第1項では，小柳磨毅氏（大阪電気通信大学）に「私の腰痛治療プログラム」と題して，リハビリテーションの基本的な構成と進め方についてご紹介いただいた。ストレングス，ストレッチング，コーディネーション・バランスという3つの枠組みで機能回復を進めるという考え方は，たいへん理解しやすく，リハビリテーションの現場はもちろんのこと，スポーツ現場などでも予防法としてすぐに実践できるものである。

　第2項では，「骨盤・胸郭のリアライメントによる腰痛・骨盤痛の治療」と題した蒲田和芳（広島国際大学）の拙文を掲載させていただいた。蒲田が提唱するリアライン・コンセプトに基づく腰痛治療について述べさせていただいた。第1段階としてリアライン，第2段階としてスタビライズ，第3段階としてコーディネート，という流れで治療を進めるものである。

　第3項「荷重機能からみた腰痛治療」，第4項「全身運動のバイオメカニクスからみた腰痛治療」はそれぞれ横浜市スポーツ医科学センターの玉置龍也氏，鈴川仁人氏に執筆していただいた。いずれもスタビリティ，モビリティ，アライメントという腰痛治療の3要素に着目した内容となっている。第3項では座位や立位といった荷重位での問題を解決するための評価と治療法について，第4項では歩行，ランニングをはじめとする全身運動における異常な運動連鎖の解消を主眼とした内容となっている。

第5章編集担当：蒲田　和芳

13. 私の腰痛治療プログラム

はじめに

臨床で用いている腰痛治療の進め方をストレングス（筋力強化トレーニング），ストレッチング，コーディネーション・バランス（協調性・バランス）の項に分けて紹介する。

A. ストレングス strength

四肢の関節傷害ではモビリティの改善を優先するが，体幹部では疼痛発生が少ないスタビリティの獲得を優先している。腹筋群と背筋群のエクササイズはストレスの小さいアイソメトリックコントラクションから開始し，股関節や頸部の屈曲に依存する起き上がり動作は避ける[1]（**図13-1**）。仰臥位をはじめ，腹臥位や側臥位でも関節運動の小さいブリッジにより，腹腔内圧の亢進と体幹部の安定化（コアスタビライゼーション）を図る[1,2]（**図13-2**，**図13-3**）。背筋筋力の強化も同様に，伸展域の運動を避けて開始する（**図13-4**）。対象者の可動性の改善と腰痛の出現（増悪）を指標として，バルーンやスリングを用いた高負荷で運動域の大きいトレーニングへ段階的に移行する[3,4]（**図13-5**）。

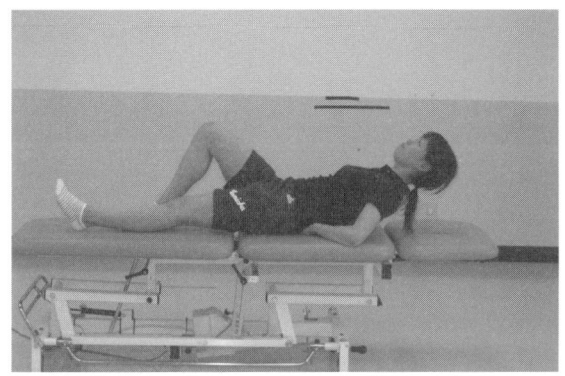

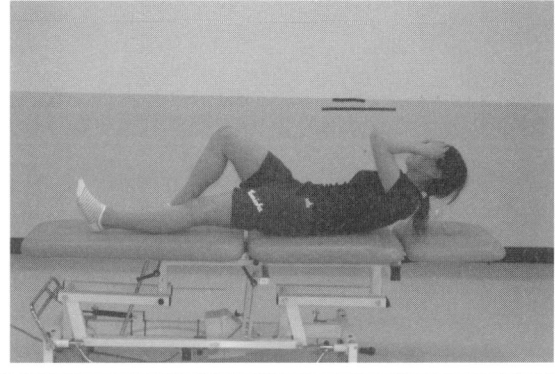

図13-1　コアスタビライゼーション（仰臥位）（文献1より改変）

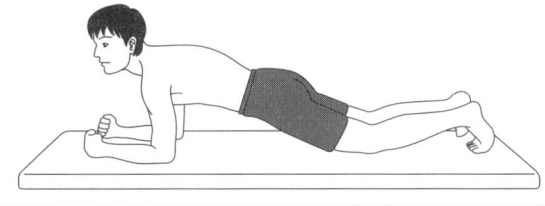

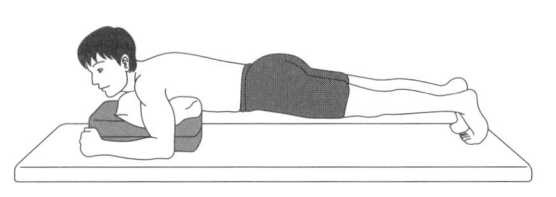

図13-2　コアスタビライゼーション（腹臥位）（文献2より作図）

第5章　私の腰痛治療プログラム

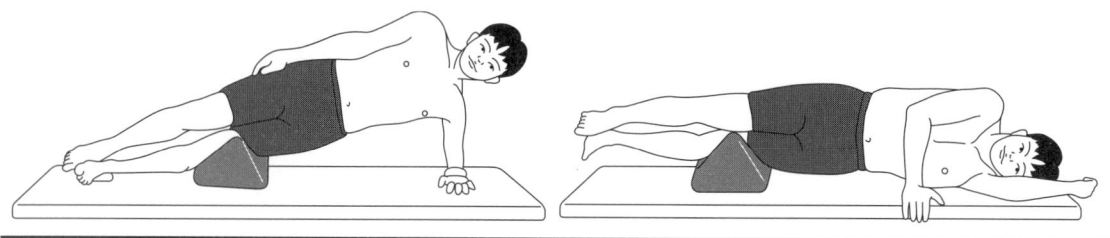

図13-3　コアスタビライゼーション（側臥位）（文献2より作図）

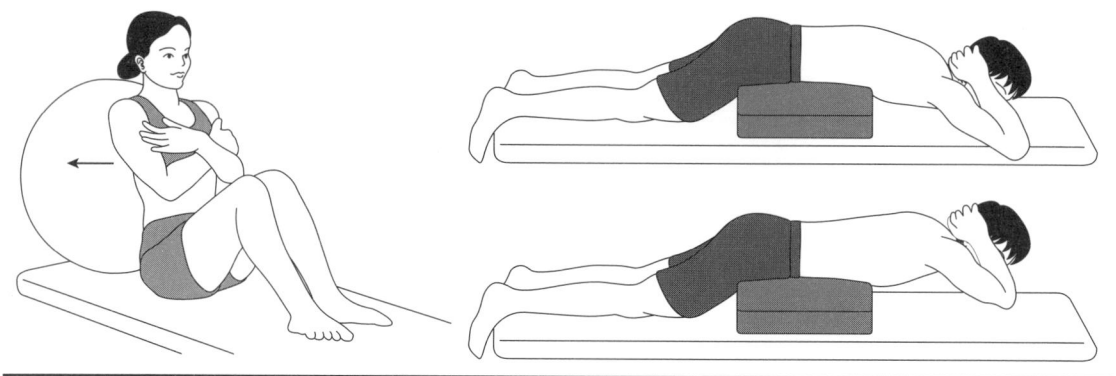

図13-4　背筋筋力強化（文献2より作図）

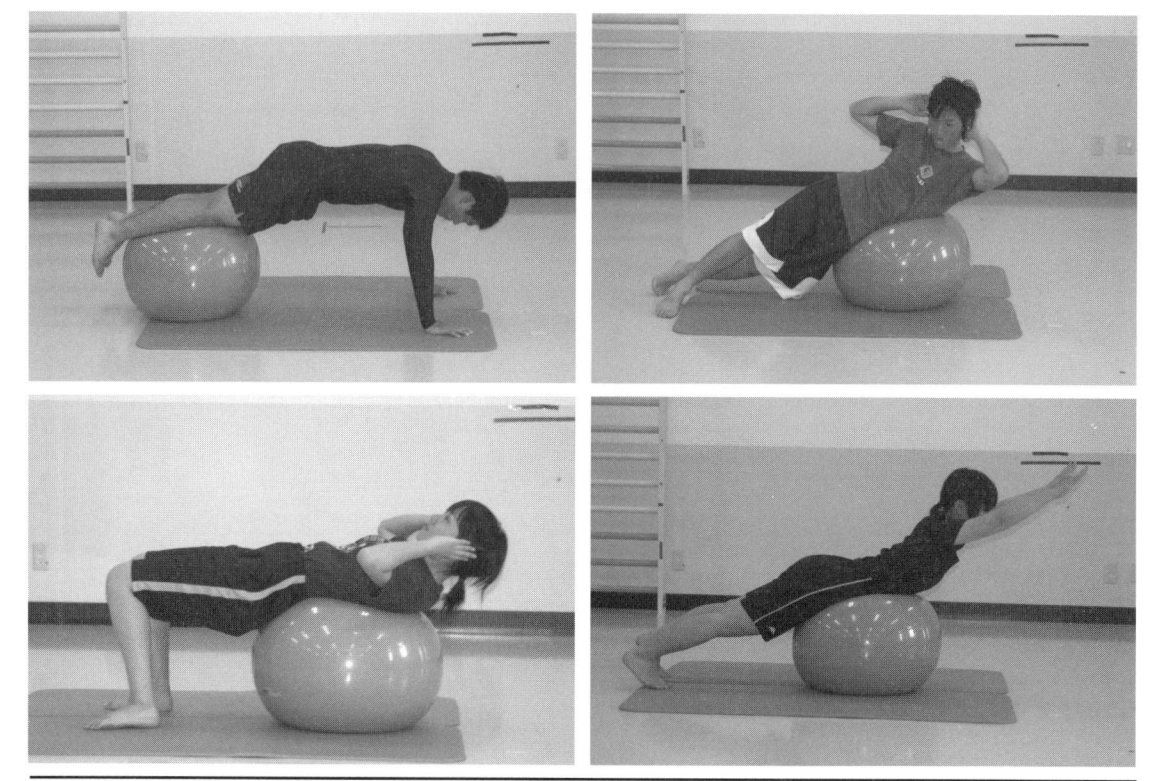

図13-5　バルーンエクササイズ

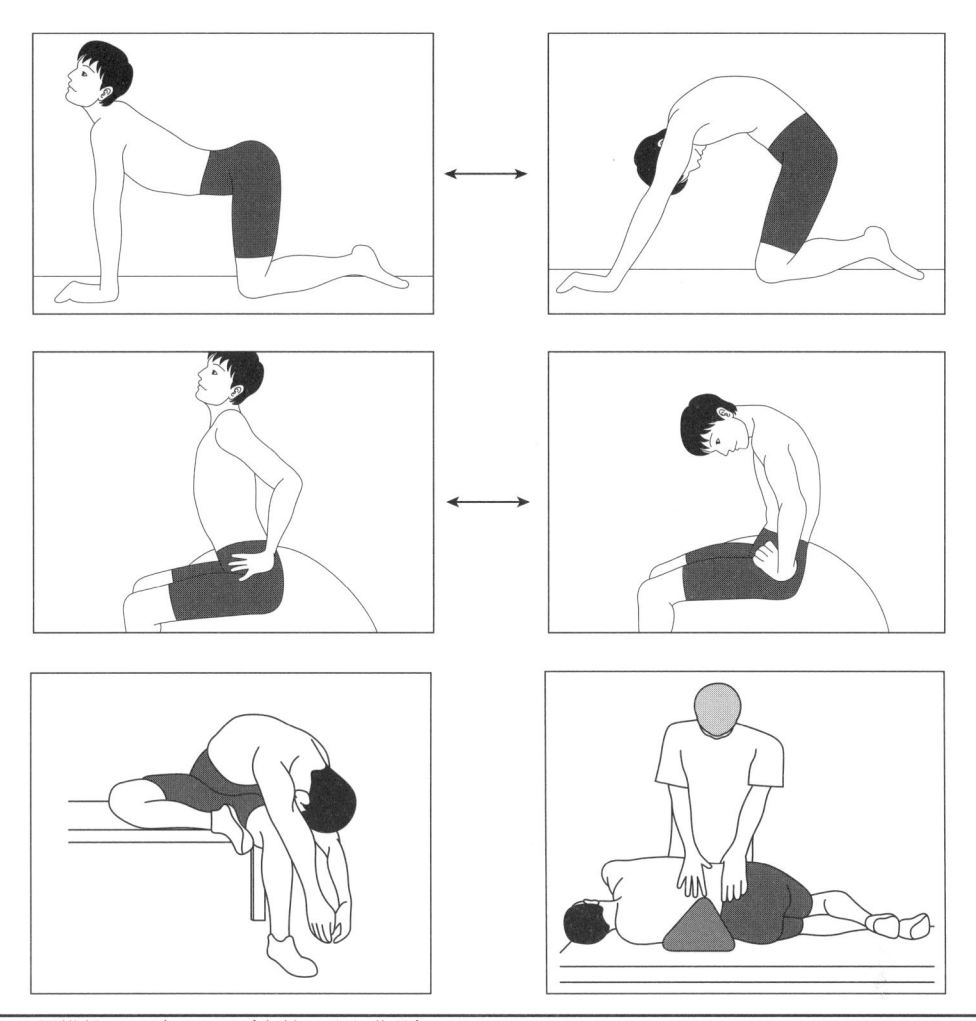

図 13-6　腰椎部のモビリティ（文献 2 より作図）

B. ストレッチング stretching

　圧縮や曲げなどの力学的ストレスが加わるため，腰椎部の可動性改善は再発予防に向けた最終段階にする（**図 13-6**）．一方，重力下での体幹位置を制御するのに必要な股関節の運動性は早期から拡大する．屈曲内転時に鼠経部痛を訴える症例は，股関節のインピンジメントを生じている可能性がある[5]．こうした症例には大腿骨頭への外力による誘導が奏功することがある（**図 13-7**）．殿筋や回旋筋群のストレッチングには圧迫を伴う伸張が有用である．大腿直筋やハムストリングなどの二関節筋のストレッチングは，体側の下肢を反対方向に運動させて実施する（**図 13-8**）．これにより骨盤の前後傾が制御されて伸張効率が高まるとともに，腰椎部の前弯と後弯によるストレスも軽減する．荷重位でのストレッチングにおいても，対側下肢の逆運動による骨盤傾斜の抑制は，伸張効率を高める（**図 13-9**）．

C. コーディネーション coordination・バランス balance

　協調性・バランストレーニングの目標は，獲得されたモビリティとスタビリティを重力下での合理的な姿勢制御の学習に発展させることである．

第5章　私の腰痛治療プログラム

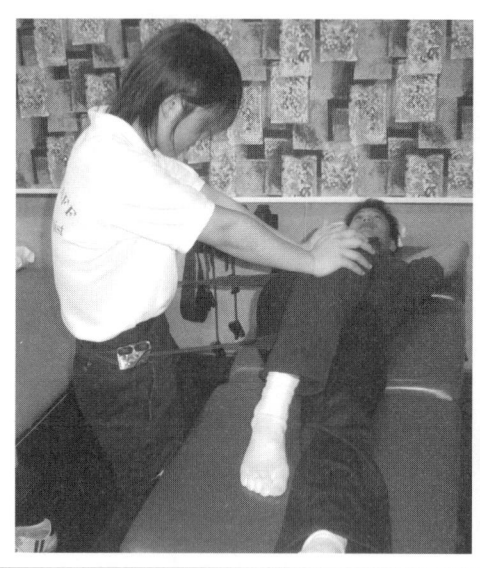

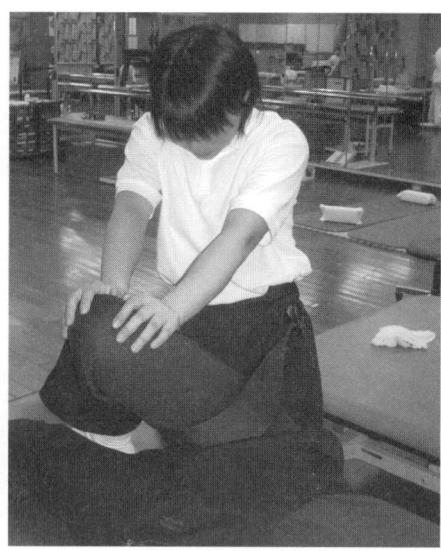

図13-7　ストレッチング

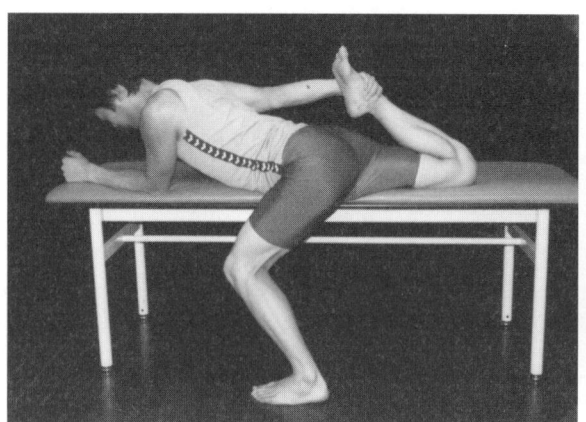

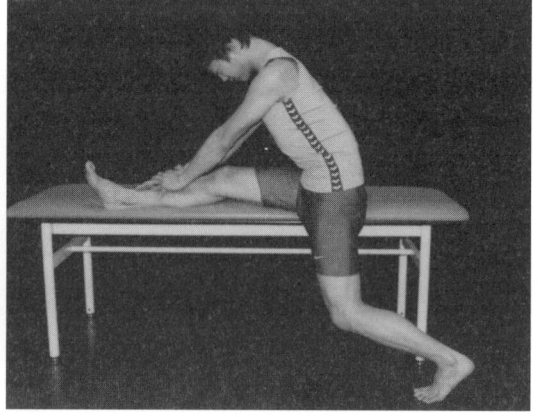

図13-8　ストレッチング

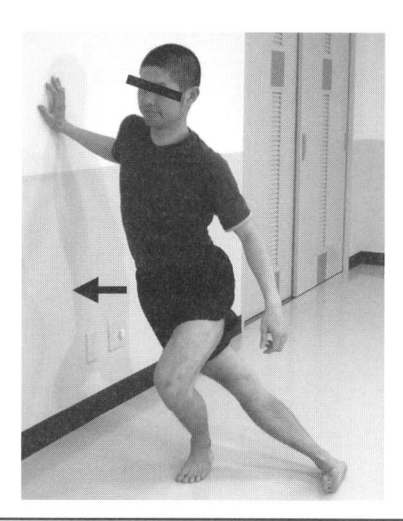

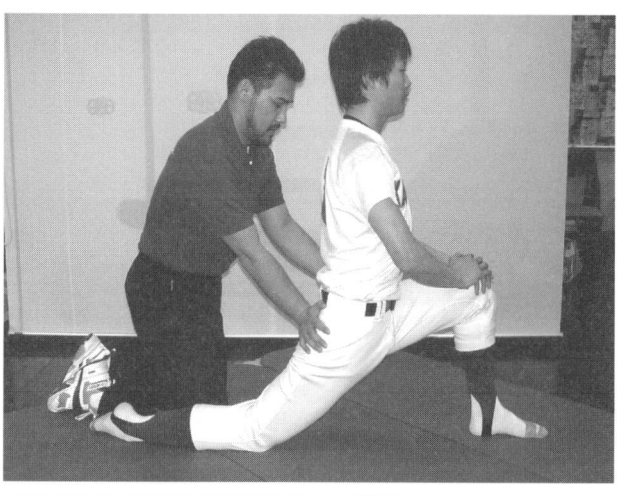

図13-9　ストレッチング

13. 私の腰痛治療プログラム

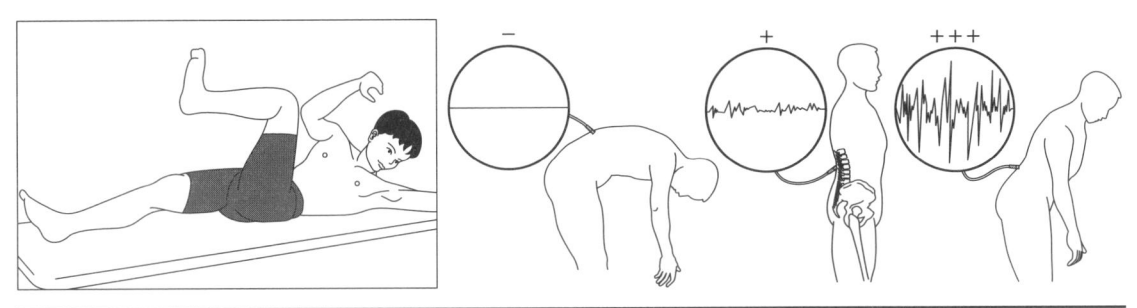

図13-10 コーディネーション（文献2, 6より作図）

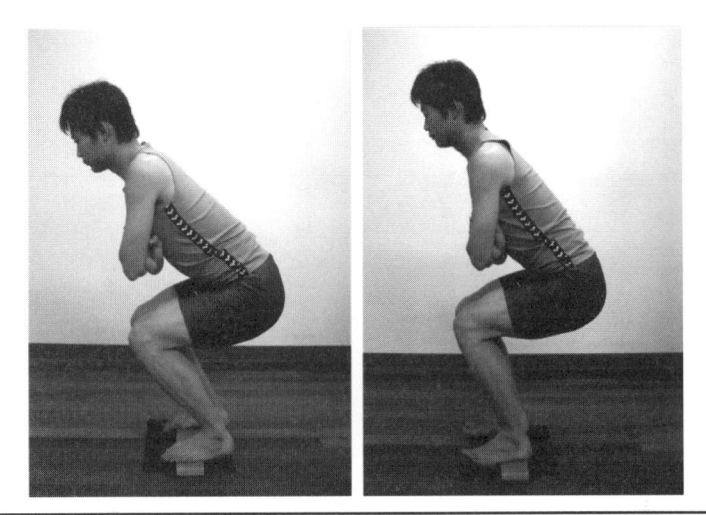

図13-11 コーディネーション

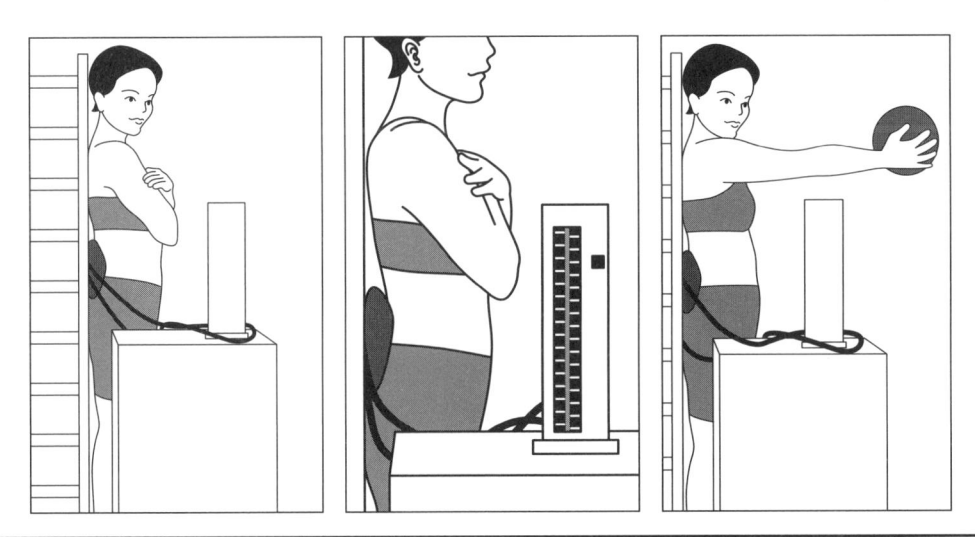

図13-12 コーディネーション（文献2より作図）

前屈時の背筋群のリラクセーション[6]には，屈筋に負荷を加えた相反抑制 reciprocal inhibition や，対角螺旋の運動パターンが有用である（図 13-10）。野球選手などの体幹回旋を反復する競技では，ストレッチポールを用いたコアスタビライゼーションに，バットを用いてレバーアームを延長する方法を用いている。意識下での姿勢制御の学習には，足部の荷重位置を変化させ，運動連鎖による重心移動を利用する。前足部支持では立位姿勢が前傾化し，体幹の伸展活動が促通される（図 13-11）。前額面の座位における立ち直り反応も体幹機能の観察に有用である[7]。下肢傷害などにより，短期間でも免荷すると患側への体重移動では立ち直り反応が著しく低下する。効率的な運動学習には，これらの姿勢制御能力の可視化が有効である（図 13-12）。

D. おわりに

腰椎部への力学的ストレスが小さいストレングストレーニングを，ストレッチングやコーディネーション・バランスエクササイズに先立って実施する。また股関節のストレッチングやストレングストレーニングも優先的に実施する。

文 献

1. 吉澤英造, 大谷 清, 才藤栄一 訳 (McGill S). 腰痛－最新のエビデンスに基づく予防とリハビリテーション－. ナップ, 東京; 2005.
2. 小柳磨毅 編. 実践 PT ノート 運動器傷害の理学療法. 三輪書店, 東京, 2007.
3. Akuthota V, Nadler SF. Core strengthening. *Arch Phys Med Rehabil*. 2004; 85 (3 Suppl 1): S86-92.
4. Marshall PW, Murphy BA. Core stability exercises on and off a Swiss ball. *Arch Phys Med Rehabil*. 2005; 86: 242-9.
5. Macintyre J, Johson C, Schroeder EL. Groin pain in athletes. *Curr Sports Med Rep*. 2006; 5: 293-9.
6. MacConaill MA, Robert E. *Muscle and Movements*. Krieger Publishing; 1977.
7. Zazulak BT, Hewett TE, Reeves NP, Goldberg B, Cholewicki J. Deficits in neuromuscular control of the trunk predict knee injury risk: a prospective biomechanical-epidemiologic study. *Am J Sports Med*. 2007; 35: 1123-30.

（小柳　磨毅）

14. 骨盤・胸郭のリアライメントによる腰痛・骨盤痛の治療

はじめに

日本コアコンディショニング協会のコアセラピー研究部会では，病態分析によって分類された機械的腰痛に対して，定式化されたスタンダードな腰痛治療法の確立に向けての取り組みを進めている[1,2]。現在まで，胸郭・骨盤・股関節以下の下肢のアライメントおよび可動性が腰痛の増減に及ぼす影響についての検証を進め，これらのリアライメントと可動性の改善を主体とした治療法により臨床成績が飛躍的に向上しつつある。本項では，コアセラピー研究部会が現在までにまとめた腰痛・骨盤痛の保存療法に用いる評価法および治療法を解説する。

A. コアセラピーに基づく腰痛・骨盤痛治療

コアセラピー研究部会では，ステージ1として「リアライメント」，ステージ2として「スタビライゼーション」，ステージ3として「コーディネーション」の3段階で腰痛治療を進める方法を提唱している（**表14-1**）。ステージ1「骨盤・胸郭リアライメント（PTR）[1]」では，腰椎運動に影響を及ぼす股関節・骨盤・胸郭のアライメント不良や可動性の低下に着眼し，それらの改善により立位，前屈，後屈といった基本動作における腰痛の解消を目指す。ステージ2「骨盤・胸郭スタビライゼーション（PTS）」では，自己管理によりおおむね1週間の疼痛軽減効果の維持を目標とし，コアの筋活動パターンを改善することによりステージ1で得られたリアライメント効果の持続性を向上させる。ステージ3「骨盤・胸郭コーディネーション（PTC）」では，再発予防を目的とし，スポーツや労働中の身体活動における腰部への応力集中を回避するための運動学習を進める。

B. 病態分析

腰痛・骨盤痛に対するコアセラピーで実施する病態分析は，まず機械的腰痛[3~6]であるか否かを判定し，次いで腰痛を増減する機械的刺激を特定することを目的とする（**表14-2**）。機械的腰痛の判定には，運動や姿勢の変化，あるいは骨盤や胸郭アライメントの徒手的矯正による症状の変化な

表14-1 コアセラピーによる腰痛・骨盤痛治療

ステージ1　リアライメント
A. 仙腸関節不安定性あり
①仙骨リアライメント
②寛骨リアライメント
③股関節リアライメント
④下位胸郭横径拡張改善
B. 仙腸関節不安定性なし
①寛骨リアライメント
②股関節リアライメント
③下位胸郭横径拡張改善
ステージ2　スタビライゼーション
①骨盤スタビライゼーション・胸郭スタビライゼーション
②コアスタビライゼーション
ステージ3　コーディネーション
①立位基本動作
②移動動作
③リフティング
④スポーツ動作など

第5章 私の腰痛治療プログラム

表14-2 病態分析の進め方

1. 問診：病歴・既往歴
2. 観察：姿勢，基本動作
3. 疼痛：安静時痛，基本動作，疼痛誘発テスト，疼痛減弱テスト
4. 神経学的検査
5. 胸郭機能評価
   ① 下位胸郭拡張差
   ② 胸郭スティッフネステスト
   ③ チェストグリッピングテスト
6. 骨盤機能評価
   ① 仙骨アライメント
   ② 寛骨アライメント
   ③ 股関節アライメント
7. 筋機能
   ① 過緊張：上部腹筋，梨状筋，腰部脊柱起立筋，大殿筋と胸腰筋膜など
   ② 筋機能：腹横筋，多裂筋，胸部脊柱起立筋，菱形筋
8. その他の機能異常
   ① 頸椎
   ② 肩関節
   ③ 下肢

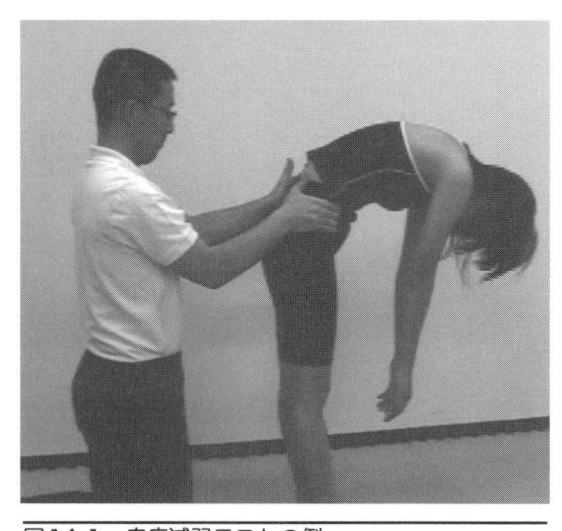

図14-1 疼痛減弱テストの例
両寛骨を左右対称な位置関係に矯正しつつ前屈（または後屈）を行い，疼痛の増減を確認する。

どが参考になる。一方，非機械的腰痛としては内臓や腫瘍[7]に由来するものが含まれ，機械的腰痛が否定される場合には，精密な検査が必要である[8]。

問診や機能評価によって機械的腰痛であることが確定されたら，さらに詳細に疼痛発生のメカニズムを特定することを目的とした病態分析を進める。その際の着眼点としては，疼痛増強に関与する胸郭，骨盤，下肢のアライメントや可動性の異常，アライメント不良の原因となる筋緊張，そしてアライメントを改善するための筋活動などがあげられる。

1. 疼 痛

急性期の炎症に伴う安静時痛，圧痛（仙腸関節，脊柱起立筋，椎間関節，梨状筋，恥骨結合など），基本動作時の疼痛に加え，疼痛誘発テスト，疼痛減弱テストを行う。その目的として，重症度，疼痛の分布，そして疼痛を軽減するためのリアライメントの方針立案が含まれる。

基本動作としては，立位における前屈・後屈・回旋・側屈，そして伸展位での回旋（Kemp test），椅子座位での前屈および後屈などが含まれる[9]。立位と椅子座位での疼痛を比較することにより，下肢のアライメントや筋活動がどの程度痛みの発生に関与するのかを推定することができる。

疼痛誘発テストは痛みの起こるストレス（アライメント変化）を徒手的に加えるストレステスト，他動運動によるメカニカルストレスを与えることで再現される痛みの評価（例：筋収縮を伴わないパピーポジションでの椎間関節由来の痛み），自動運動により再現される筋の痛みなどの評価により損傷部位や痛みの原因を推測する。

疼痛減弱テストは寛骨・仙骨のアライメント矯正や圧迫による安定化，下位胸郭のアライメント矯正（体幹伸展時の胸郭横径拡張の補助）などで疼痛減弱の有無を確認する（**図14-1**）。疼痛改善をもたらすアライメント変化を組み合わせることにより，コアセラピーによるリアライメントの方針を立案する。

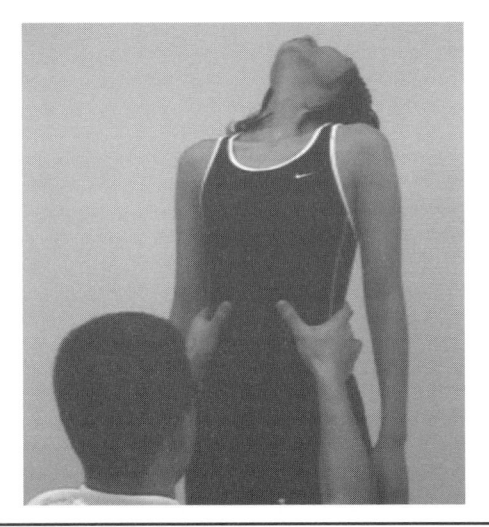

図14-2 下位胸郭横径拡張差
左右の第10肋骨の内側縁（肋骨弓）間距離における安静立位と最大後屈位の差を計測することで求められる。約25 mm以上拡張差を認めた場合，下位胸郭拡張差を正常ととらえる。

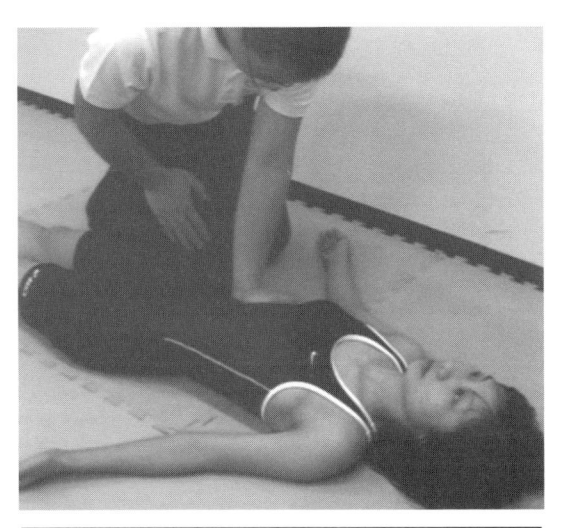

図14-3 胸郭スティッフネステスト
仰臥位で床に垂直に下位胸郭を圧迫した際の，左右可動性の違いや抵抗の違いを評価する。通常，抵抗の強さと横径拡張の不足は相関する。スティッフネスに左右差がある場合は，下位胸椎の回旋を示唆する。

2. 胸郭機能評価

　胸郭の機能評価は，上位胸椎可動性，胸椎全体のアライメントと可動域，下位胸郭の横径拡張と下位胸椎伸展可動域を評価する[10]。特に，下位胸郭の横径拡張に左右差や制限が存在すると，体幹伸展の際に，胸椎運動が制限されて可動域上腰椎への負担を増加させるとともに，腰椎に多軸性のストレスを生む原因となる。上位胸椎可動性や胸椎全体のアライメントおよび可動域は，下位胸郭の問題を助長する要素となり，腰部への応力集中の間接的原因となる可能性がある。下位胸郭の機能評価として，①下位胸郭横径拡張差（**図14-2**），②胸郭スティッフネステスト（**図14-3**），③チェストグリッピングテスト（**図14-4**）の3つの方法を用いる[2]。

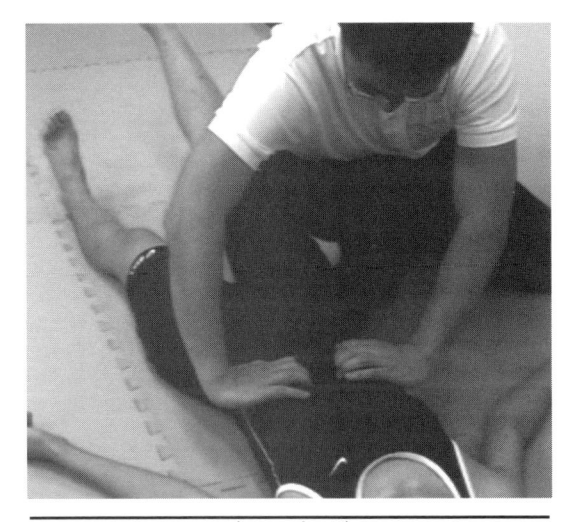

図14-4 チェストグリッピングテスト
下位胸郭を徒手的に側方に開いた状態とし，下肢自動伸展挙上（ASLRテスト）を実施する。正常であればASLRテストの実施により胸郭の内側への移動は起こらないが，上部腹筋群の緊張亢進がある場合には下位胸郭が内側へ引き込まれる。

3. 骨盤評価

　骨盤の機能評価は，寛骨アライメント，仙骨アライメント，そして股関節（大腿骨頭）アライメントの3点について実施する[11]。このうち特に重要なのは仙骨アライメントである。仙骨アライメントの評価では，両寛骨のアライメントの上後腸骨棘（PSIS）を結ぶ線の垂直二等分線上に尾骨が位置する状態を正常（**図14-5A**）とし，この状態からの前額面での仙骨のアライメント不良を判定することを目的とする。その結果，仙骨が寛

第5章　私の腰痛治療プログラム

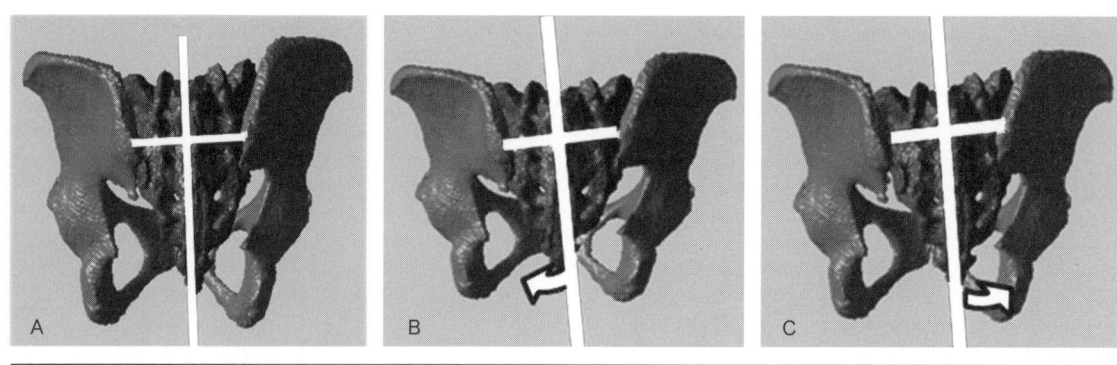

図14-5　仙骨アライメントのバリエーション
A：両上後腸骨棘（または下後腸骨棘）を結ぶ直線の垂直二等分線上に仙骨長軸が一致した状態。両仙腸関節は安定しているととらえられる。B：両上後腸骨棘（または下後腸骨棘）を結ぶ直線の垂直二等分線に対して，尾骨が左方向に偏位。左右いずれかの仙腸関節の不安定性が示唆される。C：両上後腸骨棘（または下後腸骨棘）を結ぶ直線の垂直二等分線に対して，尾骨が右方向に偏位。左右いずれかの仙腸関節の不安定性が示唆される。

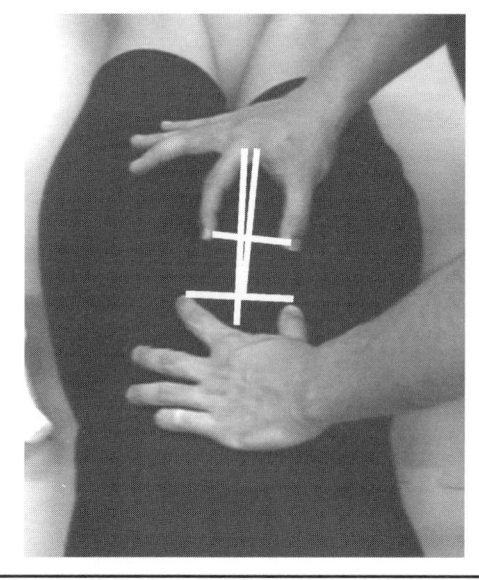

図14-6　体表からの仙骨アライメントの評価
腹臥位で両PSIS間の垂直二等分線と仙骨の長軸との位置関係を確認する。

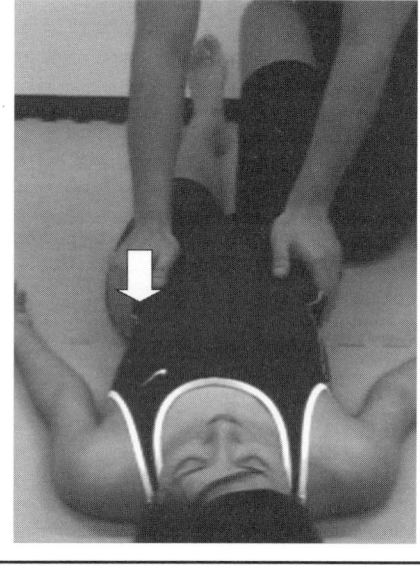

図14-7　寛骨アライメントの評価（骨盤ローリングテスト）
後傾位にある寛骨では，骨盤がローリングを開始してすぐに寛骨後内側縁と後方腸骨稜とで形成される平面が床に密着することにより動きが止まる。通常，後傾側の骨盤ローリングはおおむね10°以内となる。一方，前傾位にある寛骨では，寛骨後内側縁が荷重せず，おおむね15°以上のローリングが起こる。

骨アライメントに対して異常な位置に偏位している時（**図14-5B，C**），一側または両側仙腸関節の不安定性の存在が示唆される。骨盤の評価として，①仙骨アライメント（**図14-6**），②寛骨アライメント（**図14-7**），③股関節アライメント（**図14-8**）の3点に着目する[2]。

4．筋機能

筋の過緊張にかかわる問題については，チェストグリッピング[12〜14]に関連する上部腹筋，バッ

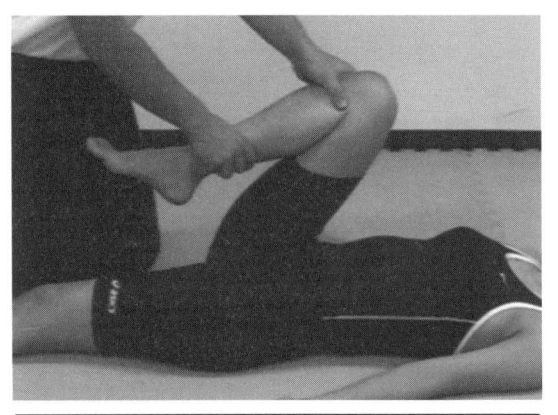

図14-8　股関節前方インピンジメントの評価
他動屈曲による硬いend feel，詰まり感，そして可動域制限がある場合は，股関節前方のインピンジメントが示唆される。

表14-3　骨盤・胸郭スタビライゼーション（PTS）

1. ローカルスタビライゼーション
   ①骨盤スタビライゼーション：腹横筋・多裂筋・骨盤底筋群
   ②胸郭スタビライゼーション：胸部脊柱起立筋・菱形筋，下後鋸筋
2. スタティックスタビライゼーション
   ①腹筋群活動パターン
   ②姿勢改善と安定
3. ダイナミックスタビライゼーション
   ①歩行動作
   ②ランニング動作
   ③スポーツ動作

トグリッピング[12〜14]に関連する梨状筋および大殿筋，そして腰椎前弯増強に関連する腰部脊柱起立筋などに留意する（**表14-3**）。上部腹筋の過緊張は下位胸郭横径拡張を妨げ，チェストグリッピングテストで陽性となった場合はその徒手的リリースを行う。一方，大殿筋や梨状筋の過緊張は大腿骨頭の前方偏位をもたらすため，梨状筋が弛緩しやすい仙骨後傾位（counter nutation）での股関節内旋運動などを行う。

骨盤と胸郭のローカルスタビライザーとして重要な筋として，骨盤における腹横筋，多裂筋，骨盤底筋，大殿筋，胸郭における胸部脊柱起立筋，菱形筋，下後鋸筋があげられる（**表14-3**）。腹横筋と多裂筋は骨盤ベルトのように骨盤輪の安定化に欠かせない筋である[15〜17]。多裂筋は仙腸関節の安定化に強く関与するが，骨盤輪の不安定性やアライメント不良により防御的スパズムを起こし，機能低下に陥ることも多い。胸部脊柱起立筋は，胸郭の可動性を保ちつつ胸椎を伸展位に保持する役割を果たす。菱形筋は肩甲骨を内転位に保持し，胸部脊柱起立筋とともに胸椎伸展位の保持を補助する[18]。下後鋸筋は下位胸部の横径拡張の主動作筋[19]であり，その機能改善はチェストグリッピングの解消に貢献する。

大殿筋は本来仙骨から起始しており，両側の大殿筋のバランスのとれた収縮によって仙骨は正中位に保たれる。その緊張の左右差は仙骨アライメントに異常をきたす原因となる[5, 20]。腹臥位で，自動運動により一側股関節を伸展させる際，正常では反対側の腰部脊柱起立筋の収縮が7：3〜9：1の割合で優位であるのが正常とされる。これは，仙骨を介して反対側の胸腰筋膜への張力伝達によって大殿筋の緊張が伝達されるためと理解されている[21]。これに反して，同側の腰部脊柱起立筋に優位な収縮を認める場合は，大殿筋の収縮が同側の胸腰筋膜に伝達されることを意味し，その場合は仙骨を側方に引くベクトルが弱くなる。これが左右の大殿筋の収縮のバランスに破綻をきたし，仙骨のアライメント不良の一因となる。

具体例で説明する。仮に，右の大殿筋の収縮が左の腰部脊柱起立筋に優位に伝達され，左の大殿筋の収縮も同様に左の腰部脊柱起立筋に伝達される場合，右大殿筋の収縮によって仙骨遠位部は右方向に引かれる。この場合，左右のいずれの仙腸関節に不安定性があっても尾骨が右方向に偏位する（**図14-5C**）。これに対して，左大殿筋とその上部の胸腰筋膜との間をリリースすると左大殿筋の収縮は仙骨を介して右腰部脊柱起立筋に伝達さ

第5章 私の腰痛治療プログラム

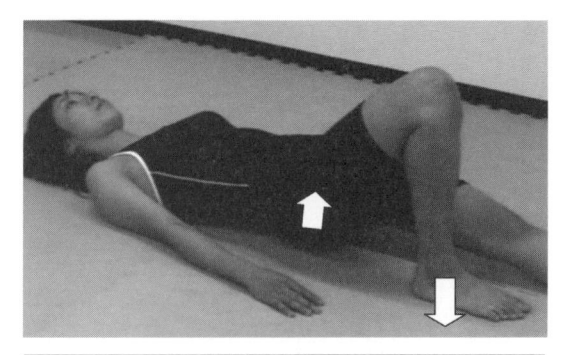

図14-9 仙骨リアライメントを目的とした片脚ブリッジ
大殿筋などの収縮を促すエクササイズにより仙骨アライメントの最適化を図り，両PSISを結ぶ線の垂直二等分線と仙骨長軸を一致させることをゴールとする。

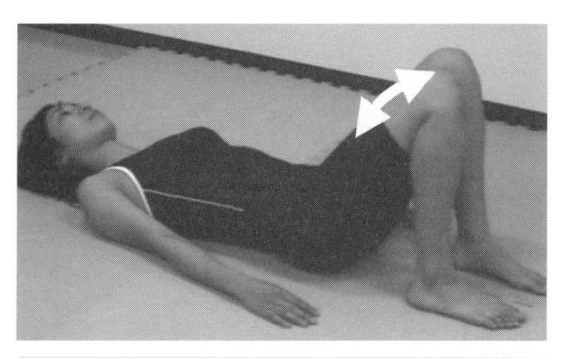

図14-10 骨盤ローリング
床からの反力を用いて，後傾位にある寛骨を前傾方向に押し出すことを目的とする。ローリングの角度は後傾側に15°程度，前傾側に5°程度とする。

れるようになり，左右の大殿筋の張力が対称に仙骨に伝達され，仙骨リアライメントを能動的に得ることができる。

C. 治療方針

コアセラピーによる腰痛治療の到達目標として①胸郭の対称化，②寛骨の対称化，③仙骨の正中化，④下肢運動の対称化の4点を重視する。そして治療開始前の病態評価では，①仙骨アライメント，②寛骨アライメント，③股関節アライメント，および④下位胸郭横径拡張の4点に注目する。仙腸関節に疼痛があり，両寛骨に対して仙骨のアライメント不良が認められる場合は仙腸関節の不安定性を疑う。以下，仙腸関節の不安定性の有無により，治療方針を決定する。なお，本項ではステージ1のリアライメントを中心に記述する。

1. ステージ1：仙腸関節不安定性あり
1）仙骨リアライメント

仙腸関節不安定性を認める場合は，まず大殿筋のベクトルを正常化したうえで，大殿筋などの収縮を促すエクササイズにより仙骨アライメントの最適化を図る。その際，両PSISを結ぶ線の垂直二等分線と仙骨長軸を一致させることをゴールとする。仙骨の右傾斜（尾骨は左へ偏位）では，右大殿筋の活動を促す片脚ブリッジを実施する（**図14-9**）。大殿筋の収縮により仙腸関節痛が生じる場合でも，望ましいリアライメントを得ることが明確である場合は，発揮筋力を小さくして高回数反復する。

仙骨リアライメントの達成は，①体表からの徒手的な位置関係（両PSISを結ぶ線の垂直二等分線と仙骨長軸が一致），②疼痛なく大殿筋の最大筋力の発揮が可能，③腹臥位で徒手的抵抗に抗して股関節伸展位保持が可能（脱力しない）の3点の達成によって判断する。通常，仙骨アライメントの改善に伴い大殿筋活動は改善し，最大筋力の発揮が可能となる。ただし，仙腸関節の炎症などにより仙腸関節上の多裂筋や大殿筋のスパズム・過緊張・滑走不全などが存在する場合は，大殿筋の収縮時痛が解消されない場合がある。このような場合でも発揮筋力の増大が認められれば，リアライメントの方向性は正しいと考えて，このプロセスを継続することが妥当である。なお，リアライメントが得られている場合は，過緊張にある筋のリリース手技によって疼痛が消失する例も多い。なおこの仙骨リアライメントの過程は，症例によって5分程度から数週間とばらつきがある。

14. 骨盤・胸郭のリアライメントによる腰痛・骨盤痛の治療

2）寛骨リアライメント

片脚ブリッジにおいて大殿筋の最大筋力発揮が得られた後，寛骨と股関節のリアライメントへの治療へと進める。その目的は寛骨アライメントの対称化と大腿骨頭前方偏位の矯正の2点である。PelCon（骨盤コンディショニング）はこの目標達成に有効であるが，ストレッチポールから仙骨への直達力が生じるため，ストレッチポールの使用は避けておくほうが無難である。したがって，ストレッチポールを使わずに，同様のエクササイズを床上で行うことで上記の目的達成を図る。

寛骨の対称性の獲得には，床上背臥位，膝屈曲位での骨盤ローリング（図14-10）を用いる。その目的は，床からの反力を用いて，後傾位にある寛骨を前傾方向に押し出すことであり，ローリングの角度は後傾側に15°程度，前傾側に5°程度とする。ローリングの際に，仙骨に骨盤の回転中心があり，両PSISには同程度の荷重または荷重を自覚できない状態になれば，寛骨の対称性は一定の改善を得たと考えられる。

3）股関節リアライメント

大腿骨頭の前方偏位の改善には，床上でのワイパー運動（図14-11）を用いる。両足を肩幅程度に開き，両股関節の内・外旋を繰り返す。仙骨および寛骨のリアライメントが進んでいれば，梨状筋の防御的スパズムは寛解し，股関節内旋および大腿骨頭の後方移動に対する抵抗は小さい。この過程のゴールは，股関節屈曲時の前方の詰まり感の消失または軽減である。

4）下位胸郭横径拡張の拡大

下位胸郭横径拡張の制限には，肋横突関節と肋椎関節の関節運動学的な異常と，上部腹筋の過緊張によるチェストグリッピングなどの要因が関与する。前者に対しては，ストレッチポールを用いず，床上背臥位でのツイスター（図14-12）を用

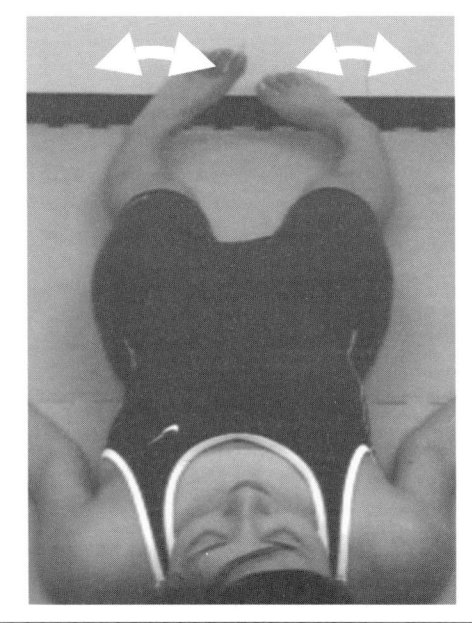

図14-11　床上でのワイパー運動
両足を肩幅程度に開き，両股関節の内・外旋を繰り返す。仙骨および寛骨のリアライメントが進んでいれば，梨状筋の防御的スパズムは寛解し，股関節内旋および大腿骨頭の後方移動に対する抵抗は小さい。

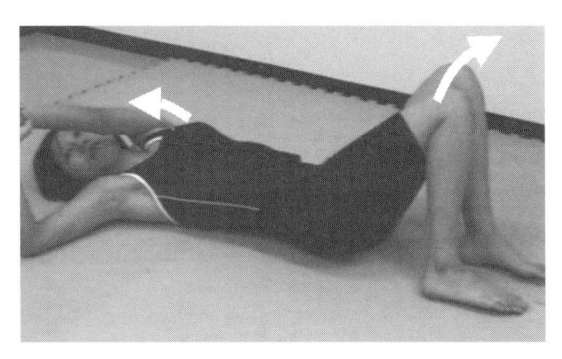

図14-12　床上背臥位でのツイスター
下位胸郭横径拡張の左右差を解消することを目的とするため，横径拡張制限の強い側に両膝を倒すツイスターにより多くの時間を割く。

いる。下位胸郭横径拡張の左右差を解消することを目的とするため，横径拡張制限の強い側に両膝を倒す方向へのツイスターにより多くの時間を割くとよい。

第5章 私の腰痛治療プログラム

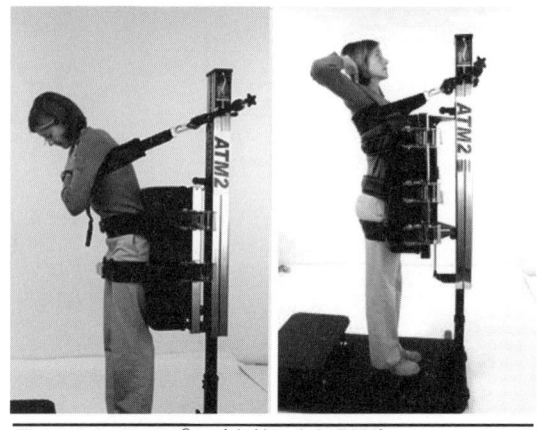

図14-13 ATM®2（文献1より引用）
ベルトにより，骨盤と胸郭を良肢位（対称アライメント）に保ちつつ，最大等尺性筋力発揮によりその安定化を図る。1回の治療につき3秒間程度の最大等尺性筋力発揮を10回程度反復する。機械的腰痛であれば，1回の治療で50〜80％の疼痛軽減が得られる例が多い。

5）その他

上記のリアライメントにより股関節から下位胸郭までのアライメント上の問題点の解決が進み，その結果として前屈や後屈といった基本動作での疼痛の減弱が得られる。一方で，このリアライメントを阻害する他の要因についての対策も必要な場合がある。下肢疾患や脚長差は常に骨盤に対して非対称的な力の伝達の原因となり，骨盤のアライメント不良の原因となる。また上肢や頸椎運動を伴うような運動においては，頸椎，肩甲骨，上位胸椎などのアライメント不良や可動性の低下が問題となる。

2. ステージ1：仙腸関節不安定性なし

仙腸関節に不安定性を認めない場合は，寛骨アライメント，股関節アライメント，および下位胸郭横径拡張の3点に問題が集約される。これらに対しては，PTRプログラム[1]（Pelvis-Thorax Realignment Program；ThoraConとPelCon）でほぼ満足すべきリアライメントが得られる。ただし，チェストグリッピングに対しては上部腹筋の肋骨弓上でのリリース手技が必要となる。

3. ステージ2：骨盤・胸郭スタビライゼーション

ステージ2ではステージ1で得られたリアライメントの効果を持続させるための筋活動パターンの再構築を図る（表14-3）。第一段階「ローカルスタビライゼーション」では骨盤と胸郭それぞれのスタビライゼーションを図り，その後第二段階「スタティックスタビライゼーション」において立位姿勢を含む骨盤と胸郭の位置関係，そして第三段階「ダイナミックスタビライゼーション」で運動連鎖を考慮したスタビライゼーションへと進める。

D. ATM®2による腰痛治療[22]

ATM®（active therapeutic movement）は「関節を良肢位に固定した状態で，関節の自動運動や反復運動を実施すること」であり，アメリカのBackProject社が提唱する治療概念である。ATM®2[1]（図14-13）（輸入元：インターリハ株式会社）とは，ATM®の治療概念を実現するために開発された運動療法機器である。腰部・骨盤疾患，頸椎疾患，肩関節疾患などにおいて優れた効果が確認され，アメリカを中心としてPTクリニックやスポーツ現場で幅広く使用されている。

1. セットアップ
1）運動方向の決定

ATM®2では，毎回の治療セッションにおいて前屈や後屈などの運動時痛を確認し，そのとき最も疼痛の強い運動方向を治療対象とする。例として，後屈において最も疼痛が強い場合，後屈運動を治療運動とする。

2) 骨盤ベルトの装着

ATM®2には3本の固定ベルトがあり、そのうち2本を用いて骨盤を固定する。まず、最下方の1本目は大転子レベル、2本目はASISレベルに一致するようにベルトの高さを調節する。次に、左右のベルトを連結するバックルを仙骨上に保持しながら、左右のベルトについているラチェットにより2本のベルトを締める。事前に骨盤アライメントがわかっている場合は、そのアライメント矯正を意図してベルトの張力を調整する。ベルト装着下での後屈時痛が消失または明らかな減弱を得るよう、この2本のベルトの張力を調整する。

3) 胸椎ベルトの装着

最上方にある3本目のベルト（胸椎ベルト）は第10肋骨レベルに装着する。骨盤ベルトと同様に脊椎上にバックルを保持しながら、左右のラチェットによりベルトに張力を加える。通常横径拡張の制限の強いほうの張力をやや強めに設定する。胸椎ベルトにより、治療パッドに下位胸郭が押しつけられ、下位胸郭の横径拡張が強制的に得られることとなる。

2. 自動運動の実施

2本の骨盤ベルトと1本の胸椎ベルトを適切に装着することにより、骨盤の対称性と下位胸郭の横径拡張が得られた状態となる。その結果、3本のベルトの装着下での後屈の自動運動における疼痛は消失または著しく減少する。疼痛の消失が得られない場合は、これらのベルトの張力バランスを調整するか、胸椎ベルトをやや上位に移動させることで疼痛の消失を得る。

この時点で、自動運動中の疼痛消失が得られない場合は、骨盤・胸郭のリアライメント以外の要因が疼痛に強く影響しているものと判断される。そのような場合はこの治療を中止して、アライメント以外の要因を探索すべきである。

3. ATM® 治療

後屈の自動運動の疼痛が消失したことを確認したうえで、抵抗用のハーネスを装着し、抵抗運動を開始する。抵抗運動はおおむね3秒間程度の最大等尺性収縮を10回程度反復する。この過程は、骨盤と胸郭のリアライメントが得られた状態をベルトによって保持しつつ、腹腔内圧を上昇させるような背筋運動を実施することにより、腹腔壁を構成する体幹深部筋の同時収縮を促すことを目的とする。これにより、骨盤・胸郭をリアライメントされた状態に保つような筋活動パターンが再学習されるものと推測される。

4. 他の治療との組み合わせ

リアライメントされた骨盤・胸郭をもとのアライメント不良に引きもどす要因があれば、その効果の持続性は短縮される。特に脚長差や既往歴などにより下肢の運動に異常（非対称性）が認められる場合には、その影響は容易に骨盤に伝達される。ATM®の効果は、骨盤から下位胸郭までに限定されるものであり、アライメント不良の末梢要因については別途治療を進める必要がある。

E. まとめ

本項では、上記のような臨床的事実をレベルII-3のエビデンスとして紹介した。ストレッチポールとATM®2は多彩な症状を呈する多くの症例に対して、パターン化されたシンプルな運動によって再現性の高い効果を生む。PTRプログラムやATM®2による治療は、一見すると症例の個別性を無視しているようにもみえる。しかしながら、ヒトのコアに起こる問題の共通性に着目することにより、よりシンプルな方法で高い再現性が得られている事実から学ぶことは多い。本項で解説した病態分析結果と治療効果とを照合することにより、治療効果発現のメカニズムは徐々に解明

第5章 私の腰痛治療プログラム

されつつある。今後，無作為化対照研究（RCT）などを推進し，エビデンスレベルの向上を進め，その成果はコアセラピー研究部会ウェブサイト（www.core-therapy.info）などで紹介する予定である。

文 献

1. 蒲田和芳, 杉野伸治, 山内弘喜. 骨盤・胸郭リアライメント法 (PTRプログラム). 理療. 2008; 38: 62-76.
2. 蒲田和芳, 杉野伸治, 山本大造, 山内弘喜. 骨盤・胸郭のリアライメントによる腰痛・骨盤痛の治療. 理療. 2009; 39: 21-34.
3. Al-Eisa E, Egan D, Deluzio K, Wassersug R. Effects of pelvic skeletal asymmetry on trunk movement: three-dimensional analysis in healthy individuals versus patients with mechanical low back pain. *Spine*. 2006; 31: E71-9.
4. Browning JE. Mechanically induced pelvic pain and organic dysfunction in a patient without low back pain. *J Manipulative Physiol Ther*. 1990; 13: 406-11.
5. Porterfield JA, DeRosa C. *Mechanical Low Back Pain: Perspectives in Functional Anatomy*. Philadelphia, WB Saunders, 1998.
6. Razmjou H, Kramer JF, Yamada R. Intertester reliability of the McKenzie evaluation in assessing patients with mechanical low-back pain. *J Orthop Sports Phys Ther*. 2000; 30: 368-83; discussion 384-9.
7. Ross MD, Bayer E. Cancer as a cause of low back pain in a patient seen in a direct access physical therapy setting. *J Orthop Sports Phys Ther*. 2005; 35: 651-8.
8. Carragee EJ, Hannibal M. Diagnostic evaluation of low back pain. *Orthop Clin North Am*. 2004; 35: 7-16.
9. Van Dillen LR, Sahrmann SA, Norton BJ, Caldwell CA, McDonnell MK, Bloom NJ. Movement system impairment-based categories for low back pain: stage 1 validation. *J Orthop Sports Phys Ther*. 2003; 33: 126-42.
10. Lee DG. *The Thorax: An Integrated Approach*. British Columbia, Physiotherapist Corporation, 2003.
11. Vleeming A, Mooney V, Stoeckart R. *Movement, Stability and Lumbopelvic Pain: Integration of Research and Therapy*, 2nd ed. Churchill Livingstone, 2007.
12. Lee DG. *Changing Strategies of Posture and Movement*. Physical Therapist Corporation, 2010.
13. Lee DG. *The Pelvic Girdle*. Amsterdam, Elsevier, 2004.
14. Lee DG, Lee LJ, McLaughlin L. Stability, continence and breathing: the role of fascia following pregnancy and delivery. *J Bodyw Mov Ther*. 2008; 12: 333-48.
15. Hides JA, Stanton WR, McMahon S, Sims K, Richardson CA. Effect of stabilization training on multifidus muscle cross-sectional area among young elite cricketers with low back pain. *J Orthop Sports Phys Ther*. 2008; 38: 101-8.
16. MacDonald DA, Moseley GL, Hodges PW. The lumbar multifidus: does the evidence support clinical beliefs? *Man Ther*. 2006; 11: 254-63.
17. Pel JJ, Spoor CW, Pool-Goudzwaard AL, Hoek van Dijke GA, Snijders CJ. Biomechanical analysis of reducing sacroiliac joint shear load by optimization of pelvic muscle and ligament forces. *Ann Biomed Eng*. 2008; 36: 415-24.
18. Emery K, De Serres SJ, McMillan A, Cote JN. The effects of a Pilates training program on arm-trunk posture and movement. *Clin Biomech (Bristol, Avon)*, 2009; Oct 29.
19. Vilensky JA, Baltes M, Weikel L, Fortin JD, Fourie LJ. Serratus posterior muscles: anatomy, clinical relevance, and function. *Clin Anat*. 2001; 14: 237-41.
20. van Wingerden JP, Vleeming A, Buyruk HM, Raissadat K. Stabilization of the sacroiliac joint *in vivo*: verification of muscular contribution to force closure of the pelvis. *Eur Spine J*. 2004; 13: 199-205.
21. Vleeming A, Pool-Goudzwaard AL, Stoeckart R, van Wingerden JP, Snijders CJ. The posterior layer of the thoracolumbar fascia. Its function in load transfer from spine to legs. *Spine*. 1995; 20: 753-8.
22. BackProject: ATM2. http://www.backproject.com/, 2009.

〈蒲田　和芳〉

15. 荷重機能からみた腰痛治療

A. 腰痛とバイオメカニクス

　腰痛は器質的変化の有無で症状や疼痛の程度が異なり，治療方針決定に大きく影響する。その発生機序については，いずれも腰部の非生理的な異常運動による局所への負荷が問題となっている。多くの場合，全身動作のメカニズムが破綻し，目的のために代償をする際に異常運動が生じる。この動作のメカニズムと局所への負荷という力の関係を結びつけるため，著者らはバイオメカニクスの視点を活用している。これにより，身体運動において力を推測するために観察すべきポイントが定まる。また，力を制御する筋の活動もイメージできるため，機能と動作の結びつきがより明確になる。

　身体運動にかかわる力は内的には筋張力，外的には重力および外力の3つが主となる。重力は常に一定の大きさで下向きに加わり，姿勢の変化によって身体や各関節に加わる重力の向きは変化する。そのため重心の位置と各セグメントの位置関係の情報から重力が関節に及ぼす影響を推察できる。一方，床反力は動作者が地面に力を加えた結果として生じる床からの反作用の力である。運動ではその力を利用して質量中心の移動が行われる。また，床反力は大きさだけでなく，作用点である圧力中心の位置も動作に影響を与える。すなわち，重心移動の変化と接地の位置をとらえることが床反力による力の影響をとらえることになる。こうした外的な力を受けながら，内的な筋張力によりどのように運動が制御されているかが評価のポイントとなる。本項では，関節に対する各セグメントの位置や床面との接地位置といった動作のメカニズムからみた本質的な項目に配慮して評価を行う手順を述べる。

　腰痛に対する評価は頻回する動作を念頭に置いたうえで，体幹の姿勢と運動について行う。治療では，もっている機能と疼痛の部位や程度に応じた運動レベルを選択し，段階的に異常運動を修正する。本項では体幹を中心に重力下の姿勢の評価および治療について述べる。上肢を含めた複合運動や全身運動については次項を参照されたい。主に重力環境下の姿勢の話題を中心とし，組織の柔軟性や可動性については別途評価がすんでいることを前提とする。

B. 評価の基本概念

　局所への負荷を生じさせる原因の1つは，関節のstabilityが得られないことにある。stabilityは主に関節を固定する能力を示し，主に骨や靱帯などの関節組織とローカル筋と呼ばれる深部筋により担われる。関節組織によるstabilityは左右対称で適度な脊椎の弯曲を示す良好なアライメントによって得られる。さらに深部筋の活動が良好なアライメントを保ち，運動を行う土台を提供する。言い換えればstabilityは良好なアライメントと深部筋による姿勢保持の能力ともいえる。逆にアライメントが不良であれば正常な深部筋の活動が失われstabilityは低下する。動作中の負荷を減らすためには，第一に良好なアライメントを得る

第5章 私の腰痛治療プログラム

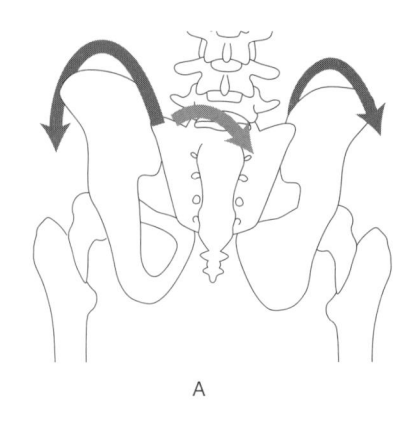

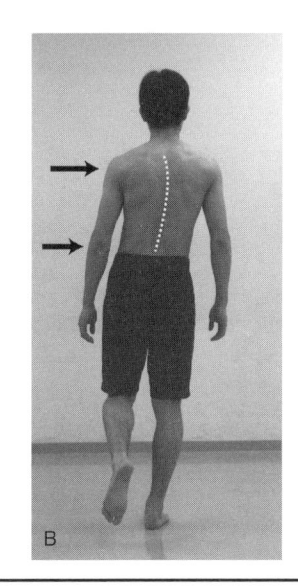

図15-1 片脚立位時の全身姿勢と骨盤アライメント
A：骨盤アライメント，B：全身姿勢。

ことが必要である。

さらに実際の動作中の負荷を軽減するには，stabilityを保ちながら運動が行えることが必要となる。本項では主に関節を支持しながら運動する能力をmobilityとし，グローバル筋と呼ばれる表在筋の適切な筋活動によりコントロールされる。mobilityが失われれば，動作中の筋活動やアライメントに左右差や前後差が生まれる。結果として全身運動に代償が生じ，過剰な筋活動によるオーバーユースや関節の過剰運動による骨や関節組織への負荷につながる。

骨盤や脊椎の各セグメントにおいてstabilityとmobilityを評価し，機能を評価することで実際の動作で生じうる問題を推測できる。座位姿勢から徐々に立位姿勢へと変化させることで，下肢も含めた荷重機能を評価できる。また，姿勢や重心の左右，前後移動により荷重機能を評価し，腰部に生じる姿勢や運動の異常を疼痛などの問題点と結びつけることでどこにアプローチをすればよいか決定していく。

C. 脊椎・骨盤の運動機能

まず脊椎を腰椎・骨盤と胸椎・胸郭に分類し各セグメントの機能（stability, mobility）について簡単に述べる。

1. 腰椎・骨盤の機能

腰椎・骨盤の機能は腹腔内の臓器を支持しながら，体幹部の重量を左右の下肢にスムーズに伝達することである。特に仙骨は左右に傾斜することで，腰椎以上の重量を寛骨を介し左右の下肢に伝達する。また，寛骨は後傾することで仙骨を骨性に支持する（**図15-1A**）。寛骨の仙骨に対する後傾はクローズドパックポジションと呼ばれ，構造的な安定性が得られる[1〜4]。この機能により，他の関節に対する影響を最小限に抑えて左右の荷重移動が行える。

stabilityは上記の骨性の支持とともに骨盤周囲の深部筋（腹横筋，腰部多裂筋，骨盤底筋）の活動が重要である。mobilityでは片側での荷重機能が重要である。片脚の立位姿勢で荷重側の寛骨が後傾するクローズドパックポジションが成立す

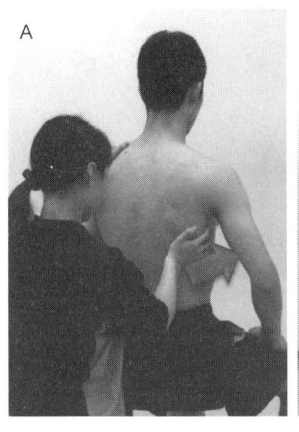

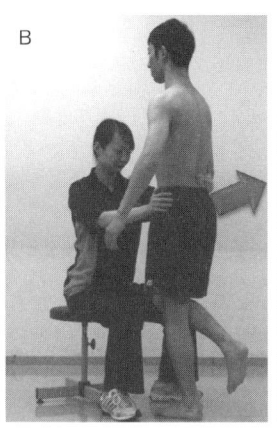

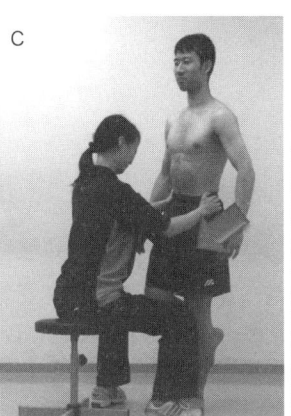

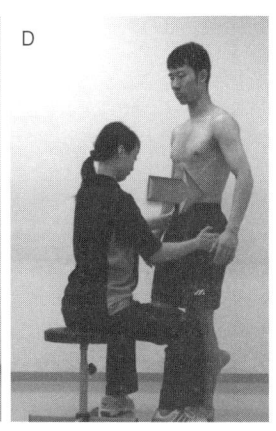

図 15-2　体幹・股関節の stability 評価
A：胸郭の stability，B：腰椎の stability，C：骨盤の stability，D：股関節の stability。

る[1]。腰椎は荷重側へ傾斜し，対側へ側屈したアライメントがみられる（図 15-1B）。

2．胸椎・胸郭の機能

　胸椎・胸郭は胸腔を保護するとともに呼吸において肺の機能を補助する重要な役割を有する。胸椎の運動は関節をなす胸郭と連動しており[5]，胸郭のアライメントによる影響が大きい。胸郭は肩甲骨と生理的な関節をなし，上肢の運動における土台となる。stability では胸椎は後弯しているため，背部の胸部多裂筋，後鋸筋は特に重要である。mobility では下位胸郭の運動と胸椎の回旋運動が重要である。機能的に胸郭の開大は呼吸に強く関連する[6]。通常の吸気では主に斜角筋により胸郭は挙上し[7]，また下後鋸筋により下位胸郭は開大する。胸骨に連続する上位胸郭（Th1～7）は挙上し，肋軟骨に連続する下位胸郭（Th8～10）は横径が拡大する。多裂筋，後鋸筋により胸椎伸展，胸郭開大を保つことで，回旋運動時には胸郭の支持を土台とした外腹斜筋の活動や上肢の運動が可能となる。

D．抗重力下の荷重機能評価

　荷重機能の評価は，重力に抗した安静時の姿勢を対象に行う。主に座位，立位，片脚立位で行い，それぞれの姿勢における各部位の stability を確認する。stability の評価はアライメントを確認したのち，抵抗を加えることで実際の筋活動を推測する。さらに，その姿勢から行える運動で mobility を確認する。必要に応じて臥位で静的な筋の緊張やタイトネス，関節の可動性を評価するが割愛する。

1．座位評価

　座位では主に胸椎・胸郭のアライメント，stability，mobility に着目する。まず肋骨の左右の対称性により回旋アライメントを確認する。体幹の前屈により左右胸郭の突出はわかりやすい。さらに棘突起を触診し，胸椎の側弯を確認する。stability は下位胸郭の後方の支持性を評価する。体幹の伸展時に胸郭が前方に突出する場合，同側での下後鋸筋の活動が低下していることが推測される。逆側の肩を把持し検査側の下位胸郭を前方に押すことで下後鋸筋の活動を確認する（図 15-2A）。下位胸郭の支持が失われている場合，胸椎

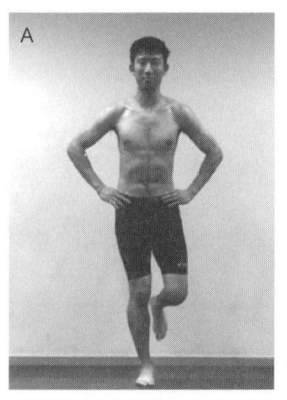

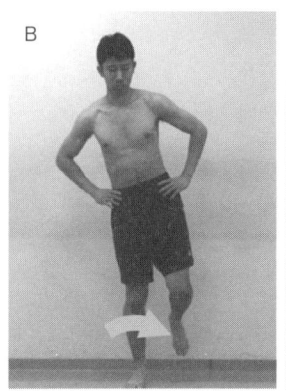

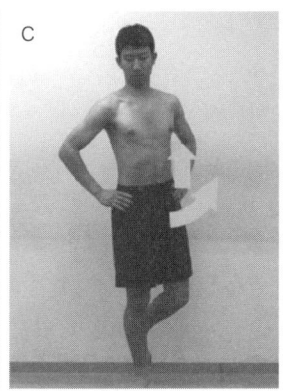

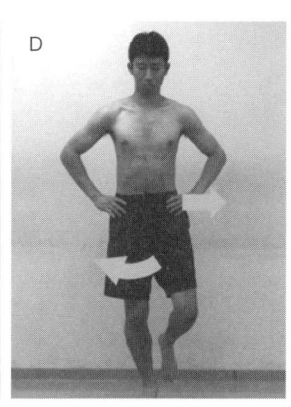

図15-3 母趾球荷重の代償パターン
A：理想的な母趾球荷重，B：内側アーチの低下，C：骨盤による代償，D：股関節による代償。

に過剰な動揺がみられる。mobilityでは呼吸に伴う胸郭の運動を確認する。下位胸郭に手を置き，左右への拡大の程度や左右差を確認する。また，体幹回旋を行いその際の外腹斜筋の緊張を確認し，さらに下位胸郭に抵抗を加えstabilityを評価する。

2．立位評価

立位では主に腰椎・骨盤のアライメントの左右非対称性と矢状面でのアライメントに着目する。まず，左右では骨盤の側方傾斜を評価する。次いで，寛骨の前後傾（ねじれ）を評価する。これらの評価により仙骨の空間内での傾斜がある程度推測できる。ただし，仙腸関節の過可動性がある場合は通常と逆側へ傾斜することもあるため，非荷重位にて別途評価が必要である。矢状面での姿勢は主に骨盤の前後位置と脊椎の弯曲を確認する。骨盤が重心線より前方に位置する場合，腰椎は後方に傾斜する力を受け，体幹前面の緊張が高まり，後面の緊張は低下する。重心線の位置により変化は異なるが，腰椎での前弯減少や前弯増強といったアライメント変化が生じる。

3．片脚立位評価

1）全面接地

片脚立位での評価はより実際的な姿勢と機能の評価である。主に両脚と比較した腰椎・骨盤のアライメントの変化，stability，mobilityを確認する。また，後足部も含めた全面接地と母趾球を中心に前足部に荷重したつま先立ちを評価する。

片脚立位では，骨盤がクローズドパックポジションとなり，仙骨の支持側傾斜に伴う腰椎の傾斜，対側側屈が生じる。骨盤全体ではやや支持側に移動し，股関節はわずかに内転・内旋位となる。胸郭は支持側に偏位するが，両肩峰は床面と平行に保たれる（図15-1B）。

stabilityの評価は腰椎，骨盤，股関節にそれぞれ外乱を加えて行う。筋活動の反応が遅れ，動揺が大きい場合に陽性とする。腰椎では多裂筋の機能を想定した評価を行う。胸郭を把持し腰椎棘突起部分に側方から外乱を加え回旋の動揺性を確認する（図15-2B）。骨盤では腹横筋の機能を想定する。対側の寛骨を把持し，支持側の寛骨を前傾させる（図15-2C）。股関節では内旋の支持性を確認する。支持側大転子を把持し，対側寛骨を後方に押すことで骨盤に回旋を加え外旋させる（図15-2D）。股関節のクローズドパックポジションである内旋位でのstabilityを推測する（図15-

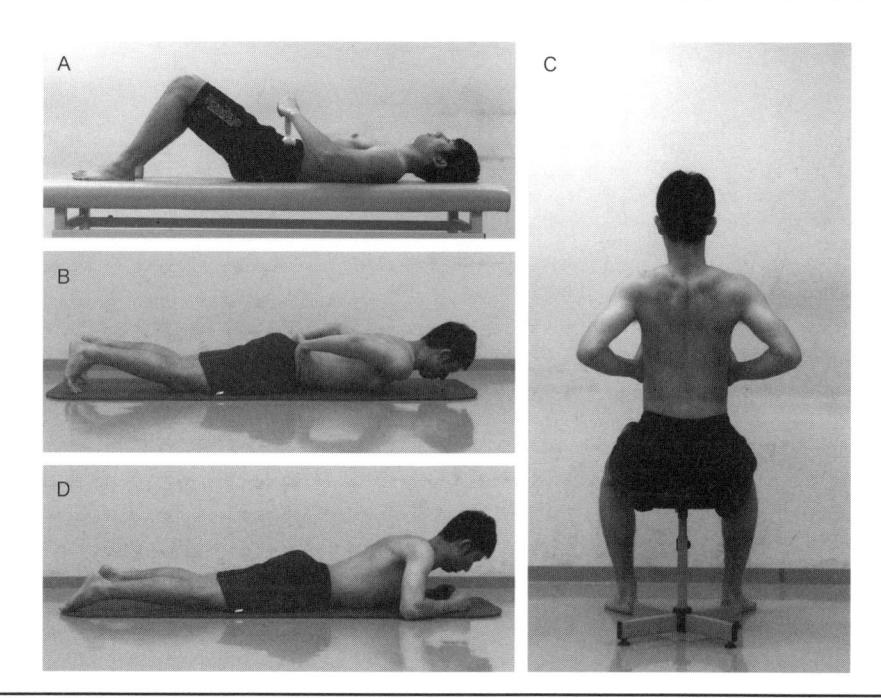

図15-4 骨盤・胸郭のstability向上エクササイズ
A：腹横筋エクササイズ，B：多裂筋エクササイズ，C：下位胸郭開大エクササイズ，D：胸椎伸展エクササイズ。

2D）。

mobilityは骨盤の側方傾斜や水平回旋がなく，仙骨の傾斜や寛骨の前後傾運動が左右対称に生じることを確認する。座位でも，殿部を離さないようにして胸郭の側方偏位を行うことで同じような姿勢が観察される。下肢の影響を排除したい場合，座位で同様のmobilityを評価することも可能である。

2）母趾球接地

つま先立ちでも同様にstability，mobilityの評価を行う。つま先立ちは必ず母趾球に荷重するように指示する。これは足部・足関節の機能をより重視した評価であり，母趾球荷重は対側への移動の起点となる重要な役割を要する。スポーツ活動において頻繁に行う母趾球荷重位での姿勢や運動を想定する。足部・足関節では足部アーチを保持できるstabilityとリスフラン関節での背屈および距骨下関節，ショパール関節での回内運動のmobilityが必要となる。姿勢としては母趾球で荷重した直上で下肢，体幹が直立することが理想である（図15-3A）。足部アーチのstabilityには足根骨の理想的な配列を要し，主に長・短腓骨筋，後脛骨筋，ヒラメ筋などの筋群が重要となる。

足部のstabilityの低下は多くの場合，内側縦アーチの低下を生じる。下腿の前内方への傾斜が生じ，股関節における大腿骨頭の後方すべりが阻害される。結果として，股関節の内旋stabilityやmobilityの低下や骨盤の過剰な内方偏位，側方挙上といった姿勢不良をまねく（図15-3B）。

足部・足関節のmobilityが不足する場合，母趾球へ荷重を移すために骨盤や股関節での代償が生じる。骨盤では対側挙上と前方および対側への偏位により荷重移動を行い，骨盤内の正常な運動は阻害されstabilityやmobilityを失う。この場合支持側での骨盤前傾を強め，逆側の脊柱起立筋や腰方形筋とそれをおおう胸腰筋膜の緊張が強まる。仙骨は支持側への傾斜を阻害され，アライメ

第5章　私の腰痛治療プログラム

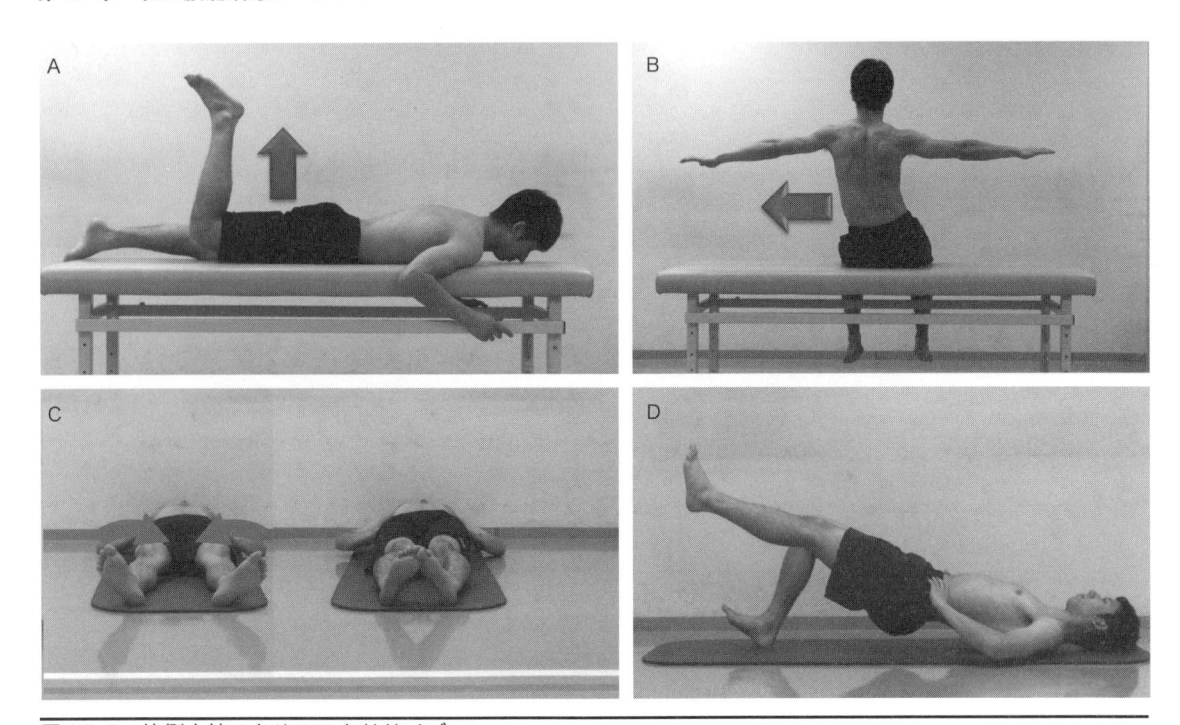

図15-5　片側支持のためのエクササイズ
A：股関節伸展エクササイズ，B：体幹シフトエクササイズ，C：ワイパーエクササイズ，D：ブリッジエクササイズ。

ント不良が形成される。また，股関節は外旋位となるため，内旋のstabilityは低下しやすい（**図15-3C**）。一方，股関節で代償する場合，股関節で外旋・外転を強めることで，骨盤を前方および対側に偏位させて荷重位置を足の前内方へ移動させる（**図15-3D**）。

3）姿勢・アライメントの修正

姿勢やアライメントの修正はまず骨盤や脊椎，胸郭の非対称性を取り除くことからはじまる。事前に可動性を確保したうえで，stabilityの向上を図り，さらに運動を加えmobilityも高めていく。ここでは片脚下肢の荷重を目標としたエクササイズの代表例をあげる。左右非対称な姿勢は左右非対称な運動から生じるため，左右それぞれの運動が同様の運動範囲であることに注意する。

まず，骨盤のstabilityの向上を図る。深部筋について収縮が十分でない場合，それぞれの筋に対応したエクササイズを行う。腹横筋エクササイズは腰椎の自然な前弯を保ち，腹部を引き込む[8, 9]。腹直筋を含め上腹部が緊張しすぎないように注意して行う（**図15-4A**）。多裂筋エクササイズは，腹臥位で仙骨を前傾させるように運動させる。腹部は引き込み腹横筋の緊張を低下させないように行う（**図15-4B**）。また，胸椎・胸郭のstabilityは下位胸郭の開大や胸椎の伸展運動により向上を図る。下位胸郭の開大は，深呼吸を行い下位胸郭を十分に広げ，その姿勢を保って呼吸を続ける。図では側方よりやや胸郭を圧迫し，側方への胸郭の動きを確認している（**図15-4C**）。胸椎の伸展は肘で軽く床面を押し，肩甲骨を内転しないよう固定する。みぞおちを床面につけたまま，あごを引き胸椎を上位から順に伸展させて体幹をもち上げる。左右対称な運動に十分注意して行い，上肢や肩甲帯を体幹の挙上には用いないようにする（**図15-4D**）。

15. 荷重機能からみた腰痛治療

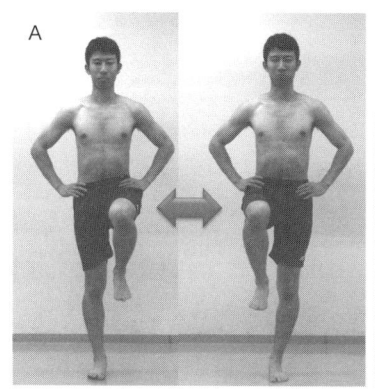

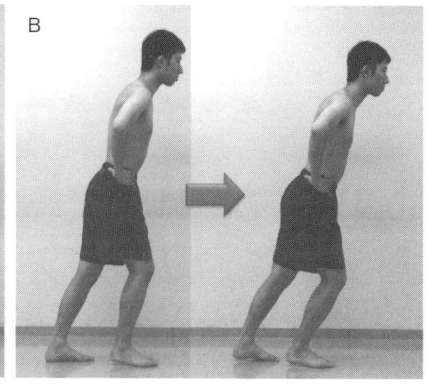

図15-6　片脚立位動作のエクササイズ
A：交互足踏み運動，B：ヒールレイズエクササイズ。

　次に，片側への荷重姿勢とその支持を練習する。まずは体幹や骨盤のみで行いstabilityやmobilityを確保する。股関節伸展は，下肢挙上側の寛骨が前傾し，仙骨は対側へ傾斜，逆側の寛骨は後傾する。腹部を引き込み，腹横筋の緊張を低下させないように実施する（図15-5A）。体幹シフトエクササイズは，一側下肢への荷重時の骨盤内の運動と脊椎の運動を模した運動である。腰部をわずかに側方へ移動し，一側の殿部に荷重が移るように行う。ただし，逆側の骨盤を挙上し殿部が浮かないように実施する（図15-5B）。体幹のみで運動が可能であれば，徐々に立位股関節内旋のstability要素を加えながら行う。ワイパーエクササイズは股関節を十分に内旋し，大腿骨頭を股関節後方に引き込むことを意識して行う（図15-5C）。片脚のブリッジエクササイズは，支持側股関節の外転・外旋や骨盤の挙上や対側の落下が生じないよう注意する。骨盤を前方に並進させることができれば，自然に伸展運動に加え内旋方向への負荷も加えることができる（図15-5D）。

　最終的には実際の立位動作で行う。立位動作で行う前に，足部・足関節の底屈・回内の可動性は確保しておく。荷重動作は左右対称に繰り返せること，母趾球に荷重し全身の姿勢が崩れないことを目標とする。交互足踏みは左右で骨盤を挙上せず，スムーズな重心移動が行えるようにする（図15-6A）。ヒールレイズエクササイズは，体幹・下肢がまっすぐ前進し足部を固定化し母趾球荷重を行う。運動は主に下腿の前後傾で行い，膝関節や股関節の屈伸運動はあまり行わずに重心を前後に移動する（図15-6B）。

E. おわりに

　本項ではスポーツ動作の前提となる荷重動作，特に片脚支持の機能とその異常について述べた。座位や立位など基本的な動作で観察される腰部の機能的な問題点は，それ以外の動作においても共通してみられる場合が多い。逆にスポーツ動作における問題をより簡単な動作での問題へ置き換えることで，簡便に評価と効果検証を行うことも可能である。また，荷重機能を総合的に評価することで，個々の関節の問題点に陥ることなく問題のメカニズムの抽出と早期解決が可能となる。多くのスポーツ動作では下肢の支持と力発揮によって体幹や上肢の運動を起こし，パフォーマンスを発揮する。そのバイオメカニクスから考えると下肢も含めた荷重機能の評価とそれをもとにした治療は非常に有用である。

第5章 私の腰痛治療プログラム

文 献

1. Hungerford B, Gilleard W, Lee D. Altered patterns of pelvic bone motion determined in subjects with posterior pelvic pain using skin markers. *Clin Biomech (Bristol, Avon)*. 2004; 19: 456-64.
2. Hungerford B, Gilleard W, Moran M, Emmerson C. Evaluation of the ability of physical therapists to palpate intrapelvic motion with the Stork test on the support side. *Phys Ther*. 2007; 87: 879-87.
3. Sturesson B, Uden A, Vleeming A. A radiostereometric analysis of movements of the sacroiliac joints during the standing hip flexion test. *Spine*. 2000; 25: 364-8.
4. Vleeming A, Stoeckart R, Snijders CJ. The sacrotuberous ligament: a conceptual approach to its dynamic role in stabilizing the sacroiliac joint. *Clin Biomech*. 1989; 4: 201-3.
5. Andriacchi T, Schultz A, Belytschko T, Galante J. A model for studies of mechanical interactions between the human spine and rib cage. *J Biomech*. 1974; 7: 497-507.
6. Bradley CA, Anthonisen NA. Rib cage and abdominal restrictions have different effects on lung mechanics. *J Appl Physiol*. 1980; 49: 946-52.
7. De Troyer A, Estenne M. Coordination between rib cage muscles and diaphragm during quiet breathing in humans. *J Appl Physiol*. 1984; 57: 899-906.
8. Richardson CA, Snijders CJ, Hides JA, Damen L, Pas MS, Storm J. The relation between the transversus abdominis muscles, sacroiliac joint mechanics, and low back pain. *Spine*. 2004; 27: 399-405.
9. Urquhart DM, Hodges PW, Allen TJ, Story IH. Abdominal muscle recruitment during a range of voluntary exercises. *Man Ther*. 2005; 10: 144-53.

（玉置　龍也，鈴川　仁人）

16. 全身運動のバイオメカニクスからみた腰痛治療

A. 全身運動：力の伝達・利用

　多くの腰痛は繰り返す負荷による障害であり，生活習慣や姿勢，動作方法の異常に由来して生じる場合が多い。回復に向かいながら，運動量の増加に伴って悪化する例もある。そこで，われわれが治療において最終的に行わなければならないのは，予防的な観点も含めて，誤った生活習慣や動作方法を修正することである。評価の対象とすべき動作は，一般的に誰もが行う歩行動作と競技動作である。競技動作は取り組むスポーツによって異なり，競技特有の頻回する動作と疼痛の出現パターンから評価する動作を決定する。競技動作を模して疼痛が誘発できない場合，評価での異常運動と動作の頻度などから負荷の加わりやすいと思われる全身運動を推測する。

　スポーツ動作は，力をさまざまな形で外部に伝えつつ行われる。スポーツ選手にとっては，いかに結果を出すかが重要であり，それぞれの動作で目的を達成するために多様なパターンで動作を行う。治療者の立場からは，この方法が動作のメカニズムに照らして理にかなっているか，また，局所への負担を強いられる動作でないかが評価のポイントとなる。ただし，重要なのはパフォーマンスを考慮して治療を行う点であり，負担が加わるからという治療者側の理屈のみでは動作の修正に対する選手の同意は得られにくい。また，慣れない動作もしくはメカニズムを無視した動作ではパフォーマンスが低下することもありうる。そこで，われわれは動作のメカニズムから考えてパフォーマンス発揮を損なわない範囲で患部への負荷を減らすよう動作を修正している。以下では，まず最も基本的な動作である歩行とランニング動作を取り上げ，次いで代表的なスポーツ動作としてスクワット動作，コンタクト動作，回旋動作の3つを取り上げる。

B. 歩行動作

　歩行は最も基本的な移動動作でありながら，さまざまな関節運動の要素を含み，身体の機能を維持するのに重要な役割を果たす。ADLでも頻回に行われるため，その影響がスポーツ動作に反映されやすい。また，歩行で必要とされる股関節や足部・足関節の機能はスポーツ動作にもつながる重要な機能である。スポーツの種類にかかわらず，できるかぎり歩行を観察すべきである。

　正常歩行における骨盤内の運動について，踵接地から立脚中期にかけて支持脚の寛骨は後傾位にあり，仙骨は支持脚側に傾斜し，その後，立脚中期以降の股関節伸展に伴い，支持脚の寛骨は前傾し仙骨は対側へと傾斜する。こうした骨盤の運動によりスムーズな左右の荷重移動が行えると考えられる。腰痛者では，これらの運動に異常が生じ，全体としての運動を狂わせてしまう[1,2]。これまでも左右非対称な体幹の運動は腰痛との関連が示唆されている[3〜6]が，その左右差の形成に歩行が大きくかかわっている可能性がある。これらの異常運動は荷重機能の検査（前項を参照），歩行におけるメカニズムの破綻，そしてその代償から

第5章 私の腰痛治療プログラム

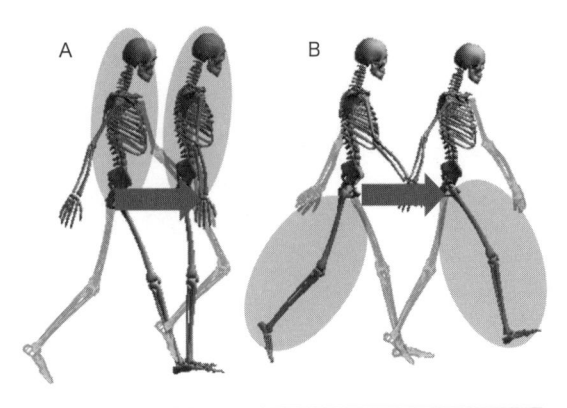

図16-1 歩行における身体の前方移動
A：体幹の前方移動，B：下肢の前方移動。

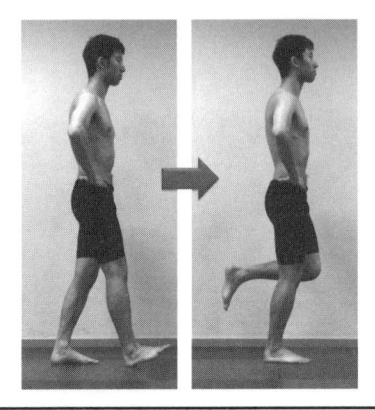

図16-2 荷重応答エクササイズ
踵で地面を押しつけ股関節の伸展および腹部の引き込みを意識して行う

考察が可能である。

　歩行動作の本質は，いうまでもなく前方に身体を移動させることである。力を床面に伝達し，それを前方移動に利用するメカニズムが成立しなければならない。そのため，必然的に歩行で着目するべきは支持脚になる。また，支持脚は入れ替わるため，左右への荷重移動が効率的に行えることも重要となる。重心の前方移動動作は2つの相でみられる。1つは支持期での体幹の移動で，もう1つは遊脚期での脚の振り出しである（**図16-1**）。支持期前半では股関節の伸展により，踵部を支点とした逆振り子運動によって体幹は前方に運ばれる。遊脚期では対側の股関節を支点とした骨盤の回旋（股関節内旋）運動と遊脚側の振り出しにより下肢が前方に運ばれる。すなわち，一側の支持期前半で股関節伸展運動および内旋運動がスムーズに行われる必要がある。この運動に破綻が生じると，骨盤の過剰な偏位や傾斜により重心移動を行う代償が生じ，結果として腰部にも過剰な運動が生じやすい。正常な股関節運動においては，大殿筋の活動により股関節は伸展するが，同時期に活動する腹横筋の活動と合わせて後傾した寛骨を安定化し立脚中期を迎える。また，股関節の内旋には支持側外腹斜筋・対側内腹斜筋と股関節内旋筋群による骨盤の回旋運動が必要である。腹斜筋群の活動には胸郭の良好なアライメントが土台となる。上肢を頻繁に用いるスポーツでは，胸郭のアライメント不良から骨盤・腰椎の異常運動を生じる場合があるので考慮する必要がある。支持期前半のメカニズムの評価としては動作中の片脚支持姿勢を想定し，踵接地から立脚中期の相を模して1歩踏み出した後の片脚立位アライメントと支持性を評価する。

　支持期後半では母趾球に荷重を移すことで，対側への荷重移動を行う。そのためには足関節背屈と足部回内の可動性とアーチの支持性が必要となる。この機能を有するならば，足部は足趾を開排してウインドラス機構を作用させて固定し，足関節は過剰に底屈せず上体の前進に伴って自然に踵が浮いてくる。足部の機能に異常が生じると，逆側への重心移動を骨盤や股関節で代償する運動が生じやすい。骨盤の過剰な運動（偏位や側方傾斜）で行った場合，正常な寛骨の前後傾や仙骨の傾斜運動が阻害される。足部・足関節を含めた荷重機能の評価は，つま先立ちを行うことで評価できる（前項を参照）。

　最後に対側の影響も考慮する。歩行における支持期前半の運動と後半の運動は左右同時に行われる。一側に異常があれば同側だけでなく対側の機能にも異常をまねく。結果として左右の繰り返し

16. 全身運動のバイオメカニクスからみた腰痛治療

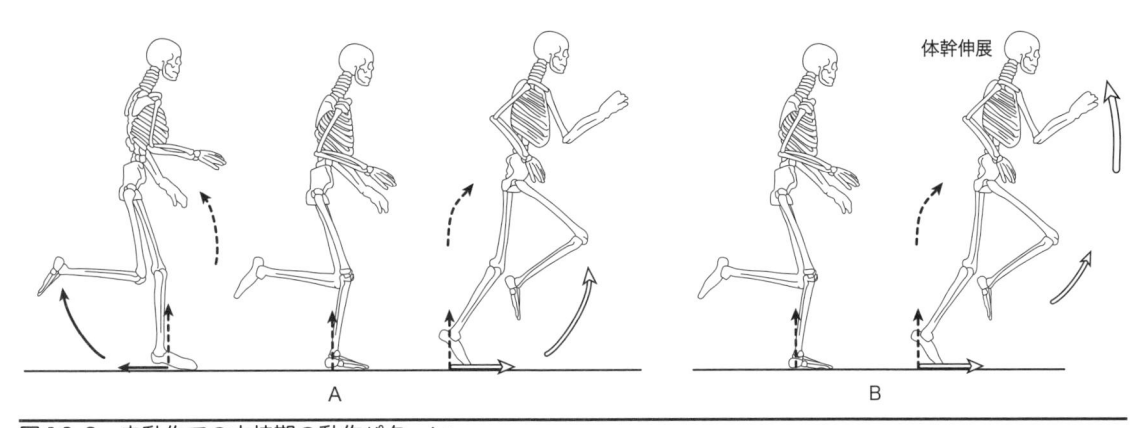

図16-3 走動作での支持期の動作パターン
A：理想的な接地パターン，B：支持初期の相の消失パターン

のなかで連鎖的に次々と異常運動が生じてくる。常に左右で繰り返される運動であることを念頭に置き，歩行全体で骨盤の異常運動と歩容の異常をとらえる必要がある。

治療としては，主に支持期前半の股関節・体幹機能と後半の足部・足関節機能にアプローチする。前半部分に対してはブリッジエクササイズ（**図15-5D 参照**）や荷重応答エクササイズ（**図16-2**）を行う。いずれも股関節伸展動作に内旋を伴うこと，骨盤は前方への並進運動を行うことに注意して行う。また，後半部分に対してはヒールレイズエクササイズ（**図15-6B 参照**）を行う。前足部荷重時に足部アーチを保持して母趾球荷重を行い，股関節・骨盤はできるかぎり姿勢を変えず前後移動できるようにする。

C. ランニング動作

ランニング動作は歩行と同様に前方への身体移動であり，多くの問題点は歩行と共通する。ここでは歩行と異なる点に着目し，ランニングのメカニズムとその破綻について述べる。歩行動作と最も異なる点は常に接地は片脚で行われ，身体が空中にある場面もあることである。接地時間は短くなるため，支持期における力発揮はより大きくなり，そのタイミングも難しくなる。また，回旋運動も歩行では胸郭と骨盤の回旋が正反対であるのに対し[2, 7]，ランニングでは胸郭にわずかに遅れて骨盤の回旋運動が生じ[8, 9]筋活動のタイミングなども変化する。

腰痛を訴える選手で最もよくみられるのは接地直前の脚の振りおろし（足部下降）（**図7-3 参照**）が消失しているパターンである。すると，本来の股関節伸展筋活動や同時に働く腹筋群の活動が失われ，立脚中期での支持性が失われる。スムーズな骨盤の回旋運動は消失し，代償として対側の骨盤挙上や偏位が生じ，脊柱起立筋や腰方形筋の過活動が生じる。腰背部に筋膜性の腰痛を生じる場合，連鎖的に生じるこれらの異常運動が引き金となる。直前の逆側のフォロースルー期での跳び上り，同側のストライドの減少，接地直前の股関節伸展運動の不足，体幹回旋運動の異常などが影響する。

また，運動の力学からみると，このような接地を行った場合，フォロースルーの間だけで重心の挙上を行わなければならなくなる。股関節伸展力にて生じるはずの鉛直床反力も足関節の底屈によって代償しなくてはならない。そのために身体に対する前方への回転トルクが生じる（**図16-3 点線，実線矢印**）。前方への回転を抑えるために多

第5章 私の腰痛治療プログラム

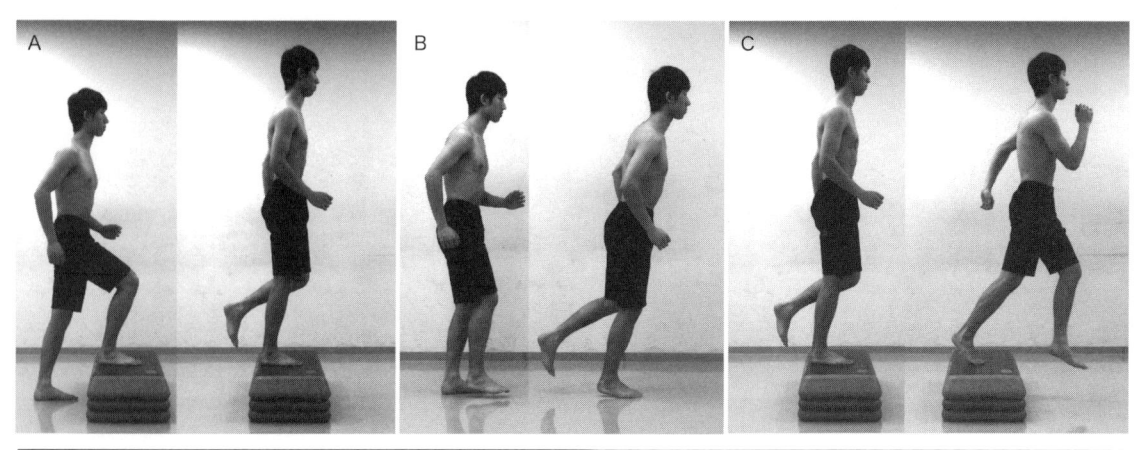

図16-4 ランニング動作エクササイズ
A：ステップアップエクササイズ（支持初期），B：ヒールレイズエクササイズ（ミッドスタンス），C：プッシュオフ（支持後期）。

くは腰椎を伸展させることでバランスを取る動作がみられる（**図16-3白矢印**）。過剰な伸展により後半の相で痛みを生じる場合も多い。理想的な接地パターンでは前半と後半で鉛直方向の床反力が生じるため，前後の床反力と回転力を打ち消し合っていると考えられる（**図16-3A**）。

ランニング動作の修正は，①支持直前から初期における体幹安定性と股関節内旋・伸展運動，②支持初期から後期における足部のアーチ保持，③体幹回旋運動と支持期の運動の運動の順で行う。①と②については歩行とほぼ同様であり，その力の大きさとタイミングに配慮してエクササイズを実施する。①に対する具体的な運動としては，ブリッジエクササイズや昇段動作で行う（**図16-4A**）。骨盤を並進させたうえで運動を行うように意識させる。昇段動作では膝関節の伸展で身体を挙上することも可能であるため，慣れないうちは段を低くし膝を伸展させ股関節伸展を意識させて行うとよい。支持初期から後期の下肢の使い方は，ヒールレイズエクササイズを実施する（**図16-4B**）。歩行と異なるのは，股関節伸展も加えて地面に足部を打つように接地し，瞬間的に足部を固定することである。母趾球への荷重を股関節や骨盤の運動で代償しないよう注意して行う。徐々に昇段動作からヒールレイズにつなげ，そのまま前方に移動を行うプッシュオフの練習を行う（**図16-4C**）。足部の底屈で地面を蹴るのではなく，足部を固定して床を押しながら，股関節の受動的な伸展により身体を前方に移動させる練習をする。最後に上記のような感覚を確かめながらウォーキングや速歩を行い，実際の運動のなかで動きを確認する。③については，主に体幹回旋運動とそれに伴う腹筋群の活動のタイミングを修正する。ランニングではフォロースルーで最大回旋位となり，逆側への回旋運動を行う。フォワードスイング中に体幹回旋に連動し，骨盤も振り出し脚側に回旋する。歩行とは異なり，振り出し脚が出る前に骨盤は逆側に回旋し，これが空中での体幹の安定性を高めるとともにスムーズな脚の振り出しにもつながる。

D. スクワット動作

スクワット動作は，フィールド競技のディフェンス側の選手やコート競技の耐久姿勢など，多くのスポーツの「構え」で共通してみられる姿勢で

16. 全身運動のバイオメカニクスからみた腰痛治療

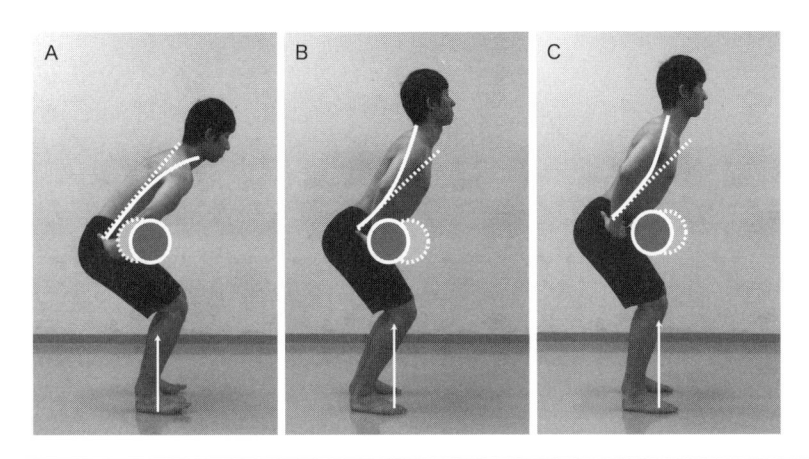

図16-5　誤ったスクワット姿勢
A：後方重心による体幹屈曲，B：体幹過前傾（股関節過屈曲）による体幹伸展，C：下肢屈曲不足による体幹伸展。矢印は圧力中心位置，点線と点線の丸は理想的な体幹の姿勢とその時の重心位置，実線と実線の丸は現在の体幹の姿勢と重心位置。

ある。この動作について重要なのは，相手の動きに対応してあらゆる方向に素早く動けることである。そのためには荷重位置は母趾球を中心とし，足の向きは自由に変えられ，しかも重心を素早く運べる必要がある。踵に荷重すると足関節底屈筋の緊張を保てず，素早い反応が行えないため不利となる。

理想的なスクワット動作は腰椎の生理的前弯を保ち，適度な下肢の屈曲を行うことが望ましい。床反力の圧力中心と身体重心位置は静的には鉛直線上に並ぶので，重心位置が後方に移れば圧力中心は後方となる。股関節屈曲が減少すれば，重心を前方に移すため体幹は屈曲が強まる（**図16-5A**）。屈曲しすぎると重心が前方になりすぎるのを代償し，体幹の過剰な伸展が生じてくる（**図16-5B**）。重心位置が中心であっても，股関節，足関節が十分に屈曲できていない場合，体幹を前傾すると重心位置は前方になりすぎるため，同様に体幹の過剰な伸展が生じやすい（**図16-5C**）。

動作の練習は主に①腰椎の生理的前弯と胸背部の緊張を保持，②足部アーチを保持した母趾球荷重，③下腿前傾と股関節の屈曲の3点に留意する。また，前額面でも足部の鉛直線上に膝，股関節が並ぶように動かす。発展的には，この動作から下肢の素早い足踏み（競技によって呼称は異なるが，ハーキー，ジャブステップ，シャッフルなど）や左右へのサイドステップ，股関節回旋を加えたツイスティング，後方への移動，ストップ，切り返し動作など徐々に動きを加えながら足部を固定し，股関節を動かし，体幹は良好なアライメントを保持することを学習させる。

E. コンタクト動作

コンタクト動作のパフォーマンスは当たりの強さによって規定される。強さとは相手に勢いを伝えることであり，バイオメカニクスの視点では質量と速度の積である運動量が勢いにあたる。すなわち「重くかつスピードがあるコンタクト」が強いコンタクトであるということになる。

コンタクト動作における質量とは選手本人の体重そのものではなく，コンタクトをする相手と接している部位の重さを指す。接している部位を中心に，隣接するセグメントをそれぞれ固定し一体化していれば，1つの剛体として大きな質量をもちうる。分節的に運動し関節の固定ができない状

第5章　私の腰痛治療プログラム

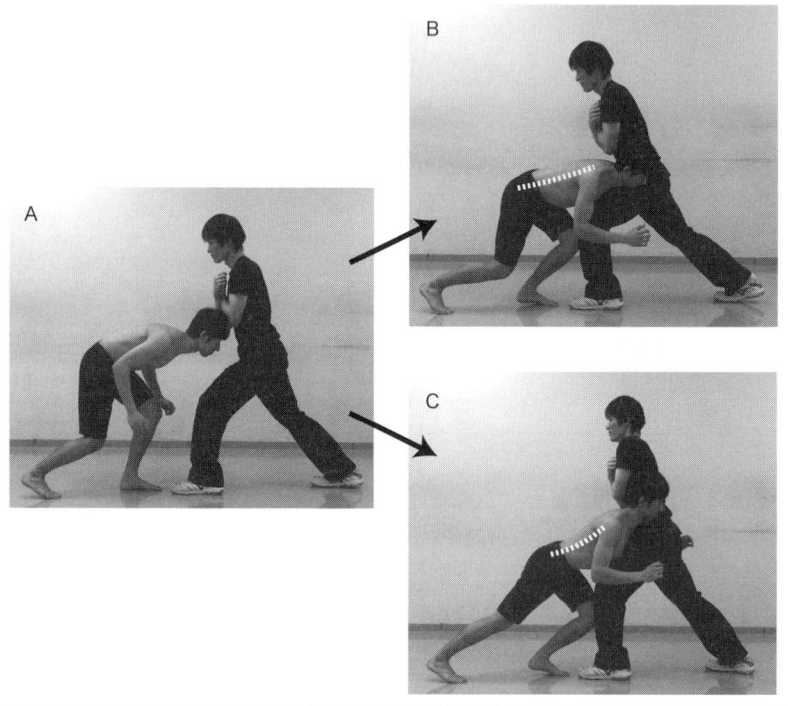

図16-6　コンタクト時の体幹姿勢
A：コンタクト直前，B：体幹を固定したコンタクト，C：体幹の伸展を行ったコンタクト。

態では，各セグメントは別の物体として運動するため質量は軽くなる。また，コンタクト直前の踏み込みと同時に行う股関節の伸展力により，強く踏み込んだ直後に身体を固めることで，タイミングよく全身を剛体化し強いコンタクトを行うことが可能となる。コンタクトでの体幹の固定では，呼吸を止め腹筋群を強く同時収縮し，腹腔内圧を最大限高める。

腰痛を生じるコンタクト動作はこれらのメカニズムが破綻していることが多い。多くは体幹の固定が行えず，腰椎の過剰な伸展や側屈が生じることで腰部への負荷が増大する。こうしたコンタクト動作にはいくつかの要因が考えられる。

1つは固定力の不足である。コンタクトの瞬間は非常に大きな力が加わる。競技レベルに応じた筋力をもっていない場合，コンタクトのたびに体幹の伸展方向の負荷が加わることとなり腰部の障害を生じやすい。この問題はコンタクトスポーツ初心者や参加する競技レベルのギャップにより生じやすい。

もう1つは，上肢の固定方法の問題である。多くのコンタクトスポーツでみられるタックルやその他のコンタクト動作では，通常，上肢が同時に用いられる。この際，肩甲帯の下制・後傾や胸郭の開大したアライメントを保持できなければ胸椎は後弯が強まる。体幹を前傾させコンタクト動作を行う場合，相手をみるために頭部を挙上すると腰椎は過伸展や側屈する。

最後は，コンタクトの勢いを体幹の運動により行おうという誤解から生じる。選手は速度を高めて当たることが強さにつながることは理解していることが多い。しかしそれを強調するあまり相手と接触する部位の速度を上げることが強いコンタクトとなると錯覚し，固定をおろそかにしコンタクト直前に体幹の運動を行う場合がある（**図16-6C**）。

16. 全身運動のバイオメカニクスからみた腰痛治療

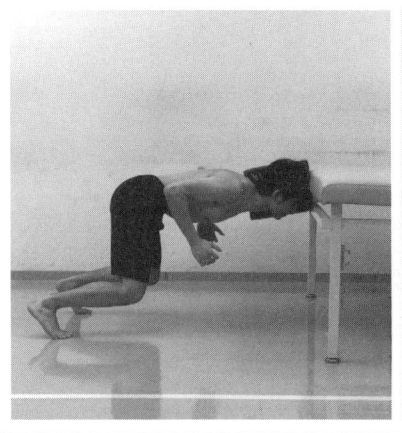

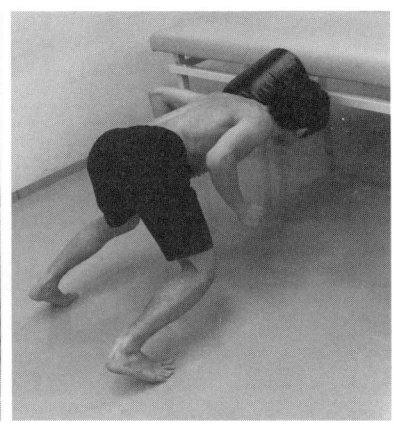

図16-7 軸圧を加えた体幹トレーニング

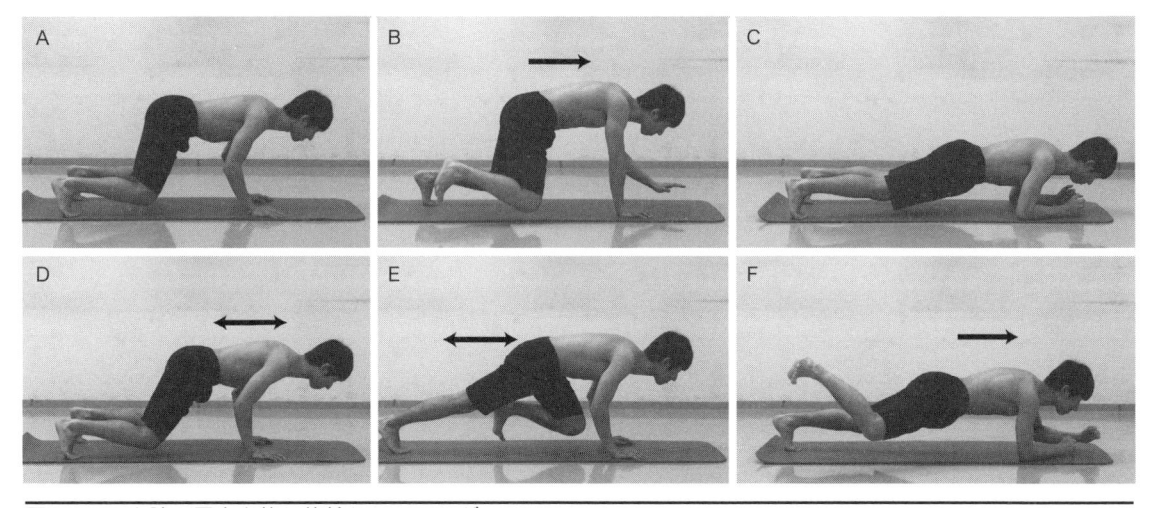

図16-8 上肢の固定を伴う体幹トレーニング
A：四つばい固定，B：上肢の運動を伴う四つばい，C：前進を伴う四つばい，D：足かき，E：フロントリフト，F：フロントリフトからのほふく前進。

　いずれの場合も腰椎に過剰な運動が生じ，腹腔内圧が低下するため固定力も低下する。その状況で相手からの外力も加わり，さらなる腰椎の伸展や側屈，回旋が加わることで腰部の障害は生じやすくなる。コンタクト動作における腰痛治療は，①体幹の姿勢不良と固定力不足，②上肢の姿勢不良と固定力不足，③下肢の踏み込みと固定のメカニズム破綻のような3つのパターンが出現しないかを確認しながら段階的に行っていく。
　体幹の固定の練習はパートナーと行う場合は他動的な外乱を与え，自体重以上の負荷を加える。また1人で行う場合は軸圧を加えることでトレーニングを行う（**図16-7**）。瞬間的に強い負荷を加え，同時に呼吸を止め腹腔内圧を高める[10, 11]ことを意識する。リハビリテーションでは負荷の大きさに注意し，運動はごくわずかな範囲で行い負荷が加わりすぎないように注意する。
　上肢の固定の練習は上記の体幹の固定に合わせたプログラムを行う。パートナーと行う場合は，体幹の固定と同様外乱を加える。外乱はあらゆる

第5章 私の腰痛治療プログラム

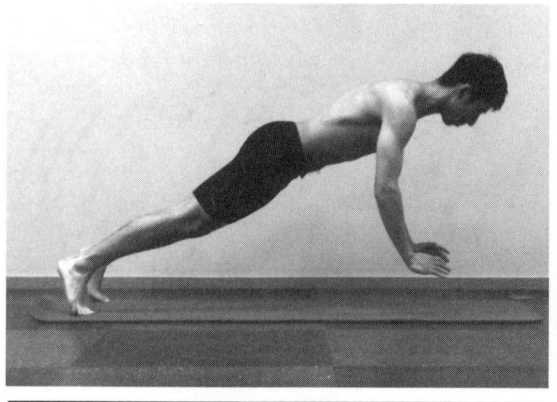

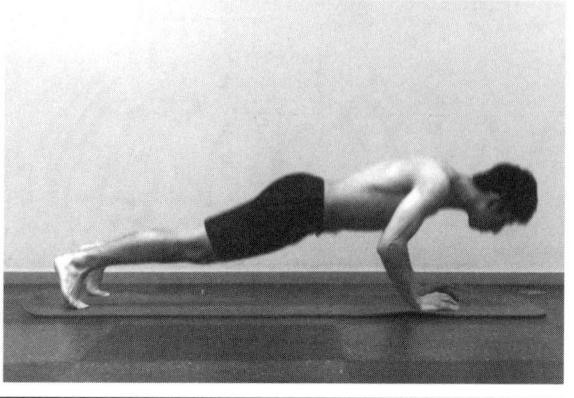

図16-9 プライオメトリック腕立て
接地の瞬間に上肢，体幹を固定する。

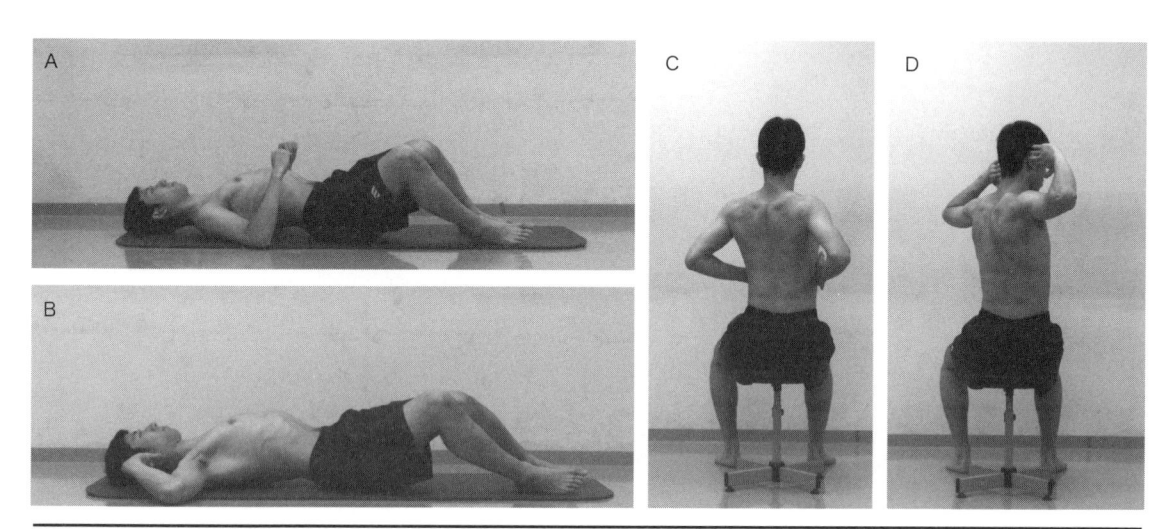

図16-10 体幹回旋運動
A：胸郭開大を保持した骨盤回旋による腹斜筋トレーニング，B：肩甲骨内転位での骨盤回旋，C：胸郭開大を保持した体幹回旋，D：肩甲骨内転位での体幹回旋。

方向から加え，選手はいずれの方向に力を加えられても動かさないように固定しておく。また，1人で行う場合は，体幹を固定したまま上肢でのクローズドキネティックチェーンを行い体幹固定と協調して行える練習を繰り返す（図16-8A, E）。また，運動と静止を繰り返し瞬間的に固定が行える練習も行う（図16-8B, C, F）。動作自体の修正は，先ほどの練習に下肢をつけ強く踏みつける動作（図16-8D）や，さらに上肢を強く固定する練習（図16-9）を実施する。グラウンドでは実際の踏み込みと固定のタイミングを合わせ，コンタクト動作をつくる。

最後にコンタクト動作のポイントは当たる場面だけでなく，①間合いの勝負，②当たる瞬間の速度維持と固定，③接触後の相手のコントロールという3段階に分けられる。コンタクトの瞬間の姿勢や動作の問題を解決しながら，グラウンドでは間合いの詰め方や足の運び，接触後の相手の倒し方や押し方など技術的な確認をする必要もある。

16. 全身運動のバイオメカニクスからみた腰痛治療

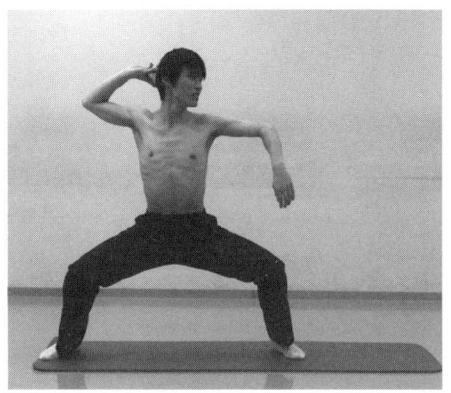

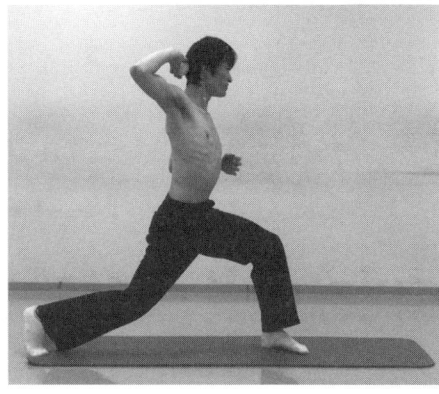

図16-11　股わりでの骨盤回旋運動

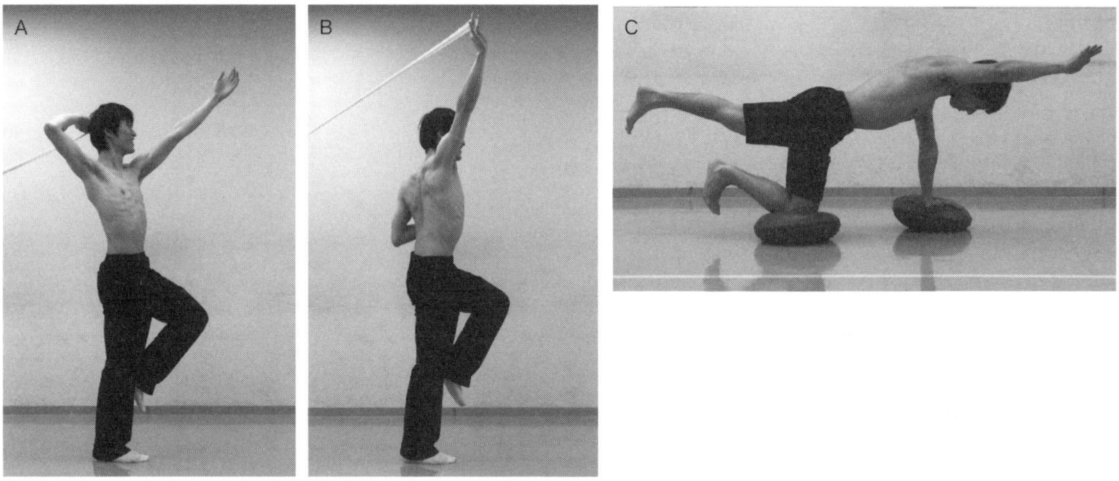

図16-12　空中や水中を想定した動作の練習
A，B：バレーボールのスパイクを想定した練習，C：水泳動作を想定した練習。

F. 回旋動作

　投球やスイングスポーツに代表される回旋動作のパフォーマンスは，競技によって目的は多少異なるが，テニスのストロークや投球動作で代表されるようにできるかぎり速いボールを打つもしくは投げることや正確性が求められる。正確性に関しては体幹が安定した動きを行うことで，四肢の調節が行いやすくなる。また，速さに関しては直接ボールに接触する末梢部分の速さが求められる。体幹の並進，回転運動から徐々に末梢運動にスムーズに移行する運動連鎖がパフォーマンスの鍵となる[12]。

　代表的な回旋運動である投球動作のメカニズムでは，①一側の足部・足関節の固定と股関節伸展による骨盤の並進・回転運動，②脊椎のアライメントを保った軸回旋，③肩甲平面での上肢の運動が重要なポイントとなる（以上は運動連鎖を重視し，運動が生じる順番に記載した）。実際の全身運動としては，下肢も含めて連鎖的に回旋運動を

149

行えるかを確認する。

　①に関してはまず，動作開始時の支持姿勢が重要となる。片脚立位およびつま先立ちがバランスよく行えることと，踏み込み足を外転させて支持に耐えられるかを確認する。骨盤の側方傾斜や回旋が生じれば固定力が失われ，支持脚の蹴りによる力の制御が難しくなる。また，母趾球荷重が行えなければ，荷重の移動がスムーズに行えず，骨盤の移動や挙上による荷重移動の代償が生じる。また，下肢による力発揮がうまく行えず，回旋運動に加え体幹の側屈や伸展屈曲など体幹の過剰な運動による代償も生じやすい。この際の伸展位や側屈位に加えた腰部の回旋は過剰な負荷を生じやすい。

　脊椎の軸回旋は骨盤・胸郭の良好なアライメントを保持し，そのうえで腹斜筋の協調した活動による運動である点は，すでに前項で述べた。特に胸郭のアライメントは，肩甲骨の良肢位での固定に強く影響し，上肢の効率的な使用の土台となる。胸椎は過剰な後弯をせず，下位胸郭は横径を拡大した姿勢が保てていることが望ましい。胸郭の良好なアライメントを保持した回旋運動が確認できれば，段階的に肩甲骨や上肢の支持も加えて運動を行う（図16-10）。

　いずれの競技の場合でも，下肢による支持と蹴る力を体幹，上肢にうまく伝えられないことで問題が生じる。練習としては，まず片脚のスクワット動作を行い，支持性を高める。テニスの場合は走りこんで静止してからのスイングもあるため，ストップ動作に組み合わせて行う必要もある。続けて，支持脚の股関節伸展運動および踏み込み側の内旋運動による骨盤の回旋運動を行う練習を取り入れる。これは股わりの姿勢などで一側から逆側へ荷重を移しながら，股関節を伸展させ，骨盤を回旋させる感覚をつかんでいく（図16-11）。野球では踏み込み側のみで内旋を行う練習を行ってもよい。慣れてきたら徐々に早めていき，最終的にはその運動に体幹や上肢の運動を連動させ，実際のスポーツ動作として習熟させていく。

　バレーボールのアタックや水泳のような地上で行わない上肢の運動では，体幹を土台としている。体幹は伸展や回旋運動を行うと同時に運動の土台とならねばならないため，強い筋力と固定力が求められる。初期の段階では他のスポーツと同様に機能的なアプローチを試みるが，最終的にはより強い負荷でのトレーニングや不安定な状況下でのトレーニングが最適である（図16-11）。

G. おわりに

　本項では動作のメカニズムのポイントを中心に，その評価と修正法について述べた。実際の治療は局所の運動の修正と全体のメカニズムの修正を同時に行う。そうすることで，負荷を減らしながら，最終的に無理のないメカニズムを構築し再発を予防することができる。

　これらの動作分析は早い段階で行うことが望ましい。前項に述べた荷重機能の評価と結びつけることで，機能的な問題点と動作上の問題点がリンクする。すると早期より動作の修正を念頭に置いて治療を行えるため，治療全体が効率化されるからである。

文　献

1. Lamoth CJ, Meijer OG, Daffertshofer A, Wuisman PI, Beek PJ. Effects of chronic low back pain on trunk coordination and back muscle activity during walking: changes in motor control. *Eur Spine J*. 2006; 15: 23-40.
2. Lamoth CJ, Meijer OG, Wuisman PI, van Dieen JH, Levin MF, Beek PJ. Pelvis-thorax coordination in the transverse plane during walking in persons with nonspecific low back pain. *Spine*. 2002; 27: E92-9.
3. Al-Eisa E, Egan D, Deluzio K, Wassersug R. Effects of pelvic asymmetry and low back pain on trunk kinematics during sitting: a comparison with standing. *Spine*. 2006; 31: E135-43.
4. Al-Eisa E, Egan D, Deluzio K, Wassersug R. Effects of pelvic skeletal asymmetry on trunk movement: three-dimensional analysis in healthy individuals versus patients with mechanical low back pain. *Spine*. 2006; 31:

E71-9.
5. Gomez TT. Symmetry of lumbar rotation and lateral flexion range of motion and isometric strength in subjects with and without low back pain. *J Orthop Sports Phys Ther*. 1994; 19: 42-8.
6. Mellin G, Harkapaa K, Hurri H. Asymmetry of lumbar lateral flexion and treatment outcome in chronic low-back pain patients. *J Spinal Disord*. 1995; 8: 15-9.
7. Bruijn SM, Meijer OG, van Dieen J H, Kingma I, Lamoth CJ. Coordination of leg swing, thorax rotations, and pelvis rotations during gait: the organisation of total body angular momentum. *Gait Posture*. 2008; 27: 455-62.
8. Schache AG, Blanch P, Rath D, Wrigley T, Bennell K. Differences between the sexes in the three-dimensional angular rotations of the lumbo-pelvic-hip complex during treadmill running. *J Sports Sci*. 2003; 21: 105-18.
9. Schache AG, Blanch P, Rath D, Wrigley T, Bennell K. Three-dimensional angular kinematics of the lumbar spine and pelvis during running. *Hum Mov Sci*. 2002; 21: 273-93.
10. Hagins M, Pietrek M, Sheikhzadeh A, Nordin M. The effects of breath control on maximum force and IAP during a maximum isometric lifting task. *Clin Biomech*. 2006; 21: 775-80.
11. Hagins M, Pietrek M, Sheikhzadeh A, Nordin M, Axen K. The effects of breath control on intra-abdominal pressure during lifting tasks. *Spine*. 2004; 29: 464-9.
12. Hirashima M, Yamane K, Nakamura Y, Ohtsuki T. Kinetic chain of overarm throwing in terms of joint rotations revealed by induced acceleration analysis. *J Biomech*. 2008; 41: 2874-83.

〈鈴川　仁人，玉置　龍也〉

索　引

【あ行】

アーチ　100
アライメント
　　──寛骨　126
　　──胸椎　36, 37, 41
　　──股関節　126
　　──修正　138
　　──仙骨　126
　　──腰椎　36, 38, 45
アラベスク（バレエ）　99
安静臥床　11
安定化エクササイズ　23
安定性（仙腸関節）　43

異常筋活動（脊柱起立筋）　29, 32
インナーユニット　66

ウォークオーバー（体操競技）　99
運動　61
運動機能　51
　　──骨盤　134
　　──脊椎　134
運動療法　21, 24
運動連鎖　53, 104

疫学　3
エクササイズ
　　──安定化　23
　　──荷重応答　142
　　──屈曲　22
　　──伸展　22
　　──スタビリティ　23

横隔膜　66, 68
起き上がり運動　54
下ろし動作　78
温熱療法　14

【か行】

下位胸郭横径拡張拡大　129
下位胸郭横径拡張差　125
回旋運動　90, 96
回旋可動域　96
回旋動作　104, 149
回旋パターン　102
開排制限　106
外腹斜筋　98, 142
外乱刺激　74
外力　133
カウタームーブメント　103
過屈曲　88
下肢運動の対称化　128
下肢機能　7
下肢脚長差　59
荷重応答エクササイズ　142
荷重機能　133, 135, 141
下腿前傾　145
カップリングモーション　61
カップリングトルク　106, 108
可動性　119
　　──脊椎　39
　　──仙腸関節　44
寛骨
　　──アライメント　126
　　──前後傾　60, 142
　　──対称化　128

153

索　引

　　——リアライメント　128
関節可動域　91

既往歴　7
器械体操　96
危険因子　3, 6
急性腰痛　9
胸郭　135
　　——機能評価　124
　　——コーディネーション　123
　　——スタビライゼーション　123
　　——スティッフネステスト　125
　　——対称化　128
　　——バイオメカニクス　36
　　——リアライメント　123
胸郭横径拡張　124
競技特性　4
胸腔内圧　80
協調性トレーニング　119
胸椎　134
　　——アライメント　36, 37, 41
　　——バイオメカニクス　36
胸椎後弯角度　38, 39
胸椎椎間板　38
胸椎椎間関節　37
胸椎椎体　36
棘上靭帯　30, 32
筋活動　32, 75, 91, 107
筋活動のアンバランス　90
筋機能　107
筋持久力　111
筋スパズム　33, 108
筋線維　111
筋断面積　89, 110
筋張力　133
筋電図　98
筋のアンバランス　110
筋力　79, 110

屈曲エクササイズ　22

屈曲姿勢　90
屈曲動作　87
クローズドパックポジション　134
グローバル筋　91

経皮的電気刺激療法　17, 18
牽引療法　16

コアスタビライゼーション　117
コアセラピー　123
剛体モデル　102
広背筋　98
コーディネーション　119, 121, 123
股関節
　　——アライメント　126
　　——柔軟性　106
　　——前方インピンジメント　127
　　——リアライメント　129
股関節周囲への影響　6
呼吸　80
骨盤　45
　　——運動機能　134
　　——解剖　43
　　——コーディネーション　123
　　——スタビライゼーション　123
　　——バイオメカニクス　43
　　——評価　125
　　——リアライメント　123
骨盤傾斜　60
骨盤周囲の深部筋　134
骨盤底筋　66, 68, 134
骨盤帯の姿勢と運動　53
骨盤非対称　60
骨密度　90
固定力　146
ゴルフ　105
ゴルフスイング　103, 106
コンタクトスポーツ　4
コンタクト動作　141, 145

索引

【さ行】

サドル（自転車） 92
サポーター 12

軸圧 88, 89, 105
姿勢 61, 75
　——運動に及ぼす運動 59
　——左右非対称性 62
　——修正 138
　——変化 46
自転車競技 87, 90
自転車パーツ 92
地面傾斜と腰椎運動 59
柔軟性 6, 106
重力 133
新体操 97, 99
伸張ストレス 30, 33
伸展エクササイズ 22
伸展型スポーツ 98
伸展筋 98
伸展動作 95, 98
深部筋 134

スィープローイング 87
スカルローイング 87
スクワット動作 141, 144
スタッグリープ 100
スタビライゼーション 123
スタビリティエクササイズ 23
ストレッチング 119, 120
ストレングス 117
ストローク 88
スピン 100
スプリットリープ 100
スポーツ選手 3
スポーツ動作 102
　——筋活動 109

静的状態 39
脊柱安定化作用 72

脊柱運動のモデリング 63
脊柱起立筋 32, 89, 98, 143
　——異常筋活動 29, 32
　——過活動 88
　——筋活動 31, 32
脊柱
　——運動 105
　——構造 29
　——伸展モーメント 73
　——姿勢と運動 53
　——バイオメカニクス 29
脊椎
　——運動機能 134
　——可動性 39
　——動揺性 73
　——変形 39
前屈動作 54
仙骨 142
　——アライメント 126
　——正中化 128
　——リアライメント 128
全身運動のバイオメカニクス 141
仙腸関節 67
　——安定性 43
　——可動性 44

走行における腰椎・骨盤帯の運動 55
走動作 143
相反抑制 122

【た行】

ターンアウト 99
体幹回旋運動 147
体幹筋力 79
体幹伸展 77
体幹部の安定化 117
体幹ベルト 81
大殿筋 142
タイプⅡ線維 111
多裂筋 32, 66, 69, 89, 134

索　引

――内圧の変化　12
男女差　4
弾性エネルギー　111

チェストグリッピングテスト　125
着氷（フィギュアスケート）　100
鎮痛薬　14

椎間関節　29, 37
椎間関節包　30, 32
椎間板　29
椎間板内圧　95
　　――変化　11
椎間板変性　98
椎体間の軸圧　105

テニス　103, 110

投球動作　104, 149
動作解析　98, 102
動作と腹腔内圧　77
同時性収縮　107
疼痛　124
　　――減弱テスト　124
　　――誘発テスト　124
動的状態　39
動物実験　32
ドロップジャンプ　78

【な行】
内腹斜筋　98, 142

ノンコンタクトスポーツ　4

【は行】
バイオメカニクス　133, 145
　　――胸郭　36
　　――胸椎　36
　　――骨盤　43
　　――脊柱　29

――全身運動　141
――腰椎部　30
バイオメカニクスモデル　41
背筋筋力強化　118
背部筋筋活動　40
背部伸筋筋力　41
バックスイング　109
発生メカニズム　11
パフォーマンス　111
ハムストリング　54
バランス　119
バランストレーニング　119
バルーンエクササイズ　118
バルサルバ操作　75
バレエ　97, 99
ハンドスプリング　99
ハンドルの位置（自転車）　92

ヒートラップ療法　14
非収縮性組織に対する負荷　32
非特異的腰痛　11
病因　3
病態分析の進め方　124
疲労　78, 89, 109

フィギュアスケート　97, 100
腹横筋　66, 74, 134
腹腔内圧　72, 146
複合的運動プログラム　22
腹斜筋　98
腹直筋　98
物理療法　17
プライオメトリック　147

ボート競技　87
歩行動作　141
母趾球荷重　136, 143

【ま行】
慢性腰痛　9

索　引

持ち上げ動作　78
モビリティ　119

【や行】

野球　104

用具　7
腰仙角の減少　22
腰椎　45, 134
　——安定性　91
　——アライメント　36, 38, 45
　——骨密度　90
　——柔軟性　5
腰椎可動性への影響　6
腰椎屈曲位の持続　34
腰椎屈曲-伸展時の負荷分布　30
腰椎骨盤リズム　53
腰椎伸展時の回旋運動　96
腰椎前弯角度　38
腰椎部の可動性　119
腰椎部のバイオメカニクス　30
腰椎部のモビリティ　119
腰椎分離症　97
腰痛治療ガイドライン　9, 18
腰痛発生率　4
腰背部ストレス　104
腰部サポーター　12
腰部伸筋の疲労　89
腰方形筋　143

【ら行】

ランニング障害　55
ランニング動作　56, 141

リアライメント　123
リスクファクター　3, 6
リフト　99

ローカル筋　91

【欧文】

ATM® (active therapeutic movement)　130
balance　119
bracing　67
co-contraction sitting　41
coordination　119
counter nutation　127
crunch factor　105, 111
draw-in　67
drawing-in　67
flexion-relaxation phenomenon　31, 33, 41
hollowing　67
hyper rotation　106, 111
intra-abdominal pressure (IAP)　72, 146
kyphometer　98
lumbo-pelvic upright sitting　40
Mckezie法　15, 21
mobility　134
Oswestry disability index (ODI)　12, 22
reciprocal inhibition　122
Rorand-Morris disability questionnaire (RMDQ)
　12, 23
slump sitting　40
stability　133
strength　117
stretching　119
TENS　17, 18
thoracic upright sitting　40
Williams療法　21
X-factor　111

Sports Physical Therapy Seminar Series ④
筋・筋膜性腰痛のメカニズムとリハビリテーション　　　　　　　（検印省略）

2010年 2月24日	第1版	第1刷
2011年10月11日	同	第2刷
2014年 7月31日	同	第3刷

監修　福林　徹
　　　蒲田　和芳
編集　加賀谷善教
　　　吉田　真
　　　山本　大造
　　　鈴川　仁人
発行者　長島　宏之
発行所　有限会社 ナップ
〒111-0056　東京都台東区小島1-7-13 NKビル
TEL 03-5820-7522／FAX 03-5820-7523
ホームページ http://www.nap-ltd.co.jp/
印　刷　シナノ印刷株式会社

© 2010　Printed in Japan　　　　　　　　　　　　ISBN978-4-931411-92-0

JCOPY 〈(社) 出版者著作権管理機構 委託出版物〉
本書の無断複写は著作権法上での例外を除き禁じられています。複写される場合は、そのつど事前に、(社)出版者著作権管理機構（電話 03-3513-6969, FAX 03-3513-6979, e-mail: info@jcopy.or.jp）の許諾を得てください。

Sports Physical Therapy Seminar Series
【監修】福林 徹・蒲田和芳

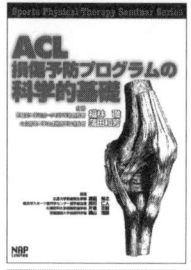

ACL損傷予防プログラムの科学的基礎
B5判・160頁・図表164点・本体価格3,000円
ISBN978-4-931411-74-6

【主要目次】
- 第1章 ACL損傷の疫学および重要度
- 第2章 ACL損傷の危険因子
- 第3章 ACL損傷のメカニズム
- 第4章 ACL損傷の予防プログラム

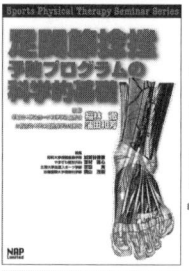

肩のリハビリテーションの科学的基礎
B5判・200頁・図表31点・本体価格3,000円
ISBN978-4-931411-79-1

【主要目次】
- 第1章 肩のバイオメカニクス
- 第2章 外傷性脱臼
- 第3章 腱板損傷
- 第4章 投球障害肩
- 第5章 スポーツ復帰

足関節捻挫予防プログラムの科学的基礎
B5判・138頁・図表161点・本体価格2,500円
ISBN978-4-931411-91-3

【主要目次】
- 第1章 足関節のバイオメカニクス
- 第2章 足関節捻挫
- 第3章 足関節捻挫後遺症
- 第4章 足関節捻挫の予防プログラム

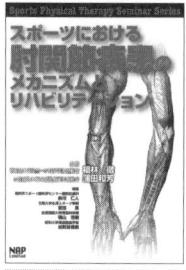

筋・筋膜性腰痛のメカニズムとリハビリテーション
B5判・160頁・図表170点・本体価格3,000円
ISBN978-4-931411-92-0

【主要目次】
- 第1章 腰痛と運動療法
- 第2章 バイオメカニクス
- 第3章 運動機能
- 第4章 スポーツ動作と腰痛の機械的機序
- 第5章 私の腰痛治療プログラム

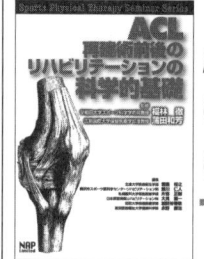

スポーツにおける肘関節疾患のメカニズムとリハビリテーション
B5判・168頁・図表230点・本体価格3,000円
ISBN978-4-905168-02-7

【主要目次】
- 第1章 肘関節のバイオメカニクス
- 第2章 野球肘
- 第3章 テニス肘
- 第4章 肘関節脱臼
- 第5章 肘関節疾患に対する私の治療－臨床現場からの提言－

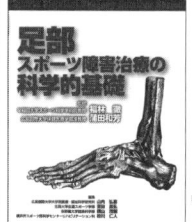

ACL再建術前後のリハビリテーションの科学的基礎
B5判・256頁・図表282点・本体価格3,000円
ISBN978-4-905168-12-6

【主要目次】
第1章 ACL損傷に対する治療法の選択とタイミング／第2章 ACL再建術の基礎／第3章 再建術式／第4章 術後管理（～2週）／第5章 術後早期（2～12週）／第6章 術後後期（12週～）／第7章 競技復帰／第8章 私のACL再建術と術後リハビリテーション

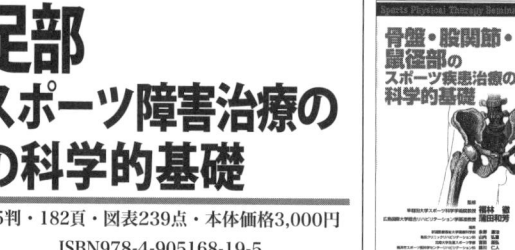

足部スポーツ障害治療のの科学的基礎
B5判・182頁・図表239点・本体価格3,000円
ISBN978-4-905168-19-5

【主要目次】
- 第1章 足部の解剖学・運動学・アライメント評価
- 第2章 足部のバイオメカニクス
- 第3章 前足部障害（Lisfranc関節を含む）
- 第4章 中足部・後足部障害（Lisfranc関節より後方）
- 第5章 足部障害に対する運動療法とスポーツ復帰

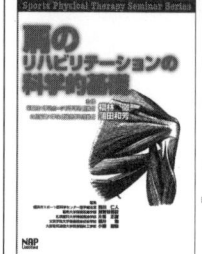

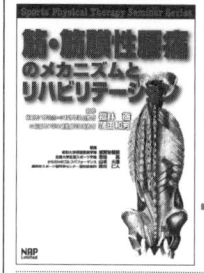

骨盤・股関節・鼠径部のスポーツ疾患治療の科学的基礎
B5判・198頁・図表237点・本体価格3,000円
ISBN978-4-905168-26-3

【主要目次】
- 第1章 骨盤・股関節の機能解剖
- 第2章 骨盤輪不安定症
- 第3章 股関節病変
- 第4章 鼠径部痛症候群
- 第5章 骨盤・股関節・鼠径部疾患の私の治療

NAP Limited　〒111-0056 東京都台東区小島1-7-13 NKビル　TEL 03-5820-7522／FAX 03-5820-7523　http://www.nap-ltd.co.jp/　ナップ